間違った医療
医学的無益性とは何か

ローレンス・J・シュナイダーマン、ナンシー・S・ジェッカー

林令奈・赤林朗 監訳

WRONG MEDICINE
Doctors, Patients, and Futile Treatment, second edition
Lawrence J. Schneiderman and Nancy S. Jecker

keiso shobo

いつまでも生きようとするな。失敗するに決まっている。
―――バーナード・ショー『医師のジレンマ』

第2版への序

　第1版の『間違った医療』（*Wrong Medicine: Doctors, Patients, and Futile Treat-ment*）を見事に完成へと導いてくれたジョンズ・ホプキンズ大学出版の編集者であるウェンディ・ハリスが、私たちに第2版を準備するよう勧めてくれたとき、私たちは喜んでその申し出を受け入れた。1995年に私たちの本が初めて出版されて以来、私たちの当初の提案を支持し、それをさらに広げてくれるような、新しい概念、立法、法律、臨床上の進歩を目にしてきた。予想していなかったことだが、第1版と第2版の執筆中に、偶然の一致とも言える注目に値すべき出来事が起こった。さかのぼること1995年、大統領のビル・クリントンは何百万ものアメリカ人が除外されるような民間健康保険プランをつなぎ合わせて、新しく改善された国民皆保険制度を作ろうと試みていた。保険会社はこれに関わることを避け、力強いロビー活動と恐ろしい「ハリーとルイーズ」のテレビコマーシャル*1が流れた結果、そのプランはいわゆるワシントン版のバミューダトライアングルの中に跡形もなく消えてしまった。第2版を準備している最中には、別の大統領であるバラク・オバマが、15年放置されてきた、たいそう気の狂った怠慢なアメリカの医療制度というものについて総点検を始めた。彼の試みは、バミューダトライアングルの息の詰まるような均衡状態に向き合うのではなく、ローマ軍のような融通の利かない規則を使って攻撃する騒々しい共和党員や、破綻していく経済、24時間大声で発信される二極化したメディアに混乱させられ恐怖を与えられるままになっている一般の人々に向き合っている。

　クリントン政権の時代に私たちは、アメリカ人が病気に立ち向かう際に強いられてきた、不合理で最悪な、不当なその場しのぎの方法を政府が良くしてくれるだろうと、大いなる希望を抱いていた。私たちの希望は打ち砕かれた。し

かし、第2版に取り掛かっているとき、この希望が再びよみがえってきた。国民皆保険制度が達成されるかどうかはまだわからない。医学は、多くの新たな発見とより侵襲的で高額な介入をもたらし、私たちに倫理的な難題——無益性にまつわる問題も含む——を突きつけながら、もちろん否応なく進歩するだろう。第1版が出版されて以来、4つの主要な領域で変化が起こっている。

概念上の変化：私たちやその他の倫理学者は批判によってもたらされた主要な反論に対処するような論文を出版してきた。私たちは治療とケアの違いについて強調し、さらに治療がたとえ無益であるとしても、ケアは決して無益ではないと主張してきた——この違いは今では多くの病院の方針に取り入れられている。また、生命維持治療に関する成功と失敗の尺度としてこれまで出版されてきたほとんどの尺度と矛盾がないように、質的無益性の境界の定義を、〔従来の〕「集中治療室における生存」から「急性期病院からの退院」へと変更した。加えて、無益性の概念の乱用が予想される高齢化社会現象にも注目してきた。単なる年齢が、医学的に得られる利益についての見込みや質と何ら関係がない場合であっても、患者の年齢が無益性の判断に妥当なものであると（間違って）思う人もいるかもしれない。医学的無益性の概念は患者の年齢とは独立したものであり、医師は年齢にかかわらず患者に無益な介入を提案すべきではないと私たちは主張している。

立法上の変化：州や連邦レベルでは、利益にならない治療を行わないというヘルスケア提供者やヘルスケア施設の権利を支持する方向に動いている。州レベルでの最も有名な例には、テキサス事前指示法（The Texas Advance Directive Act）があり、ここでは紛争を解決するための段階を踏んだ手続きが提供されており、無益な生命維持治療の中止を選択する病院への法的免責で終わっている。連邦レベルでは、米国ヘルスケア意思決定統一法（The Uniform Healthcare Decisions Act）が、患者に利益をもたらさない治療を続けることを拒否する医療機関を支持している。多くの州がこの法律（Act）を採用している。

司法上の変化：悪名高いテリー・シャイボの事例は——永続的無意識状態の女性の栄養チューブを続けるか外すかに関する辛辣な対立も含めて——米国内だけでなく、全世界中の注目を集めた。この事例は、アメリカの医療史におい

て最も長く続いた訴訟であり、無益性の概念を適用することに失敗したことで引き起こされた苦痛に満ちた判例である。別の事例では、カリフォルニア州最高裁判所が、脳に重度の障害がある夫の経管栄養の中止希望に従いたいとする妻の要望を却下するために、非現実的な「明確で説得力のある」基準を適用した。全会一致の判決の中で、もし患者であるロバート・ウェンドランドが、完全に意識のない状態だったなら（それが 1 年以上続いているならば）、裁判官たちは妻の決定に反対しなかっただろうとした。このように、男性は彼が亡くなるまで、最小意識状態という完全に救いのない状態で何年も何年も苦しまなければならなかったが、カリフォルニアに住む人々に対し、永続的無意識状態の患者における質的無益性の概念に対する法的な承認というギフトを贈ることになった。

　臨床上の変化：医学的無益性の実践についての基準が確立されるにあたり、数々の進展がみられた。米国医師会（The American Medical Association）はすべての病院に対して無益性に関する方針を表示するよう呼びかけ、無益な治療の中止を許容することにつながる段階を踏んだ手続きに関するガイドラインを提供した。カリフォルニア大学サンディエゴ医療センターを含む、国中の多くの病院は、私たちの本で主張されている原則に一致する形で無益性の方針を示している。サンディエゴでは、コミュニティにおけるコンセンサスが臨床医療における基準を作り上げた。量的無益性の重要な裏づけにあたっては、ケラーマンらが、病院外心肺蘇生のアウトカムに対する臨床予測モデルを検証した。その結果は、私たちが同僚であるアルバート・ジョンセンとともに出版した原著論文で述べた量的な提案の通り、許容可能な結果であったと結論づけられた。著者のシュナイダーマンは、医学的無益性の概念に反対する法学教授であるアレクサンダー・カプロンを招き、一般人、弁護士、裁判官に加えて、20 以上の病院の代表からなる会議を主催するのに加わり、私たちが診療の統一基準を定義できるかどうか見守ってほしいと要請した。そこで出た結果はより良いものであった。多数派の（利益を基にした）基準と、多数派の基準とは離れた「尊重すべき少数派」の基準についての意見である。これは、医学的無益性に関して「普遍的な合意はない」とするいくつかの批判によって引き起こされる問題についての実際的な解決法を提供する。中絶の実施を拒否する病院があること

を許可するように、永続的無意識状態の患者の生命を維持することは無益であるという考えに少数派の病院が同意しないことを私たちは受け入れることができる。後者の「尊重すべき少数派」の病院の課題は、永続的に意識がない患者を多数派の病院からその病院へ移送したいと患者の代諾者が要求した場合、それを受け入れる義務をこの病院の道徳的立場が要求しているということである。

　これらは、本書で私たちが記述する重要な点のごく一部にすぎない。私たちは、この第2版がヘルスケアに従事する同僚たち、医学生や研修医、研究職、大学の教職員、臨床に従事する医師たち、また、看護、社会福祉、ホスピス、医療政策に従事する人たちにとっても、最新の知見を提供できることを望んでいる。私たちはまた、自ら、もしくは愛する人に対するヘルスケアについての選択に直面し懸念を持つ一般の人にも、私たちの言葉が届き、助けになることを期待している。

謝　辞

　『間違った医療』の第 1 版において、私たちは本の中に含まれるすべての考えを提示し議論する機会を与えてくれた多くの同僚への謝辞に、まるまる 1 ページを捧げた。それから 15 年が経ち、私たちはより多くの議論とフィードバックの機会をもらったため、第 2 版を出版する機会を与えてくれたすべての人の名前を挙げることは難しくなってしまった。あなたがどんな人であるか知っているし、本当に感謝している。また、原稿の準備に対して献身的な配慮をしてくれたホリー・ティーツェル、隠れたままになっていた引用文献を発掘し、議論をシミュレーションする機会を与えてくれたロンドン・カラスカ、不可思議な電子機器の暴走と停止が起こったときにコンピューターをなだめてくれたデイヴィッド・ストロームに感謝する。また、ナンシー・ジェッカーが第 1 版、第 2 版と本書の作業をしている間我慢してくれていた、彼女の子どもたちレイチェルとダイアナにも感謝している。

間違った医療

医学的無益性とは何か

目　次

第2版への序
謝　辞

凡　例

・本書は Lawrence J. Schneiderman and Nancy S. Jecker, *Wrong Medicine: Doctors, Patients, and Futile Treatment*, Second edition, The Johns Hopkins University Press, 2011 の全訳である。

・読者の便宜を考慮して、節見出しに原書にない節番号を加えた。

・原書の強調のためのイタリック体は本文中では傍点で示し、見出しの意味を持つイタリック体に関しては細ゴシック体で示した。

・原書に対する訳者による補足は〔　〕で、引用文に対する原著者による補足は［　］で示した。

・本文において原注は 1)、訳注は＊1 のように示し、注は巻末にまとめた。

・引用文のうち、邦訳のある文献に関しては邦訳を参照した。ただし、論旨に照らして表現や表記を改めた場合がある。

第 1 章
***

これは医師がなすべきことになっているのか？

　永続的に意識不明となったテリー・シャイボが、ケーブルテレビのやまないバカ騒ぎの中で一躍主役になってから 20 年以上が経ち、永続的無意識状態となった別の若い女性の苦痛が、日刊新聞の見出しを飾ることになった。そしてそれは、アメリカ合衆国最高裁判所による画期的な「死ぬ権利（Right to die）」の決定を促した[1]。彼女の名前はナンシー・クルーザン。1983 年 1 月初旬のある朝、チーズ加工工場での仕事から車で帰宅する途中、ミズーリ州に住む 25 歳の女性は田舎道を外れ、溝に向かって横転した。最初にその現場に到着したのは州警察官だった。彼はその若い女性をよく調べ、亡くなっていると結論づけた。救命救急士は事故の約 15 分後に到着し、彼女の呼吸と心拍を取り戻そうと準備し始め、10 分後には心肺蘇生が行われた。しかし女性は一度も意識を取り戻さなかった。そのときまでに、彼女の大脳皮質、つまり、ナンシー・クルーザンという女性の特性をつかさどる脳の部分——彼女の思い、感情、行動、記憶、経験やコミュニケーションする能力、言い換えれば、彼女を唯一無二の生きている人間としうるすべての活動性——は不可逆に破壊されていたのだ。ただ、脳幹として知られるより原始的な部分——心拍、呼吸、嚥下、〔消化管の〕蠕動をつかさどる部分——は、心肺蘇生（CPR）の前に持続した酸素の欠乏がそれほどでもなかったために生きながらえた。それゆえ、ナンシー・クルーザンは 7 年以上意識不明の状態が続き、この状態は、今では永続的植物状態と呼ばれている[2]。

　最初の頃、ナンシー・クルーザンの家族は、その中には頭部外傷のサポートグループにおいて活躍したメンバーもいるが、担当医に彼女を生かしておくた

めにできるすべてのこと——これには、外科的に栄養チューブを彼女の胃に挿入することも含む——をするよう主張した。しかし 3 年後、このような患者に発生するグロテスクな身体的変化、たとえば顔が膨張したり、腕や足が固く拘縮したりする姿を見て、彼らは医師に栄養チューブを抜いて、安らかに亡くなることができるようにしてほしいと願い出た。ジョー・クルーザンは板金工だったが、娘が動物や子ども、休日やアウトドアを愛する、キラキラした独立心のある、明るく活発な女性であることを思い出していた。「ナンシーはこんな風に生きていたいと思わないだろう」、そう彼は嘆願した。そして彼女が「今の自分の状態を見ればぞっとするだろう」と付け加えた。

しかし医師と病院は、裁判所の指示がない限り栄養チューブを抜くことは拒否するとし、その後、クルーザン対ミズーリ州厚生局は、面倒なアメリカ合衆国最高裁判所への道へ進ませられるのである。クルーザン家族の望みをかなえるのに最も大きな障害は、ミズーリ州の最高裁判所であった。この裁判所は、こう宣告した。「州は命に関心があるのであり、その関心は無条件に認められる」[3]。このことは、ナンシー・クルーザンの身体が呼吸と心拍を維持している限り、治療を続けるよう指示するものであった。裁判所は、彼女が永続的な植物状態——若くて快活な 20 代の女性にとっては言うまでもなく、ほとんどの人にとって想像を超えた偶発事である——では生きていたくないと思っていたという、「明確で説得力のある」証拠が与えられている場合に限り、チューブを外すことは許されるとした。

決定が大々的に公表される中で、アメリカ合衆国最高裁判所はナンシー・クルーザンの望みという証拠に「明確で説得力のある」基準を適用するミズーリ州の権利を支持した。当時、この基準はどんな法律の教科書や法令にも定義されていなかった。むしろ、それは「事実審裁判所の有効な裁量権に任されて」いたのである[4]。しかし、娘は治療中止を希望していたという両親の証言から、事実審裁判所はそれを確信していたにもかかわらず、事実審裁判所の決定は州の最高裁判所によって覆された[5]。

ナンシー・クルーザンに関しては、アメリカ合衆国最高裁判所の決定ののちに、この問題に対するミズーリ州の見解に注目すべき変化が起こった。彼女の友人が、早い時期の裁判所のヒアリングにおいては何も証言しなかったのだが、

のちにナンシーは医療機器に繋がれて「植物のようには」絶対に生きていたくないと言っていたと報告したのである。この追加情報は、差し戻し中に、家族によって提出された。皮肉なことに、ナンシーの友人の証言は、彼女の両親による声明文よりも、州司法長官に強い印象を与えることになった。しかしそれまでに多くの人々は、ミズーリ州が、痛ましい悲劇に対する国民の怒りに当惑してこの事例から撤退するための言い訳を探し、結局のところそうだったのだが、最終的に「明確で説得力のある」証拠が挙がったとした事実審裁判所に同意し、家族の請願が支持されることを認めたのだろう、と信じていた。

　しかし、必ずしもそれで終わりではなかった。ナンシー・クルーザンの栄養チューブが実際に抜去されてからでさえも、数台の車に乗り込んだ狂信者たちが病院を急襲し、駐車場でキャンプを張り、寝ずに祈りを捧げ、無理やりチューブを再装着するよう訴えた。しかし、クルーザンの家族は、ナンシーはすでに 1983 年に亡くなっている、と何度も繰り返した。「彼女のためにできる最後のことは、彼女を自由にしてやることです」[6]。彼らは最終的に 7 年後にそれを成し遂げた。

　法学教授であるジョージ・アナスは、当時の多くの生命倫理学者の懸念について述べた。「ナンシー・クルーザンの事例は私たちに、公的な警告をもたらす。それは、私たちの命に関する支配権を私たちがすでにどのくらい州に委譲してしまっているのかについて、また、州が「正常化」しようとしたり、支配しようとする「命」の再定義にあたって、いったい州がどのくらい行き過ぎてしまったのかについて、である」[7]。

　医療は、どうしてあんなにも滑稽な、クルーザン一家にとって情け深い癒しのプロセスではなく、むしろ、弱まることのない災難のようなものになってしまったのだろう？　実際、ナンシー・クルーザンの状態は、遷延性植物状態（これは 1972 年まで臨床診断名として認識されていなかった）であって、医療それ自体によって引き起こされた状態と見なしてもよいものだった。彼女の植物状態は、もちろん脳損傷の結果であったが、彼女の遷延性植物状態に関しては、継続されていた治療なしにはありえなかっただろう。正確なデータは不足しているが、アメリカの病院や介護施設では 9000 から 3 万 5000 人の永続的無意識状態の患者が生命維持されているという推計がある[8]。1970 年代から 80 年代ま

では、このような患者が長い期間生き続けていることはまれであった。何がこの違いを説明するのだろう？　それは以前の医療にはそのような技術がなかったからという理由ではない——皮肉にも、心臓、肺、消化器官、腎が正常に機能していたナンシー・クルーザンの事例では、必要なのは栄養チューブと、褥瘡と感染を防ぐために古くからおこなわれてきた看護ケアだけだった[9]。70 年代と 80 年代に、経済的なインセンティブや訴訟への恐れが突然変化したのだろうか？　おそらく、これらは要因の一つであり、後の章でそれらを探索していくつもりである。しかし、最も重要な理由は、永続的無意識状態の患者の生命を維持することは、以前の社会や医師にとって、医療の適切なゴールであると見なされていなかったということである。医師はそのようなことをする存在であるとは想定されていなかった[10]。

1.　なぜ医師はそのようなことをするのだろう？

　病院というのは、医師や看護師が用心深く見守る中で、患者を苦しめるあらゆるものからの回復を、患者が受動的に待っているような静かな病室といったものからは、もはや成り立っていない。むしろ病院は、騒がしくて、高度な技術があふれる専門職たちで混雑しているような場所である。患者は始終ずっと動かされ、積極的に治癒の道を探るほうへ進ませられ、入念に装備された部屋に追いやられたり追い出されたりしながら、超音波検査、血管造影、胃カメラ、シンチグラフィー、CT、MRI、臓器移植、体外式膜型人工肺療法（ECMO）、ラミナエアフローなどが提供される。そして、人工呼吸器に繋がれ、心臓ペースメーカーが挿入されて、さまざまな電子モニターと繋がっている、今では旧式の集中治療室（ICU）に、患者はいるのである。すべてのこのような技術の影響は、技術革新そのものを優に超えて広がっている。それどころか、それらの最も重要な影響は、医師の考え方におけるものかもしれない。技術的規範というのは、このような新しい考え方を説明するのに最もよく使われる用語である——もし「考える」がぴったりな語だとしたら。つまり、手段や道具や薬が患者の体に効果を及ぼしうるものとして存在するならば、医療はそれを使わなければならないということである。要するに、患者よりも技術としての道具の

ほうが、医学が注目するものになっているのである。

　技術的な進歩は、議論の余地のない利益をもたらしてきたが、それは医学教育や医療の実践における基礎科学や専門細分化の影響の増大も同時にもたらす。残念なことに、このことは医師たちのそれぞれの医療におけるゴールの捉え方を分断する原因となっており、全体としての成功よりも個々の部分のアウトカムを強調することにつながっている。

　対照的に、これまでずっと医学的な注意が向けられてきたのは、いつも患者が対象であった。たとえどちらかといえば不器用だとしても、医療は、健康を回復するか、無効なケアに成り下がるか、完全に患者を失うことになるかのいずれかであった。しかし、医師のゴールは、最低でも患者をある一定の意識覚醒レベルに戻し、人間らしいコミュニティへの参画――仕事をする、愛する人と暮らす、友達に会う、食事をシェアする、子どもや孫が遊ぶのを見る、噂話をする、議論をする、冗談を言う、愛し合う――を取り戻すことだった。しかし今日、健康と死の間にはとても多くの中間状態が存在し、患者を死の淵から生へと連れ戻す多くの方法があり、ときには単に臓器――特に最も繊細な臓器である脳――の一部のみを回復させる、ということが行われている。これこそが40〜50年前には想像もしえなかった医療のゴールに関する、今私たちが直面する倫理的問題である。現在患者は、参画どころか、最も最低限の人間としての活動すら経験できないという状態で生かされ続けている。

　また別の医療に関する新しい現実としては、医療がもはや患者、家族、医師という小さなグループだけを含んだプライベートな問題ではないということがある。今日、このグループはその領域を広げ、多くの目撃者、参加者、邪魔者さえもがいる場になっている。クルーザン一家は、親しい関係の家族の中で苦しい話し合いをしたのちに、医療は娘を連れ戻すことにもはや失敗した、という結論に達した。家族と医師が得ようと努力したゴールは達成されなかった。それゆえに家族は治療を中止することを決断した。しかし、結局のところ、決断は家族だけに委ねられなかった。医師、看護師、病院管理者、倫理学者、法学者、判事、第三者支払人――全員が発言を要求した。全国のメディアはこの物語を取り上げ、倫理学者のナンシー・ダブラーの言う「さまよえる部外者たち」[11] や、道徳的あるいは政治的協議事項に仕立て上げたいという目的でこの

ような事例を探している活動家が、クルーザンのプライベートな苦悩を公衆の
見世物に変えてしまった。

　だから、ナンシー・クルーザンの治療を疑問に思うとき、医師はこのような
ことを本来行わなければならないことになっているのだろうか、という疑問が
生じる。私たちは再び、古くからある疑問、すなわち医療のゴールとは何であ
るのか？　ということを問うている。否が応でも、この疑問を考えることによ
って他の疑問が生まれる。治療が医療のゴールを達成できないときに、社会と
して私たちはそのことに同意できるのだろうか？　私たちが医療に対して設定
したゴールを治療が達成できないときに、医師は何をなすべきで、何をなすべ
きではないのか？　これらは医学的無益性の基本的な疑問である。これらに応
えるために、現代における医師患者関係を吟味することにしたい。

　私たちの見解では、医学的なゴールについて思いを巡らせることができず、
医療のゴールが今も、そしてこれまでも無益な治療を提供することではなかっ
たということに考えが及ばない医師や看護師、それにその他の医療の意思決定
参加者によって、医療の伝統や基準は毎日のように破られている。私たちは
「医療のゴール」という語を、規範的な意味で使用していることを強調する。
医師が求める結末と、医師が求めるべき結末の間にはしばしばギャップが存在
する。（ここで私たちは、結末（the end）という語の重層的な意味合いを引き出してい
る。この言葉は単にゴールや目的だけではなく、限界や終結といった意味も示す。）

　要するに、医療にとって適切な結末に関する見通しを復興し、臨床実践を改
善したいという希望が本書の原動力である。私たちが主に重点を置いているの
は医師に対する倫理的な基準を再び主張することであるが、私たちの議論は、
その他のヘルスケアの専門職や多くのヘルスケア分野に重要な示唆をもたらす
と考える。そして、専門職としての医療は社会に対して責任があるため、こう
した見通しを復興することは、学識ある社会の積極的な関与を必要とするだろ
うと主張する。したがって、本書は医療専門職と特別な聴衆に対して書かれた
ものではなく、すべての医療従事者と同様に一般市民も対象としている。

2.　歴史的見地から見た医学的無益性

　私たちがここで示している医療と医学的無益性のゴールに関する見解は、医療専門職の長い伝統に由来する。古代ギリシャやローマにおける医師は、彼らの努力を、健康を回復するために人間本来の力（Physis）を助けることであると見なしていた。ヒポクラテス全集の「アート（The Art）」と名づけられた論文では、医師には3つの役割があるとされる。それは、病気における苦痛を緩和すること、病の激しさを減ずること、「病気に圧倒された、医療の力が及ばないことがわかっている」患者の治療を拒むことである[12]。延命は医療のゴールとして考えられてはいなかったことも書き添えておく[13]。

　細胞病理学や分子生物学の分野が発見されるよりずっと前、当時の科学者は病気の自然な経過を見定めるために、患者のサインや症状に対し、慎重で驚くほど正確な観察を行っていた。食事と運動、ハーブと抽出物、道具と添え木などを使った経験主義的な実験によって、医師は自らの力が自然を超えた力ではなく、自然な力と結びついているものと考えていた。実際、報酬目当ての貪欲な人やいんちきな人からの告訴から自分たちを守るために、彼らはあっさりと、自分たちの技術と義務の限界を認めていた。ヒポクラテス派の医師たちは、「アート」の中で次のように警告した。「利用可能な治療法に対して病気があまりに手強いときは常に、医師はそれを医療によって乗り越えられるなどと、間違っても期待してはならない」。ヒポクラテス派の著者によれば、医師は、「技術に対して技術に属さないものの力を、自然に対して自然に属さないものの力を」要求するべきではないと忠告し、さらに、そのような無知は「狂気と結びついている」とした。医療の限界を知っていることは、医学の技術と自然の力を統合することにおいて、医師の技量を測る重要な尺度とされていた。このように、これらの古代の医師たちは、経験からして無益であることがわかっている治療を避け、不健康な状態を継続して苦しみながら患者を生かすことは害のある非常に骨の折れる努力だと見なしていた。

　何世紀も後になってから、中世後期に中世ヨーロッパでのキリスト教の隆盛に伴って、医療行為は宗教によって広く支配され始めた。この時期、医療は

「祈禱、按手、悪霊払い、神聖に彫られたお守り、聖油、聖人の遺品、超自然
主義や迷信の構成要素など」を扱うようになった[14]。同時に、カトリック教会
は、中絶、自殺、安楽死を罪と考え、医療の新しいゴールを導入した。それが
延命である。

　この新しい、より拡張された医療の目的は、17世紀の科学革命の間に強化
された。たとえばフランシス・ベーコンが、科学のゴールを、「自然のプロセ
スを超えたゆるやかなガイダンスを指し示す」だけではなく、「それを制圧し
鎮圧するための力を持つ」ものとして定義した頃である[15]。言い換えれば、科
学者は科学を自然に対抗するような力を持つものと見なし始めたのだ。しかし、
私たちは次のことを覚えておかなければならない。神学者も、科学者も、さら
に言えば近代以前の人は誰であれ、今日起こっているような多くの状態で人が
生きていることを想像しえなかったということである。それは、現代医療の成
果として存在する、健康と死の間にある多くの状態——たとえば、ナンシー・
クルーザン（そしてテリー・シャイボ）のような状態、つまり永続的植物状態の
ことだ。

　古典学者のダレル・アマンドセンは、この展開をまとめ、鋭いコメントを残
している。

　現代医療が出現するかなり前、医師は、患者が治るためにできることをすべ
　てすべきだとか、死に臨んだ（in extremis）患者を見捨ててはならないとい
　う期待を押しつけられていた。それゆえ、中世後期の初めには、医師は、何
　もできないが、ただそこにいなければならない、死刑執行室のうしろのほう
　に延々といつづける人として描かれてきた。その後、病気を治し延命するた
　めの医療専門職の能力の向上や、医師は奇跡を起こせる存在であるべきだと
　いう社会の非現実的な期待の中で、重要な変化が起こってきた。これはある
　意味、自然というものの見方が変化してきた結果の一部である。たしかに、
　ヒポクラテスとプラトンの時代以来、病気の治療において、医師は自然にそ
　って治療するべきか自然に反して治療するべきかという疑問が、断続的に議
　論に上ってきた。フランシス・ベーコンは、おそらく治らない状態に対する
　何らかの治療法を見つけながら、医師は延命を追い求めるべきであるという

弁明をしているが、このことは、そのような戦いの中で、「自然に反する人」
——人間の知恵で自然の意図を妨害するような病気の「征服者」——として
の態度へと発展していった[16]。

　のちに、19 世紀において、医療は科学的発見の成功から著しく利益を上げ
始めるようになり、治療に対してより積極的なアプローチを追い求め始めるこ
とは特に驚くべきことではなかった。今日、この宗教と科学的な衝動との融合
は、たとえば「命は神聖である」とか「あらゆる代償を払っても命を保護す
る」というような、何気なく発せられた主張の中に存在し続けている——医療
行為に広くいきわたるようになったこの仰々しいフレーズは、医師に対してた
とえ最も無益な治療であっても追い求めるように要請する。しかし、医学的無
益性とはいったいどういう意味なのだろうか?

3.　医学的無益性を定義する

　まず、医学的無益性ではないものについて記述することで、医療の目的につ
いての議論を始める。医学的無益性とは、患者の状態、一般的な意味での治療、
または病を抱える人の全体に言及しているわけではない。それよりも、ある特
定の場合に、特定の患者に適用される特定の治療に対して、この用語は言及す
る。また、治療、療法、ケアという用語を区別する重要性についても注意して
もらいたい。ある種の治療 (treatment,「取り組むこと (to deal with)」、文字通り
には「取り扱うこと (to handle)」という語源に由来する) は、療法 (therapy,「治す
こと (to heal)」という語源に由来する) に失敗しているという理由で無益なもの
になりうる。ケア (Care,「誰かを憐れむ (to feel compassion for)」という語源に由
来する) という行為は、決して無益ではない。
　医療のゴールは明確にその人の利益になること——回復させること、癒すこ
と (「完全にする (make whole)」)——である。それゆえ、そのゴールに達する
ことができない治療、すなわち無益な治療を提案することは医療のゴールに含
まれない。本章の残りの部分を、医学的無益性の定義を提示し主張することに
費やすことにしよう。

　なぜ医学的無益性の定義に倫理的な議論が必要なのかについて、最初に説明することはとても重要である。科学的な用語、たとえばエネルギーや塊といった、特定の科学理論を受け入れている科学者の議論の一部であるようなものを定義するのとは異なり、医学的無益性の定義は科学的な（あるいはほかの）理論には包含されない。それよりも、特定の倫理的な選択——価値や行動といったもの——を具現化するような社会的コンセンサスの上にあるべきである。「脳幹を含む脳のすべての機能が完全に停止すること」という言葉による近代の死の定義が、ちょうど人の命の意味についての社会の意識を反映しているように、社会が選択する医学的無益性のどのような定義もまた、医療における倫理的な結末や目的というものの社会的な概念を反映することになる。批判家は時に、私たちの立場のことを「別のグループの権利よりも、あるグループの権利の優越性」を支持していると描写してきたが[17]、むしろそれどころか、私たちはあるグループ（医師）の権限が別のグループ（患者と家族）の権限を優越する、ということすら支持していない。代わりに、私たちはコンセンサスプロセス、つまり医師だけではなく、すべての医療従事者やより広い社会を含むプロセスを反映した無益性の定義を支持する。個々の医師の行為は専門職としてのケアの基準に基づいていなければならないし、社会的な価値とも一貫していなければならない。

　医学的無益性という観念の全体はつかみどころがなさすぎて定義できないと主張する人もいる[18]。この言葉を、医学辞書から消すべきであると主張する人もいる[19]。しかし、前大統領生命倫理協議会議長のエドモンド・ペレグリーノは、次のように指摘する。「概念を放棄しろと要求する人は、ほかに提案する代替案を持たない。彼らは、多かれ少なかれ、違った定義にしろというだけである。死や障害が医学の力を凌駕するときが、いずれすべての人間にとって訪れるという常識的な認識は否定できない。つまり、「もう十分だ」ということが必要なときに、決定をするためのいくつかの効果的な方法が必要だということを意味する。私たちがいつか必ず亡くなるということは、私たちが死すべき運命にある人間であるという証である。どんな違う名前で呼んだとしても、私たちそれぞれにとって、無益性について何らかの決定をすることはいずれ現実になるのだ」[20]。

　ナンシー・クルーザンの例に戻ると、ミズーリ州に従えば、彼女の栄養チューブは彼女の身体を生かしているという理由で無益ではなかった。そのため私たちは、こう質問することからスタートしなくてはならない。医療のゴールというのは——どんな状態であっても、身体を生かしていくことなのだろうか？私たちが命（Life）という語を使うときに心に呼び起こされるものとは——不可逆的に意識のない体のことなのだろうか？　身体（a body）ではなくて人間（a person）を想像するとき、私たちはむしろ外界への意識がある人を、細胞と体液が一体となったものとしてではなく、感覚や思考、感情を持つある特定の人間存在として外界に触れる人を想定しないだろうか？　ナンシー・クルーザンの身体が生きていたことに疑いはない。それは呼吸し、血液を拍出し、食べ物を消化し、排せつしていた。しかしその身体は、人間ナンシー・クルーザンだったのだろうか？　彼女独自の人生を経験できる人としての能力を持っていたのだろうか？　つまり、彼女は人として、彼女が受けていた介入、たとえばチューブから体に運ばれてくる人工栄養と補液から、何らかの利益を得ていたのだろうか？

　注目すべきことに、無益性という概念を、より機械論的で生物学的で断片的なレベルにまで切り詰めようと試みてきた人がいる。医学というものが、身体のあらゆる部分、たとえば肺や心臓や腎臓に対して生理学的な効果を与えられる以上、心肺蘇生を試みるといった治療は無益ではない、と主張するのである[21]。それであるならば、医療のゴールというのは——臓器系を維持し続けることなのだろうか？　単に空気や血や尿の流れを維持するためだけの治療が、医療における最後の望みとして私たちを満足させるのだろうか？　多くの研究は、圧倒的に、人々が違う考えを持つことを示している——生活の質（quality of life：QOL）が低下しつつある過去のある時点で、単に臓器を維持している状態よりもずっと前の段階で、死ぬのを許されたほうが良いと考えている。

　患者の自律という観点から無益性を見る立場の人は、治療が患者の望むことを達成している限り、その治療は無益ではないと主張する[22]。一見したところ、これは無益性の立派な定義であるように見える。しかし、もし患者がいらない耳や指、乳房を外科的に除去してほしいと要求したら？　あるいは、虫垂炎に関連するようなたまにしか起こらない腹痛をこれ以上心配したくないという理

由で、正常な虫垂を除去してほしいという要求があったら？　あるいは、死ん
だ肉を生きているものに回復させたいというまったくの空想的な望みから、死
体を低温保存してほしいと要求されたら？　医療が患者に負うものに制限はな
いのだろうか？　明らかに、制限はある。医療は健康回復に利益があるかどう
かにかかわらず、オーダーしたものがすべて患者のもとに出てくる自動販売機
ではない。医師には、たとえばウイルス性感染症に対する抗生物質や、がんに
対するレートリル*1 といった役に立たない治療を、患者の要求に応じて提供
する倫理的な義務はない。そして、治療が役に立たないものではないとしても、
医師は自分たちが提供してよいものについてさらに制限されている。もし患者
のゴールがステロイドの助けを得てボディビルダーの世界チャンピオンになる
ことであったとして、医師がボディビルダーの要求に従うことは倫理的な義務
でもなければ法的に許されることでもない。特に重要な制限は、毎週放映され
るテレビ映画のように、この時代において、医師は患者に奇跡を起こす義務を
持ち合わせてはいないということである。

　倫理学者の中には、無益性は、単に患者に有益ではない治療だけではなく、
患者にとって最終的に利益よりも害を多く引き起こすような治療に言及すべき
だと主張する人もいる。医師であり倫理学者のホワード・ブロディは、たとえ
ば、同化作用のあるステロイドは野心的なボディビルダーに投与すべきではな
いとする。なぜなら、10 年くらいの間は、彼らは優れた身体能力を著しく増
強させることができるかもしれないが、最終的にはそのことによって死に至る
ほどの状態悪化につながるからである。そのような医療を無益と呼ぶことによ
って、医師は自らの専門職としての誠実さと、患者への害を回避するという倫
理的な基準を損なわないでいられると、ブロディは主張する。そしてそうする
ことで、たとえ有名なアスリート組織が彼らの基準によって害のあるステロイ
ドの使用は許容できると表明したとしても、医師は自分たちの専門職としての
基準に基づいてそのような要求を拒否することができる[23]。

　私たちはこの無益性の定義について、その必要条件があまりに弱いという点
において、問題を抱えている。つまり、この定義によれば、あまりに多くの治
療が無益であることになる。私たちは、倫理的な決定において有意な医学的利
益と害とを比較検討することが必要なときには、責任能力のある成人患者が、

治療に関する意思決定を自分で行うことが許されるべきであると考える。患者が特定の介入から有意な医学的利益をまったく得られない場合にのみ、その治療を提案しないこと、そして必要に応じて、そのような治療は提案されないことがあると患者に伝えることが、医師の責務となる。

　そもそも、同化作用のあるステロイドは、患者にいずれ害を与えるからだけではなく、患者にまったく医学的利益を提供しないから無益なのである。結局のところ、運動選手の優れた能力を強化することは医療のゴールではない。むしろ、医療は健康を回復させ、患者を癒すことに関わる。運動選手に大量のステロイドを与えることは、明らかに病気の患者をよくすることでも、障害のある人を通常の機能レベルまでリハビリすることでもない。最近の歴史の中には、ナチスの医師が優れた特質を持つと思われる人間を選択的に繁殖させ、その特質が欠落していると思われる人間を根絶することによって、優れた人種を作ることを目指した悪名高い時期がある。しかしこのようなゴールは、すべての患者に対して利益をもたらすという基本的な義務に背くものであり、倫理的な医療の歴史的な伝統の一部には決してなりえない。また現在も、倫理的な医療の実践において、そのようなゴールは容認されない[24]。

　医療のゴールと医学的無益性についての上記のような定義は不十分なものであるということをはっきりさせるべきである。私たちが直面している課題は、患者のベッドサイドで提示されるだけでなく、広く社会に受け入れられるような、有益で説得力のある別の定義を提供することだ。教養のある積極的な人々が十分に情報を与えられた上で理解することがなければ、無益な医学的介入の使用は、相も変わらない不合理と苦痛に満ちた費用のかかる慣習とともに、弱まることなく続くかもしれない。

　単純に無益であることの説明や事例を示すより、医学的無益性の定義を提案することによって、私たちは医学的無益性という用語に該当する医学的介入に対する必要十分条件を提示したい。よくあることだが、医学的状況において、無益性について日々理解していることは曖昧であるし、無益性というものをはっきりと決めることにも問題がある。無益性という用語の今の使用法が曖昧であると言うことによって、私たちはこの用語を使う多くの人たちがその意味について十分に考え抜いたことはないということを意味している。しかし曖昧な

用語であっても、より詳細に記述されるときには、よりはっきりと焦点が合うようになる。たとえば、わいせつという用語はときに曖昧である。しかしながら、最高裁判所が特定のレコードアルバムにはわいせつな歌詞が含まれていると決定する場合に、その意味はより明確になるわけで、このようにしてある用語の意味についての実質的な情報が提供されることになる。これに類比的な形で、私たちは無益性の定義の規定を推し進めたいと思っている。しかしながら、わいせつの法的な定義とは違って、私たちが提案する無益性の定義は、医療従事者と広く一般市民の価値観と完全に一致するものでなければならない。

　まずは、医学的無益性の予備的で一般的な定義から始める。医学的無益性とは、患者に利益を与えようとしても失敗する可能性が高いあらゆる試みのことで、そのまれな例外〔成功すること〕が体系的に発生することはありえないものである。最初に注意しておきたいのは、この定義には量的な要素（「失敗する可能性が高い」）と質的な要素（「患者への利益」）が含まれているということである。また、医学的無益性について考えるとき、議論の中心は患者（Patient, ラテン語の「苦しむこと」に由来する）であり、臓器や身体的機能や身体物質のことではないということにも注意したい。患者というのは、単に移り気な欲求を持つ人ではなく、特定の種類の人、つまり、苦しみを和らげたり防いだりするために、医師による医学的技術や判断を特別に必要としている人である。治療は単なる効果でなく、利益を与えるべきものであることも考慮すべきである。ここには重要な違いがある。医療には、かつては想像もできなかったようなとても広範囲の効果をもたらす能力がある——身体中の化学物質を増やしたり取り去ったり、循環する血液細胞を増減したり、がん細胞を破壊したり、心拍を再開させたり、臓器を取り替えたり、バクテリアを殺したり、ウイルスやカビを抑制したりなど、挙げればきりがない。しかしこのような効果は患者がそのことによって恩恵を受けることができなければ患者にとって何の利益もない。悲しいことに、事実、治療は意識のないナンシー・クルーザンに対して多数の効果をもたらすことはできたが、彼女はそのことから恩恵を受けることはできなかった。したがって、これから論じるように、ナンシー・クルーザンに向けられたすべての治療は、いずれも何の利益ももたらさなかったため、無益であったし、医療従事者はそのような治療を試みる理由はなかった。

　クルーザンの事例を再検討する際、ナンシー・クルーザンのような患者に対して生命維持治療を提供することが無益であるという私たちの判断の根底にある理由を明らかにすることが重要である。永続的植物状態のような、完全に永続的無意識状態のすべての患者は、人間であるということに必要な特性を欠いている。人間であることについての幅広い多様な概念にもかかわらず、ほとんどの人は、人間であることには意識的に覚醒しているという能力または潜在能力が必要であるということに同意する。人間であることについて最も保守的な立場をとる人であっても、自己や自分の周囲への意識的な覚醒のような属性に対する潜在能力や、痛みや喜びを経験できる能力、他の人と相互作用できる能力を、最低限必要とする。

　たとえば、中絶に関する議論に対して保守的な考えの人は、受胎したその瞬間から、受精卵は道徳的に重要な特性を発展させる潜在的な力を持つと主張する[25]。その対極にあるのはリベラルな考え方であり、たとえばシンガーの功利主義哲学では、痛みや喜びを経験するための個々の能力に重きを置く[26]。多くのヒト（や多くの動物）は、痛みや喜びを経験する能力を持っているのに対して、永続的無意識状態の人は、痛みや喜び、その他の意識状態を経験することができないばかりか、将来的にそうできるようになる可能性も持たない。

　最も保守的な評価において、たとえ永続的植物状態にある人が人間としての特性を持たないとしても、私たちがそのような人を尊厳と敬意をもって扱う義務があると感じるのはなぜだろうか？　おそらくこのことは、ナンシー・クルーザンとその他の永続的植物状態にある人たちは過去に人間であったという事実を反映している。このように、人々がクルーザンさんに対して持つ感情的愛着は急に消えることはない。実際、彼女は過去に人間であったので、人間であることを失い、それに引き続いて死んでしまったあとでさえ、私たちに彼女を思い出させるような人生の物語を持っている。対照的に、中絶の文脈において起こってくる人間であることについての議論は、胎児が受胎前は人間ではなかったという理由でこの問題を引き起こさない[27]。

　もし永続的無意識状態の患者が人間ではないとしたら、医療従事者は彼らを生物学的に生かし続けるための治療を試みる義務はないことになる。というのも、倫理的な義務の対象は生物学的な身体ではなく、苦しんでいる患者だから

である。患者の尊厳を尊重することや家族への思いやりなど、他の倫理的な考慮によって、医師はその他の治療、たとえば抗けいれん薬や衛生的なケアを提供するべきだと判断するかもしれないが、生命維持治療を提供する義務があるということにはならない。実際、本書の後の章において、医師は無益な治療を提供する義務がないだけではなく、無益な治療を提供するべきではないと主張する予定である。

　さて、永続的無意識状態の人は、私たち人類の「生きている」メンバーであるという単なる事実があれば、その人が「人間」であり、それゆえ医療の対象にふさわしいことを示すに十分だ、と誤って主張されることがあるかもしれない。しかしながら、道徳的な意味合いがある「人間（person）」と、記述的生物学的意味において使用される「ヒト（human being）」とを、注意深く区別することが重要である。哲学者がこの用語を使うときには、*person* という語は、潜在的にはあらゆる種において、生きる権利を含む基本的な道徳的権利を持つのに必要かつ十分とされるような特性を持っている存在のことを指す。よって、もし永続的無意識状態の患者が人間でないとしたら、定義からすれば彼らは生きる権利がなく、生き続けるために必要な医療的手段を受け取る必要はないということになる。もう一度、指摘しておきたい。延命を唱道する中世後期の神学者も、17世紀の科学者も、この先意識を回復する能力を失った状態で生きている人間（たとえひどい障害であっても）には詳しくなかった。さらに、彼らは、現代のテクノロジーによって不調和な状態で維持されうるような「生命」の観念について想像すらしなかっただろう。

　永続的植物状態にあるヒトは、生きる権利を持つ道徳的な人間として評価されるために必要な道徳的特性を失っているということに同意する人の中に、あらゆる形の人の命（人格を持っていようと持っていなかろうと）は本質的価値を持つと主張する人もいるだろうことは、注目に値する。彼らにとっては、たとえ人格を持たない人の命の形であっても特別な価値（あるいは、宗教的な用語で「尊厳（Sanctity）」または「神聖さ（sacredness）」）を持ち、それゆえに彼らを生かしておくことに価値があることになる。

　この議論の背景にある人間としての衝動には共感するが、たとえどんな形にせよ人の命には本質的に価値があると考えていたとしても、どんな形の人の命

でも維持し続けようとすることが医療の仕事であることにはならないと応じたい。医療の焦点がそのような生物学的な有機体であったことはこれまで決してなく（今後もそうなるべきではないと私たちは主張する）、苦しんでいる人間（たとえば患者）を対象としてきた。したがって、たとえ医師に——受胎の初期段階から脳死まで——尊厳と敬意をもって人の命を扱う責任があるのだとしても、唯一〔人格を持つ〕人間だけが、生命を維持するための医学的介入の厳密な対象である。

　類推を行おう。ほぼすべての人が「脳死」の人（たとえば、全脳死基準によって死亡しているとされる人）はかつて〔人格を持つ〕人間だったということに同意するし、身体として残されたものは敬意をもって扱われるべきであることに同意する。しかし、「脳死」の人は、患者あるいは生命を維持する医学的な治療の適切な対象としてはもはや見なされない。言い換えれば、たとえ「脳死」の人はまだ生きている人体細胞を持ち続けているかもしれないけれども、生きている人間ではない。これは、医療者がこのことをどのように考えているかについての重大なターニングポイントを示す。一度、患者が全脳死基準による死亡の基準を満たせば、たとえば、呼吸器や人工脳脊髄液や補液といった医療器具は中止される。同様に、永続的植物状態の人はかつて人間であり、生物学的に残されたものは尊厳と敬意をもって扱われるべきであると私たちは主張する。しかしながら、無意識の人の生理学的な過程を要求に応じて延々と維持するために、使える手段を自由に使うことは、医療の役割ではありえない。

4.　さらなる医学的無益性の定義——量的側面について

　すべての医学生が学ぶことの一つに「可能性が無いわけではない」という言葉がある。これは医学における不確実性の問題である。量的な可能性というのは、決して正確に見極めることはできない。臨床における状況はとても複雑であり、転帰を完全に確信することは決してできない。実際、デビッド・ヒューム以降の哲学者は、因果関係の概念は疑わしいものであると指摘してきた。ヒュームは、私たちが、二つの対象を「因果的に結合する絆（必然的結合）」を決して知覚しないと主張する。その代わり、因果関係を推測するために「精神は

感覚へと即座に立ち現れたものへと移行する」とした[28]。哲学者のカール・ポパーは、科学は確実な知識を生み出すことは決してありえないことを強調する。死体を蘇生することに何千回と失敗したあとで——死人は決して復活しないという非合理的ではない結論を出したあとで——さえ、私たちはどのようにして次の試みは成功しないだろうということがわかるのだろうか？　その前に行われたすべての経験から導き出された結論の誤りを立証するのは、たった一回の成功でよい[29]。たとえば医療において、治療によって体に引き起こされる影響について確実に知る方法はない。私たちは、非常に多くの場合に、この種の治療の適用が身体的な変化に先行することを観察しているだけである。確率に基づいて、当該治療がそれを招いた（原因である）作因であると、推察するのである。この点を明確にしておくことは重要である。医療行為が確実性を達成することはほとんどない。むしろ、それは実証的な臨床経験に依存している。医師が特定の薬と投薬量を処方するのは、そのような治療が利益となる効果をもたらすこと（あるいは害よりも益の効果のほうが多いこと）が観察されていて、医師がこの治療は将来効果をもたらすだろうと十分に自信を持てることが多いからである。しかし、個々の患者はそれぞれ新しい課題を示す。この特定の状況で、この特定の患者にこの特定の薬とその投薬量はうまく働くのだろうか？不確実性は毎回の医療判断の影に必然的に潜んでいる。

　今日、ますますたくさんの治療上の選択肢が利用可能になるにつれて、不確実性に伴う苦闘がある種の行為の硬直化をもたらしている。もし医師が決して完全に確信できないとしたら、考えられる限り効くかもしれない何もかもすべてのことをやるように義務づけられてはいないだろうか？　この行為の硬直化は、容赦のない勢いでその姿を現す。いったん高い技術の機械が起動されれば——それは考えられる限りの効果をもたらすかもしれないが——それを止めることはほとんど不可能である。しかし、世界には、死者を復活させることに至るまで、奇跡的な出来事の物語であふれている。医師は、神話のようなすべての奇跡を起こすことを、決して義務づけられてきてはいない——あるいは期待されてすらいない。これが、「まれな例外が体系的に発生することはありえない」という表現で私たちが意味していることである。医師にはせいぜい、現実世界の「自然な流れを支える」ためにベストを尽くすことくらいしかできない。

不確実性に直面した際の行為の硬直化を克服するために、以下のような常識的質問を提示する。絶対にありえないとは言えないからといって、ある治療が過去の 100 症例で効果を示さない場合に、その治療は無益だと結論することは「合理的」だと同意できるだろうか？　私たちは医学的無益性の量的側面についての特定の実践的な定義としてこの質問を提案する。

　特定の提案を示しているにもかかわらず、人々が、無益性についての閾値がまさにどこにあるべきなのかについて同意しないかもしれないということは認識している。たとえば、治療の無益性を認める前に 100 回失敗するのを待つことは閾値を低く設定しすぎていると思う人もいるだろうし、一方でそれでは閾値が高すぎると主張する人もいるだろう。おそらく、ある時点において医学的成功の見込みが低いため達成を試みることは無益であるとするより基本的な考えには、すべての人が同意するだろう。（アインシュタインを含む、学識者に起因する精神異常の有名な定義は、「同じことを何度も何度も行い、異なる結果を期待すること」である。）

　しかし、同意しない人、無益性のいかなる概念を受け入れることも拒否する人についてはどうだろうか？　たとえば、次のような主張をする人についてはどうだろうか——私が治療に対する支払いをいとわないと思っているのに、どうして私は自分の愛する永続的植物状態にある人に対して私が望む限り生命維持をしてあげることができないのでしょう？　また、もしある宗教団体が聖書の中の洗礼に基づく信念を表明し、復活は可能であると言って、その信奉者の死体は人工呼吸器や心臓刺激、静脈輸液によって維持されるよう要求したらどうだろう。

　これへの応答として、私たちは第一に、医師の専門職としての責任として、単に誰かが治療に対する支払いをいとわないからという理由だけで治療を提供することは禁止されているということを指摘する。本書の中でしばしば強調することになるが、医療のゴールと限界は単にお金によっては決まらない。医療というのは専門職として、患者を治すというゴールによって区別されている。もし単に支払いをする人の気まぐれを満たすためだけに、医療が行われるとしたら、医療の倫理は「最古の職業」〔売春のこと〕のそれと区別がつかなくなってしまうだろう。それゆえに、医療の消費者が支払う意欲に応じて「まともな

最低限度」以上のさまざまなレベルの治療を受けてよいと許可するあらゆる提案は、ヘルスケアの専門職にとっての適切なゴールの限界、すなわち医学的に有益なケアの範囲内にとどまらなくてはならない。そして、薬にお金を払うことをいとわないとしても、運動選手にステロイドを処方することを医師に許可するような医療制度はないように、いくら高い保険料を払うことをいとわないとしても、そうした患者に無益な治療を提供することを医師に許可するような医療制度もない。

　宗教的、文化的信念に基づく無益性への二つ目の反論については、第7章において長くこの主題を扱う予定である。ここでは簡単に記しておくが、私たちの多民族社会において、医療行為に対して影響を及ぼすような特定の信念を持つ宗教や文化は、その信念自体を他人に強要する自由はないが、一方で、そのような医療行為を提供し支払うような独自の医療従事者システムを作ることは自由である。実際のところ、医療従事者や市民にとってのこの葛藤の解決法は、単に多数派のケアの基準を認識することだけではなく、病院の「尊重すべき少数派」が持っているケアの基準も認識することにあるかもしれない、と提案する[30]。

　面白いことに、医学界においては、すでに無益性に関する私たちの量的な知見の適用についてのコンセンサスが生まれつつあるように見える。私たちが独自の量的な提案を発展させているのと同時に、さまざまな患者層における心肺蘇生を評価する研究の結果が出されてきている。その対象は超低体重出生児、高齢患者、転移性がんを持つ患者、病院外で不可逆的な心停止を経験したのちに救急外来へ運ばれてきた患者まで、多岐にわたる。それぞれが独立した、異なる医療センターで働く医師たちの研究だったが、同じ結論に至っていた。つまり、たとえ〔そのような患者に〕心肺蘇生が施行されたとしても、病院内で生きられる状態を数時間、あるいは数日延ばすことがときどき起こるだけという結果だった。このような処置は無益である。なぜなら、こういった患者の100人に1人以下しか病院を退院するという結果にならなかったからだ[31]。従って、確率論としてもアウトカムの質としても、医療のゴールを満たすものとは見なされない。

　最近、サッソンらは難治性病院外心肺停止の症例において、予測されるアウ

トカムに対応した一次救命処置ルール（Basic Life Support Rule：BLS）と呼ばれる一定のやり方を評価するための基準として、私たちの量的ガイドラインを適用した。多くの実証研究の結果を分析したのちに、サッソンらは以下のように結論づけた。「一次救命処置ルールは生存できない可能性を予測することに対して陽性的中率を有しており、この数値は、無益性を定義する際に医療倫理学者が使う範囲のうち、受け入れ可能な範囲内にあてはまることがわかった」[32]。

5.　さらなる医学的無益性の定義——質的側面について

『国家』において、プラトンは以下のように記している。「内部のすみずみまで完全に病んでいる人々に対しては、アスクレピオス［神話上の医療神］は養生によって彼らの惨めな人生をいたずらに長引かせようとはしなかった」。そして、「病気に占領されてしまい仕事のことを顧みないような生は、生きるに値するものではない」[33]。

　不幸にも、私たちの技術的スキルがより強力なものになってきて、技術的な要請もより強制的なものになってくるにつれて、「みじめな状態でながらえさせる」ことは、望む奇跡を追い求めながらも脱落していく多くの人々を苦しめてきた。しかしながら、みじめであること、そしてコストと苦痛には、単に治療の失敗だけが含まれるのではない。治療が成功したと考えられている人についてはどうだろうか？　かつて、成功した治療はそれほど疑わしくも不確かなものでもなかった。患者は必ずその治療を有益だったと感謝した。ナンシー・クルーザンが無意識状態に陥り、大脳皮質組織が萎縮して水分に置き換わっているような状態の彼女についても同じように言えるだろうか？　彼女は何も経験することができない——確かに彼女は生きていることから何の利益も得ていない。この先もそのようなことはないだろう。このように、私たちは治療に対する質的な側面も考慮しなければならない。言い換えれば、私たちは効果と利益を区別しなければならない。

　すでに述べたように、永続的植物状態にあるナンシー・クルーザンのような患者への治療は定義上無益である。なぜなら、彼女は経験する能力もないし、まして彼女に対して施されたすべてのことに対して感謝することすらできない

からである。私たちはまた、医療のゴールというのは、人々が治療に（プラトンの言葉を使えば）占領され、自分の人生でもはやほかに何もできないという状況にある集中治療室において、彼らを生かしておくことではないということも主張する。そのような患者は、継続的で密接な配慮が必要であるだけでなく、医学的に危機的な状況について診断や治療をすることができる医師や看護師、技術者などにすぐにアクセスできる必要があるから集中治療室にいる。彼らは、肺に酸素が吹き込まれるようにデザインされた機械や、体液バランスと血液の化学物質をモニタリングするようにデザインされた機械、電気ショックによって繰り返し心拍を再開したりコントロールしたりする間、激しい警告音が鳴るようにデザインされたその他の機械によって、生にしがみついている。集中治療室は 1960 年代に開発されたが、生死にかかわるような危篤状態の患者にとっての一時的な避難所として作られたものだった。しかし今日では、集中治療室というのは、病に屈服する前の死の間際にいるような状態が何か月も何か月も続くような多くの患者にとっての、一種の苦行の場のようになっている。そのような患者は集中治療室において、生きる上で完全に集中医療ケアに依存している。集中治療室で生命を維持することが医療のゴールなのだろうか？　私たちはそうは思わない。

　さらに、無期限に急性期病院で生命を維持することが医療のゴールなのだろうか？　現代の急性期病院では、集中治療室にいるのと同様に、患者は治療に占領されており、自分の人生を生きることよりも命をながらえさせることにエネルギーを捧げている。この点に照らして、患者が決して急性期病院を離れることができないだろうというアウトカムを持つ生命維持治療に対して、無益性の定義を適用することを提案する。この提案は、私たちが『間違った医療』の第 1 版で最初に提案したものを超えて医学的無益性の境界線を拡張し、退院が医療の成功のアウトカムの尺度となっている現在の一般的なコンセンサスを反映している。

　考えてみよう。たとえば、カリフォルニア大学サンディエゴ（UCSD）医療センターの無益性のポリシーは、多くの地域病院のモデルとなっている。そこでは無益な治療が、「患者がこれまで持っていたであろう、（治療による）利益に価値を認める能力に効果を及ぼす現実的な可能性がない治療、例えば永続的

無意識状態の患者の身体機能を保存しておくだけのような治療」と定義されている。あるいは、「カリフォルニア大学サンディエゴ医療センターの急性期病棟の外でも生きることができるような健康レベルまで患者が回復するという医療のゴールを達成できる、現実的な可能性のない」あらゆる治療と定義されている。患者の治療にかかわるチームにおいて意見の相違がある場合には、このポリシーで概説されている適切な紛争解決プロセスの議論が完了するまでは、無益性は引き合いに出されない、と続けて述べられている。

　医学的無益性についてのポリシーの直後には、緩和ケアに関する医療センターのポリシーについての声明が続き、そこで緩和ケアは、「苦痛をやわらげ、患者の快適さと尊厳を提供するためのケアである。これには、鎮痛薬、麻薬、精神安定剤、局所の看護処置や、心理的・スピリチュアルなカウンセリングを含むそのほかの治療も含まれる。特定の治療は無益かもしれないが、緩和や快適さを目的としたケアは決して無益ではないことが強調されるべきである」と定義されている。

　このように、医学的無益性の質的側面に関する私たちの明確で実践的な定義は、以下の通りである。もし患者が治療による利益に価値を認める能力を欠いているなら、あるいは、治療によって患者が生きるために急性期病棟に完全に依存している状態を脱することができないのであれば、治療は無益であると見なされるべきである。何度も繰り返すが、苦痛を取り除き、患者の尊厳を維持することを目的とするケアはすべての患者に提供されるべきである。

　再び、質的無益性について私たちが選択した閾値をすべての人が受け入れるわけではないかもしれない。それでも、次のことにはすべての人が同意しうるだろう。ペレグリーノ医師が述べたように、「「もう十分だ」ということが必要なときに、決定をするためのいくつかの効果的な方法が必要だ。私たちがいつか必ず亡くなるということは、私たちが死すべき運命にある人間であるという証である。どんな違う名前で呼んだとしても、私たちそれぞれにとって、無益性について何らかの決定することはいずれ現実になるのだ」。言い換えれば、どこかの時点で医療のアウトカムの質があまりに不十分となり、そのため無益となるのである。

　医師たちは、自分たちの義務や責務についてだけではなく、限界についても

再評価し始めている。これは重要な第一歩である。最終的には、社会全体として明確に合意を表明しなければならない。医療の目的は単に生物学的な生存にあるのではないし、機械とチューブに繋がれた患者にあるのでもない。最低でも、医療の目的は、患者に人間のコミュニティに参加する能力を与えるようなものであることが求められる。その参加のレベルは最小限のものでありうるが、常識は、それが無感覚の身体や病院内で生命維持装置に繋がれ決して取り外せないような状態で埋もれている患者のことを指すのではないことを示している。私たちは、幅広い質的な範囲——そして重度の身体的あるいは精神的な障害にもかかわらず、並外れた充足感を達成している人の注目すべき多くの事例があること——を通して、患者の自律と治療に関する意思決定をする権利を強く支持している。しかし、私たちは、患者自身が健康と人生の質を選択する権利と医療専門職がその目的を達成する義務との間のある点に線を引く。限界は明確に表明されるべきである。患者は、命が不可逆的に意識を失い、あるいは集中治療室や急性期病院などの環境に閉じ込められているような状態でない限りは、患者が望むあらゆる生活の質（QOL）を維持するために医学的な援助を求めることができる。そのような状態は、医療のゴールを超えているのだ。最低でも、医療のゴールはそのような環境の外で患者が生きられるようにすることであるべきである。他方で、すでに指摘した点を強調したい。それは、ある特定の治療は無益であるかもしれないが、ケアは決して無益ではないし、また決して患者は無益ではないということである。第二に、無益性に関する質的な側面は、ある治療が無益であると説明するための十分な条件を提供する。言い換えれば、もしある介入がこの基準に適合するならば、その介入が無益であるということを示すために必要なのはそれで十分なのである。

　まとめると、私たちが提案する医学的無益性に対する量的・質的な基準は、医学的無益性の必要十分条件を提供する。各基準はいずれか一つで医学的無益性を認定するのに十分であるが、しかしまた、そうするためにはこのような基準のいずれか一つに適合することが必要である。

　以下では、これらすべての点についてより詳細に論じる。第4章では、無益な介入が中止されたあとも、患者に緩和ケアの提供を続け、家族に情緒的なサポートをし続けることの重要性について強調する。第5章では、無益性に基づ

いて治療を差し控えることと、資源配分に基づいて治療を差し控えることを区別する。医療専門職は想像できるすべての治療に義務があるわけではない。しかし、社会が治療に制限をかけるような資源配分に関する政策を作るまでは、医療専門職の責任は患者にとって医療的に利益を与えるすべての治療を擁護することである。

　皮肉なことに、医師や患者に医学的無益性を認めるよう強いることは、思いのほかポジティブな結果をもたらす。成功しない治療を無駄に繰り返すことを続ける代わりに、医師はより有益な治療を探すように促されるだろう。実際、これはエビデンスに基づく医療（Evidence Based Medicine）のゴールである。誠実に無益性を認めることは、私たちの考えでは、医学の進歩と発見をより促進すると思われる。

6.　無益な治療の神話的な力

　今まで私たちは、明確な、つまり辞書的な意味での無益性を使うことを避けてきた。オックスフォード英語辞典で、無益性（futility）という語は「本質的な欠陥のために、杜撰かつ無益にも、望んだ結果にならないこと」と定義されている。この単語は古代の *futtilis*〔ラテン語〕、つまり豊年の女神であるセレスと、火の女神であるベスタの代わりに、宗教的なセレモニーの中で使われていた上部が広く下部が狭い器に由来する。その細長い底のために、*futtilis* が満たされるときはいつもひっくり返ってしまう。毎日の仕事に *futtilis* は役に立たないにもかかわらず、神話劇の中では、宗教的な器として力強い役割を担う。哲学者のドン・ポステマは次のように問いかける。「ある点から見れば同様に役に立たない治療であっても、ほかの観点から見れば神話的な重要性を持つことはありうるだろうか？　どんな文化的な意味を無益な療法はもたらすのだろうか？」[34]。

　ポステマは、次のように指摘を続ける。シーシュポスはいつも無益性のシンボルとして見なされてきた。彼はハデス〔死者の住む国の支配者〕から永遠に岩を丘の上に持ち上げるという罪を負わされ、持ち上げた岩が転がり落ちるのを眺めるだけである。ポステマは続ける。「しかし、アルベール・カミュは『シ

ーシュポスの神話』の中で、シーシュポスの性格と人生を、近代の象徴、不合理な世界における英雄と捉えている。シーシュポスは彼が自分の任務に意識的だから悲劇的なのだ。つまり、彼はやっていることが無益だと知っていて、なおもその行為を続けているのである」[35]。

　ポステマはこのように、私たちにシンボルの重要性を思い出させてくれる。私たちは問わなければならない。無益な治療を遂行することは英雄的な行為に対する患者のニーズに役立つのだろうか？　それは反英雄的な時代における何らかの深い渇望を満足させるのだろうか？　それは原因と結果による平凡な世界に対して、魔法のような代替物を提供するのだろうか？　現代社会において、医療は、スピリチュアルな意味や慰め、奇跡への期待に対する供給源として宗教の大部分に成り代わってきたという現実がある。多くの治療、たとえば心肺蘇生を試みることは、宗教的で神話的な力をもたらすものとして、一般市民の心の中の儀式となってきた。患者や家族がときに無益な治療を要求することは、こうした深いスピリチュアルなニーズへの回答としてなのだろうか？　このような救命治療が、ケアや思いやりを測るものとして誤って捉えられていないだろうか？　見捨てるというイメージもよく聞かれるし、静脈ルートや胃ろうの管、人工呼吸器につながれておらず、心肺蘇生を試みていない死にゆく患者については、餓死とかネグレクトという語で表現されてきた。しかしながら、悲しいことに、無益な介入はケアや思いやりを促進する良い方法ではない。そのような介入が妨害や危害になることもよくある。無益な介入は、人間的なコミュニケーションや触れ合いといったものの代わりに侵襲的な手段を用いることによってケアをまがい物にし、終末期にある患者の不快を増すことにしかならない。

　本書を通じて、無益性についての私たちの概念を追い求める中で、私たちが多くの人が宗教への信仰を失ってきた現代社会におけるスピリチュアルなニーズを見失っていないことを願っている。良い医師は、患者をケアするために、司祭、牧師、ラビ〔ユダヤ教の宗教家〕やその他のスピリチュアルな指導者に助けを求めることがよくある。しかし、逆のことも、特にこの数十年の間には起こってきている。患者や家族が奇跡を求めて、宗教的なリソースよりもむしろ医療や科学を当てにするのだ。かつては人々が奇跡を望むときには、教会に行

き神に祈った。今は、病院に行き、医師に奇跡を強く求める。言い換えれば、人々は、たとえ奇跡を起こすことが医師の力を大きく超えていて、合理性からも外れてしまっていても、死の淵から愛する人を救うことで奇跡を演じるよう、医師に期待し、あるいは強く求めるのである。

　医療はこれまでこのようなごまかしに嫌々協力してきたわけではなく、「奇跡的なブレイクスルー」とか「奇跡の薬」その他の大げさな主張によって、一般市民が夢中になることを利用してきた。実際、医師は一般市民の尊敬や、医師を台座に置いて神にたとえるような傾向によって、時に得意になっていたかもしれない。医学が責任を問われることは必然だったので、今では聖職者や裁判官、政治家といったメンバーが、科学に言及することなく、医療行為の実際の能力を超えるアウトカムに対する患者や家族の非常に感情的な（そしてしばしばよく知られている）要求を支援するということは珍しくない。しかしながら、医療倫理学者のアルバート・R・ジョンセンは私たちに思い出させる。「一般市民も医師も同様に、命を救い生命を維持する技術の象徴から影響を受けている。しかし、こうした象徴は、それが現実を超えているときには欺瞞となりうる。現実には、医療には確かに効果があるが、限られたものである。無益性を医療における効果の叙述に持ち込むことを拒否するのは、医学の現実よりも象徴を尊重していることになる。それは、患者や一般市民を教育し、彼らの自律性を強めるよりもむしろ、彼らをだますことである。適切に無益性を使うことは、患者の自律性を奪うどころか、人々が現代医療に助けを求めるときに彼らが持っている真の選択肢を明らかにするのである」[36]。医療のゴールの持つこのねじれが、ナンシー・クルーザンの悲劇へとつながったのだ。

　社会医学と歴史の教授であるデイヴィッド・ロスマンは、今日最も重要な問題には、「予算や一般意思に関する関心ではなく、無益性を認めること、痛みが起こらないようにしたいという望み、それに必然の運命を受け入れることが含まれる」と主張する[37]。

　次章では、必然の運命を受け入れることや無益な治療にNoと言うことがなぜそれほどに難しいのかについて探究する。しかしまずは、本書を通じて私たちが採用するアプローチについて一言述べておこう。対立する見解は提示するけれども、私たちは明確に私たち自身の主張をするつもりである。中絶と安楽

死を扱う『ライフズ・ドミニオン』という優れた作品を書いた法学教授のロナルド・ドゥオーキンのように、私たちも面白みのない「一方では、他方では」と述べるような本を読者に渡すよりもむしろ、あえて幅広い議論を推し進めるつもりである。実際、読者が本書を「現在のところ無視されている分野における先例として、現実の政治的重要性を持ったモラル上のテーマとして開始され、かつ、それによってきたえられてきた理論上の問題を扱う論争の書」であると感じてくれることを期待している。

第2章

No と言うことが難しい理由

　倫理コンサルテーションのやり方はさまざまである。患者からの DNAR
（Do Not Attempt Resuscitation，心肺蘇生を試みない）という要請を受け入れたと
きの法的リスクを懸念するレジデント外科医からかかってくる夜間の電話から、
取り乱した患者や諦めに至った患者との集中治療室におけるベッドサイドでの
話し合い、緊迫した長々しいカンファレンスまでが含まれる。そのようなカン
ファレンスには、患者、家族、さまざまな専門科の医師、看護師、心理士、ソ
ーシャルワーカー、法律家、病院管理者といったあらゆる人々が参加する。こ
のとき、否応なくさまざまな激しい情動が哲学的反省に織り交ざってくる。こ
れは、人間がこれまで演じてきた活動の中で、道徳哲学者が伝統的に切り離そ
うとしてきたものである。私たちコンサルタントが医療上の決定を支援するよ
う要請されているときには、明らかな「正しい」解答があることはほとんどな
い。その状況は、単純な解決の域を超えているのである。その代わりに倫理コ
ンサルタントは、ヘルスケアチームとともに、よくて不合理な希望を帯びた選
択肢と、最悪の場合には受け入れがたい転帰を伴う選択肢と向き合うことにな
る。それにもかかわらず、私たちが呼ばれる頃には、一般にまったく異なるア
プローチがより良い選択だと認知されているにもかかわらず、すでに何らかの
特定の治療を強力に推し進めると決定されていることがあまりにも多い。なぜ
このようなことが起きるのだろうか？　何の利益ももたらさず、苦痛を長引か
せるだけであることが明らかな治療に対して No と言うことはなぜそんなにも
難しいのだろうか？
　アリシア・M は、白血病にかかった 14 歳の少女だった。化学療法のかいも

なく、ここ数年は再発を繰り返していた。アリシアは法的には未成年だったが、医療チームは、彼女が病気と治療についての完全な理解を有しているという印象を持っていた。彼女の病状が悪化の方向に決定的に変わったとき、彼女は化学療法、抗生物質、輸血といった延命を目的とした治療ではなく、安楽を最大化するような麻薬や他の治療への希望を話し始めた。しかし、筋骨隆々な健康マニアである彼女の両親は、諦めるなと彼女を説得し続けた。成功の見込みが低いにもかかわらず、彼らはアリシアと医療チームに対して骨髄移植を試みるように促した。この治療では、最初に全身への放射線照射と化学療法を行って、彼女の免疫系を完全に抑制する必要がある。彼女は術後、敗血症性のショックで何度も命を落としかけた。彼女は最終的に、強い痛みを伴った、簡単に汚染されやすい開放性の皮膚損傷を広い範囲で発症し〔褥瘡のようなものが想定される〕、呼吸を助けるための人工呼吸器を必要とするようになった。

　看護師たちにせっつかれ、医師たちはこの状態で人工呼吸器による治療を続けることは無益であり、アリシアが現在の状態から回復する現実的な見込みがないことをようやく認めた。医療チームが行っていることはどれも、彼女の苦痛を長引かせていた。倫理的、法的な部分についての確信を得るために、臨床倫理チームの一人へ相談したのちに、アリシアの担当医は、家族に事実を伝えた。彼は、アリシアを鎮静と麻薬によって苦痛のない状態すること、および蘇生や延命のためのさらなる措置をせずに死なせてあげることを強く勧めた。両親は、最初のうちは抵抗したが、最終的には同意した。それでも、眠っている娘のベッドサイドに腰掛け、彼女の呼吸が不規則になり、弱っていくのを見ているうちに、両親は急に考えを変え、不安定な心臓と血圧に対する治療や、彼女の呼吸を助け、感染症と闘うための積極的な処置の再開を要求した。両親の主張はとても激しかったため、医師たちは不憫に思い、延命のための積極的な処置を再開した。アリシアを人工呼吸器につなぎなおし、静脈投与による投薬治療を始め、彼女の心臓を刺激し、血圧を上げ、感染症と闘った。しかし、このような処置は彼女の惨めな生をたった3日引き延ばしただけだった。その後数か月間、ダイニングルームやナースステーション、廊下といった、医師と看護師が集まる場所ならば事実上どこにおいても、この若い少女は悶々とした議論の的になっていた。なぜ彼らはこのような事態を起こすに任せてしまったの

だろうか？　医療従事者が皆、無益であると同意するような治療に対するアリシアの両親の要望を拒否することは、なぜそんなにも難しかったのだろうか？

　この章では、私たちが臨床倫理の業務において遭遇してきた No と言うことを困難にするいくつかの要因を大まかに提示する。後続の章では、それらの要因についてより詳細に論じる。要因の中には、人間心理と切っても切れない関係があるものもあれば、現代医療が有する文化や医師および看護師に対する教育を反映しているものもある。また、「実臨床（real-world）」における法的あるいは政治的問題から生じているものもある。

　人間とは死に抗うものである。この事実はあまりに自明であるので、人が死を求める状況を不自然──ともすると病的──と見なしてしまうほどである。自殺念慮を口にする患者に対峙すると、医師はたいてい重度のうつ状態と診断し、切迫したリスクがあるかどうかをアセスメントし、治療を試みるか精神科医を呼ぶかして、その患者に対処する。大半の州で医師は、精神疾患があり自傷の恐れがあると診断された患者を管理する法的な権限さえ有しており、患者の意思に反しても彼らを入院させることができる。これは、正常で健康な人であれば死に抗うものであり、精神的に錯乱した人々だけが死に抗わないという前提を社会が持っていることの証左である。実際、社会を構成している多くの集団では、生きることよりも死を好むことは不合理なだけでなく罪深いとされている。しかし、患者の中には、耐え難い状況では生きていたくないと願う者もいるかもしれないのである。

　このように、無益な治療に対して No と言うことが困難である理由の一つは、命を保護しようとする習性を社会があまりにも強く持っていることである。その結果、社会の本能──あるいは医療提供者の本能──は、どんな犠牲を払ってでも生命を維持するということになる。アリシアの両親の事例では、この態度の中により強力な要素が含まれていた。彼らは身体的に打ち克つことに誇りを抱いており、痛みや身体的限界に勝利することで、セルフイメージに対する満足感や充実感を経験していた。彼らにとって、死に戦いを挑むときにこそ、生の価値がより上がるように思われたのである。この生に対する英雄的な価値観はさまざまな点で称賛に値するものの、他人にそれを投影するとき、恐ろしい呪いとなった。なぜなら、彼らの娘は、病苦により〔彼らとは〕異なる価値

観を持つに至っていたからである。

　人間は人間性を受け入れるのが難しい。哲学者のマーサ・ヌスバウムは、死すべき運命からくる有限性を受け入れる難しさは、それに一種の英雄的行為が求められるところにあると述べている。彼女は、教養に富んだ聡明なエッセイである「人間性の超越」で、神話のオデュッセウス*1 の漂流において、彼がカリュプソーから提案された定住を断る瞬間に着目している。カリュプソーは不死と永遠の愛でオデュッセウスを誘惑する。オデュッセウスは、彼の妻ペーネロペーが、姿形や器量の点で美しい女神にはるかに劣ることを承知していた。「あなたは不老不死だが、彼女は死すべき運命だ」1) とオデュッセウスは認める。しかし、それでもなお、長い航海に耐え忍んできた水夫は、自身の航海を続けることを選ぶ。「危険や困難だけでなく死の運命も。死だけでなく、いつかは最も深く愛した者を失う運命も。そうでなければ、愛した者が自分との死別により深い悲しみを負う運命も。……彼は、死すべき運命、危険な航海、死すべき運命で年老いていく不完全な女性といった、人間まるごとを引き受ける。彼はごくシンプルに、人間としてあること、人間の来し方行く末を生きるほうを選ぶのである」2)。

　ヌスバウムは古代ギリシャの傲慢という概念を引きながら続ける。「一人の人間の生き方に適した種類の企てもあれば、別の生き方に向けて旅立とうとする種類の企てもある。この〔後者の〕種の企ては、まさに傲慢である——というのも、この種の企ては、その人が実際にどの種の生き方を与えられたか理解できておらず、与えられた生き方の限界内（これは同時に可能性の範囲でもある）で生きられず、死すべき運命でありながら、死すべき者としての思考ができていないことを示しているからである。正しく理解すれば、傲慢を禁ずる命令〔に従うこと〕は、苦行でもなければ自己否定でもない。これは、どの範囲であれば私たちにとって価値のある事柄を見出せるのかに関する教訓なのである」3)。

　医療においては、傲慢さゆえに患者と医師は医療の限界を超えようとし、すべてを求めようとして不可能なことさえも求めてしまう。しかしながら、人間として意味のある生き方がもはや不可能なときには、次善の策として、オデュッセウスのモデルに倣う道がある——つまり、自身の行く末に謙虚さと尊厳を

保つ道を選ぶことである。

　医師は自分の能力の限界を受け入れるのが難しい。医師もまた、同様の傲慢さを持っている。倫理学者のダニエル・キャラハンが洞察したように、近代医療は死を生物学的悪、すなわち自然的悪から、道徳的悪、つまり医療の失敗へと変容させた。これは医師のヒポクラテスの誓いに変更が加えられたようなものである。「私たちが新しく使えるようになった救命のための技術を用いなければ、そこで失われる命に対して責任を問われることも起こりうる」[4]。私たちの死に対する態度の変容は、医学教育と医学生の社会化のまさに初期から生じる。この態度の変容は医療の実践によって日々強化される。そこでは、人命を救うと手柄となり、救い損ねると責められる。医療は、死を私たちが共有する避けがたい運命と見るのでもなく、あるいは自身の死すべき運命を生死の自然のサイクルの中に位置づけるのでもなく、征服すべき敵と見なすようになった。ある種の存在状態が死よりも悪いという可能性を認めないことで、医療において死は、常に悪の帝国の最悪の権化であると考えられている。

　これらの前提は改めて吟味される必要がある。それによって、医療における無益性やより現実的な医療の限界設定といった考えが生じる余地ができる。医療が基本的に責任を持つのは、やみくもに生きながらえさせることに対してではなく、患者、つまり「苦しむ人」に対してなのである。それゆえ、一人の患者の死が一つの喪失であるのは常だとしても、必ずしも死が失敗というわけではないのである。むしろ、「よい」死は、医師であり倫理学者であるハワード・ブロディによると、「医療のサクセスストーリーの一つとして歓迎される」べき、なのである。ブロディは同業者に次のことを思い出させる。「私たちの診る患者は、全員いずれ死ぬ。死そのものを医療の失敗のしるしと捉えるのは誤った考えである。むしろ私たちは、疾患あるいは不適切な医学的介入によって「悪い」死がもたらされたときに、失敗だと認めるべきなのである」[5]。著者の一人であるシュナイダーマンは、集中治療室回診の際に「その患者はどのように亡くなったのですか？」と医師に思い出させるように尋ねては、このような考えをしばしば繰り返して言う。「もし患者が亡くなっても、それは必ずしも医療の失敗とは限りません。患者がひどい状態で亡くなったのなら、それこそが医療の失敗です」。

　アリシアの白血病を治療していた医師は、おびただしい数の治療選択肢を自由に選ぶことができた。その選択肢には、白血病の細胞を破壊する（と同時にその他の細胞も多く破壊する）強力な（同時に有毒な）薬剤もあれば、ウイルスや細菌、カビ類を攻撃する抗生物質もあった。彼らは、数十年前ならマウスの実験に基づいて見込みがあるとされただけの非臨床的な希望にすぎない能力すら持っていた——彼女の骨の中、まさに骨髄の置換を可能にする技術である。見かけ上は、無限の力を意のままにできるように見えたので、アリシアの医師たちは、彼らが現実に・で・き・る・こと以上の選択肢を常に持っていると考えるのに慣れてしまったのだろう。しかし倫理的な問題は、彼らがこれらの介入を提供す・べ・き・なのかどうか、それらの介入がその患・者・にとってよいことなのかどうかというところにある。謙虚さ、ここでいう謙虚さというのは、道徳哲学者カレン・レバックスが「人の持つ限界の感覚……ヘルスケアの実践に内在する徳目の一つ」[6]と呼ぶものだが、医師の持つ技術的なスキルと治療法は、彼らの謙虚さを奨励するよりはむしろ、医師たちを技術上の命令へと誘い込んだのかもしれない——できるならやるべしと。

　さらに悪いことに、医療において自由に使える道具の数々は、万能感という幻想を助長する可能性がある。この力の感覚は、ギャングのボスが銃を隠し持つことに慣れている感覚と類似している。武器はギャングのボスの力の象徴であるだけでなく、まさに彼のアイデンティティそのものなのである。ギャングのボスにとっては、丸腰で通りにくり出すこと以上に難しいことはない。〔同様に〕一部の医師にとっては、何らかの新たな技術の提案もなく、死に逝く患者の家族と対面することほど難しいことはないのである。それは苦労して身につけた自尊心を損なうものだからである。それでもなお、愛する人の命を救える治療はないことを認め、「これより先は、彼女が最期の日々を最大限に充実させ、できるだけ安らかに尊厳をもって死を迎えられるよう全力を尽くしましょう」と伝えるならば、この上なく優れたアプローチを取ったと言えるだろう。残念ながら多くの医師にとっては、単にさらなる無益な治療を試みて、その患者に強くコミットしているのだと虚勢を張ることで、彼らの力を最大限用いていることを家族に納得させるほうがずっと簡単である。

　驚くべきことでもないが、医師たちではなく看護師たちのほうが先にアリシ

アの病状に本物の理解を示した。看護師たちは彼女のベッドサイドを定期的に訪れ、彼女の延々と続く毎日が痛みと苦痛によって荒廃していくのを見ながら、対応として延命措置を継続するのは残酷で心ないことだと悟った。たぶん彼らは、人工呼吸器の一番の目的が、患者ではなく、患者家族と担当医の気持ちを和らげることになってしまっていたと気づいたのだ。

　さらに、アリシアに医学的治療を受けることにだけ専念するよう強制することで、彼女は家族や友人と意味のあるやり取りすらできず、家族やコミュニティの輪から追放された形で残された数週間を生きるよう宣告された。歴史的に、このように追放されること——流刑——は、死刑に匹敵する罰と見なされ、死より悪いものと考えられてきた。ひょっとすると、アリシアの看護師たちは、人を社会に結びつけている関係性や投企（projects）の網の目から切り離された生は、それはそれで死よりも悪い状態であることを医師たちよりもよく認識していたのかもしれない。そのような追放状態は、医療における善行に適った目標と見なすことができない。それが絶え間のない痛みや苦しみによってもたらされた追放状態にしろ、永続的な無意識（もしくはさらに悪いことに、ごく少数の患者においてfMRI検査で可能性が示されることがあるように、最小意識があるとされるにもかかわらず、永続的に動くことも周りと交流することもできないこと）によってもたらされた追放状態にしろ、結論には無関係である[7]。

　皆があまりに苦労したので、今さら諦められない。サラ・Jは、7か月の女児で、肺に先天性の異常があり、国で有数の医療センターの一つで肺移植を受けた。手術後数か月、サラは一度たりとも病院を離れることはなかった。その間、サラの肺に影響を及ぼしている先天的な状態は他の臓器組織にも同様に影響を及ぼしているという証拠が増えてきていたにもかかわらず、医師たちはサラの命を保つことに奮闘した。サラが亡くなる運命であることは間もなく明らかとなった。しかし、医師たちはあまりに一生懸命手を尽くしていたし、サラ（とその両親）もすでに十分苦しんでいたので、誰もそれを止めようと呼びかける勇気はなかった。軍の再配備によって引っ越しと転院を余儀なくされて初めて、サラと両親はそのような感情的負担を持たない新しい医師たちに委ねられることになった。この医師たちにとって、生命維持のための介入をいくつも継続させることは明らかに無益だった。家族、医師、看護師、そして倫理コンサ

ルタントによる議論の場が設けられた。辛い事実についての明確な説明があり、率直だが共感的に話し合いが行われた。このような新鮮なアプローチに触れ、サラの両親は自分たちの気持ちを見直した。そして、これ以上の苦痛を与えることなく娘を死なせることにまもなく同意した。

　臓器移植の極端で浮き沈みの激しい経過に付随するこのような諸問題は、珍しいことではない。移植後のケアは、技術が格納された武器庫内の最も洗練された武器を用いるのだが、奇跡的な生還から出発し、終わりには、隔離されたクリーンルーム内のチューブと機械に埋められる死が待ち受けているような、感情的なジェットコースターのような状態になることがある。医師、患者、そして家族は、相互依存にがんじがらめになり、これまで培ってきた勢いで、患者の命を保つための見込みのない無益な方法——これには、移植を繰り返し試みることすら含まれる——を次々と執拗に求め続ける。しかし、事実は苛酷である。仮に最初の心臓、肝臓、あるいは肺の移植が失敗した場合、その失敗に続く2度目の試みが成功する見込みは、ぐっと低くなる[8]。このとき、そのような臓器の初回の移植の機会を心底待っている約10万人の患者（年間9000人の割合で亡くなっている）に移植したほうが、ほぼ間違いなくよい結果が得られる。しかし、成功確率が激減するにもかかわらず、再度臓器移植を行うことの明らかな不合理性を問われると、外科医であればほぼ常に次のことを指摘するだろう。いったん事が始まれば、患者を「見捨てる」ことがどれほど感情的に難しいかを。「皆があまりに苦労したので、ただ諦めきれなかった」と。

　なぜ皆が奇跡的に救われ、私は救われないのか？　『大司教に死来る』のある雄弁な一節で、ウィラ・キャザーは前時代における死の「厳かな社交的重要性」を描いた。

　当時、死ということは、ヨーロッパにおいてさえ、厳かな社交的重要性を持っていた。ある肉体的組織が活動を停止するといったものではなく、劇的最高潮、魂が目覚めたままで、低い戸口を抜け、次の世界に登場して想像もつかぬ場景の中に移っていく瞬間なのであった。看護人たちはいつも、死んでいく者が、彼にしか見えぬものについて語るかもしれないという希望を抱いていた。唇からでなければ、容貌がものをいうかもしれない、表情に、なに

かむこうの世界の影とか光とかがさすかもしれぬというのであった。偉人、ナポレオン、バイロン卿等の「最期の言葉」というものが、まだ印刷され、何でもない普通の人でも、死ぬとなるとみなになにを言うかと耳をすまし、近所の人々や親戚のものが、有難がった時代だった。たとえどんなにつまらぬものでも予言的価値がつき、いつかは同じ道を行かねばならぬ人々は、これをひねくりまわして考えるのだった[9]。

　今日、不治の病にかかったと知る患者は、より一層、孤独と裏切りだけを感じがちである。彼らは、奇跡的ともいえる新薬や、神業のような手術、最新の科学的発見により死の淵から救われている、夜のニュースに映る他の幸運な命に取り囲まれているようである。そのような勝ち誇ったアウトカムを期待できない人々の多くが、近代医学の賛美の只中で、無視され、脇に捨てられているように感じるのは驚くべきことではない。死ぬことは——もし、待ち望んだ奇跡の薬が現れ、死を追い払う、あるいは少なくとも死を延期することがかなうまでその人がもう少し長く持ちこたえようとする強さを持つ限りは——不可避の最終章、つまり然るべき貴重な瞬間だと見なされるのではなく、回避可能な災難と見なされている。死は、この世俗的な時代において、「卑しい扉を通り想像を絶する場面へ」と至る機会、つまり、この涙の谷[*2]から神の懐へと至る機会として取り上げられることがめったにない。
　日本人映画監督の伊丹十三は、心に訴えるコメントを残している。

　伝統的に、臨終に際して人々は、親しい人々に囲まれて家で過ごした。死の間際にいる人が主演だ。人々の頭には、凛として潔く死にたいという思いがあった。囲む人々は、この人が危篤にあることを事実として受け入れた上でその人と話した。そこには一つの死の文化があった。今、人々は科学を使う。科学において死は敗北を意味する。彼らはもはや死を目の当たりにしたくない。死は無価値で、恐ろしく、まるで自分の家から押し流してしまいたいものであるかのようだ。自らの家で事が起きてほしくないがために、その人を病院に搬送してしまう[10]。

　差し迫る自身の死を安穏と眺めていられる人がほとんどいないというのは、何の意外性もないのではないか？　事実、まさに「死の文化」という語は、ある狂信者たちによって不気味なほど建てつけの悪い軋轢が絶えない語となってしまった。医師と患者の間で行われる率直で思いやりのある終末期についての話し合いを支援する取り組みを「デス・パネル（死の委員会）」*3 として非難するのも同じ狂信者たちである。このような環境に直面していたら——患者と医師を含む患者に寄り添う人々は——治療を、それがどんな治療であっても、役に立たない治療であってすら推し進めることのほうが、はるかに容易になってしまうのではないか？　もし治療を控えるとすれば、それは科学を否定し、戦いにおいて降伏し、自身の命よりも無価値で恐ろしいものを選好することである。さらに悪いことに、多くの他者に与えられている多数の奇跡の一つを与えるにふさわしくないほど人格的に根本的な欠陥があると運命から判断されたという信念に苦しめられることになる[11]。このような条件において、愛する人の死を経験したり、想像したり、死に同情したことのある人なら誰でも、医学的治療に対して——それがどんな治療であっても——No と言うことが、事実上は考えられない選択肢となりうることは理解できる。

　周囲の人々が感じる憐れみと罪悪感。 重症患者のケアをするほぼすべての医師は、次のような経験をしている。長くて苦しい話し合いの後、患者家族はついに、愛する人への積極的で延命的な治療を制限するか、見送ることを決めて、快適さを目的とするケアに重きを置くことを決めた。突然、遠く離れた州から疎遠な親戚がやって来て、数年来会っていなかった患者が無情にも残酷にネグレクトされていると憤慨する。あるいは、ある子どもが裏庭のスイミングプールでうつ伏せになっているところを発見され、永続的無意識状態で横たわっており、大脳皮質が回復不能なほど破壊されているとしよう。場の雰囲気は、非難と罪悪感に満ちている。誰かが扉に鍵をかけることを怠り、あるいは子どもを注意深く見守ることを怠ったのだ。唯一の考えられる償いは、意識不明の子どもを生きながらえさせるために、思いつく限りの機械や薬を用いることである。子どもが生きている限りは、奇跡的な回復が起こり、許されるかもしれないという希望にしがみつくことができるからである。この現象は患者家族に限られたものではない。悲惨な転帰をもたらすことになってしまった医師の中に

は、それが不運や合併症によるものであっても、患者の状態も予後もまったく
寒々として荒れ果てていながらも、生命を維持することに固執する者もいる。
彼らにとって死を許すことは、失敗を認めるか、下手をすると過失を認めるこ
とになるのである。

　思いやりのある医師は、もし「あらゆる手を尽くす」ことが、患者の苦しみ
を和らげるためにできる限りのことをするのではなくて、さらなる侵襲的な手
技を患者に加えることを意味するのであれば、決してそうはしない。思いやり
（compassion）というのは、文字通り、「他者とともに苦しむこと、苦しみを分
かち合うこと」を意味し、「人が苦しみにより突き動かされ……苦しみを和ら
げたいという思いに突き動かされる」12) ことである。善意ある医療従事者が、
無益な治療を施すことで奇跡的な治癒に至り、患者の苦痛を緩和できると考え
て自己欺瞞に陥ってしまうとき、思いやりは台無しになってしまう。あるいは、
善意ある医師や看護師が、医学の範囲で可能なあらゆる手段を見境なく用いる
ことだけが患者を苦しみから解放し、ケアし、生きる希望を持たせる唯一の方
法であると感じるときに、思いやりというのは事実に基づかないものになって
しまう。

　患者あるいは家族が無益な介入を希望してきたときの思いやりのある応答は、
オープンなコミュニケーションであり、そこで医療従事者は、その希望の理由
や動機を理解するよう努める。医師と看護師たちが患者と家族に寄り添う準備
がよくできていなければ、患者と家族の感情を受けとめた上で、手助けとして
医療に何ができるかを説明することはできない。残念なことに、近代医学は本
質的に非人間的なものであるため、多くの医療従事者は（検査結果による「数字
に」神経質に「従う」という）ハイテクな解決策に反射的に頼るようになってい
る。その一方で、ローテクのケアやコミュニケーションを続けることの重要性
を過小評価し、ばかにしている。近代においては、感情に関して、〔患者が〕自
由に回答できる形式のコミュニケーションをするだけの時間はないと医師たち
は感じている。自由回答のコミュニケーションは、細分化された目的に向けら
れておらず、むしろ非効率的に感じられるため、医師たちは不快に思うのだ。
テクノロジーを用いたやり方は厳密で測定可能である一方、患者や家族が感情
や恐れを表現する会話は、行きつく先が見えず曖昧なものである。そのため、

患者と向き合っている間、医療従事者はコントロールすることを手放し、おそらくは個人的な悲しみを感じたり、感情をかき乱されたり、自らの弱さを感じることが必要になることもある。「苦しみに参加する」、つまり思いやりの心が必要とされるときには、医療従事者は無益な方法を配備しようとしがちな傾向に耐え、その代わりに患者の痛みや苦しみに応え、心に痛みや混乱を感じることが求められる。思いやりのある医師や看護師は、そうして、その患者と共通する人間性が〔自分たちに〕あることを思い知る。

　子どもが死ぬ見通しを直視することは、悲嘆を伴うだけではなく、不公平の感覚も伴う。本章の初めで述べたように、倫理コンサルテーションを行う私たちの多くは、子どもを死なせるがままにすることがとりわけ難しいとわかっている。高齢者の死よりも、子どもの死は時期尚早であり、残酷であり、不公平であると見なされるのである。社会学者のフレデリック・ハフェルティは、研修医が若い患者の死を受け入れることにとりわけ困難を感じることを示した。「学生たちは、これらの〔より若い〕患者が終末期にあることを不公平であると感じる傾向がよりあるだけでなく、それらの患者が自分たちと同じように〔不公平であると〕感じているに違いないと思う傾向がよりあった」[13]。それとは対照的に、ハフェルティの研究対象の学生は、研修において、高齢者の死を「教訓を得るために必要なもの」「乗り越えるもの」と見なすように促されていた。そうすると、医師たちが、若い患者に対して無益な治療を続けることで不公平な運命を償い続ける義務感をより強く持つことが多いのも、驚くべきことではなくなる。これらの態度からくる帰結は、二つある。

　　過剰な治療：小さな子どもの死をより大きな悪と見なすならば、それを防ぐために、無益で患者の最善の利益の範囲を逸脱した生命維持手段を用いてもよい。

　　過少な治療：高齢者の死を比較的許容可能なものと見なすならば、患者の利益に適う見込みのある治療をすることを差し控えてもよい。

　これらは両方とも倫理的に支持できない。結局のところ、死のタイミングが私たちの感情や態度に影響を与えるという事実は、死が客観的により悪いもの

であるとか、私たちがそういった感情を持つのはもっともなのでそれに基づいて行為すべきであるといったことを示すのに十分ではない。よりよいアプローチは、命を私たちが「借り受ける」正当な分け前として理解するのではなく、私たちが幸運にも授かった贈り物や天恵として理解することである。その上で、子どもの死に対する一つの適切な態度というのは、その子どもがふさわしいものを与えられなかった、あるいは与えられる権利のあったものを得られなかったと考えるのではなく、代わりに、どんな長さであれその子が得た時間に対して感謝することなのである。

　若い人にふりかかったときに死はより悪いという見方は、別の文化に生きる人々や別の時代に生きる人々にとっては、明らかでもなければ真でもなさそうなのは、注目に値する。哲学者のジョン・キルナーの観察によると、ケニアのアカンバ族は、早世よりも高齢になってからの死をより悪いものと見なし、次のように信じている。「人は歳をとればとるほど、他者の生活に複雑に織り込まれていき、その人が亡くなれば損害はより大きい。同時に、高齢者は知恵——年の功からくる人生に対する視点——を持っており、それは社会資源としてとりわけ重要なものであると考えられている」[14]。

　同様に、古代ギリシャやローマの偉大な劇作家たちは、老齢の死を悲劇と見なしていたが、若者の死は悲劇の域に達していないものとして扱っていた。成人男性だけが——実際のところアリストテレスによれば、支配者や、英雄のような名声と優れた才能のある人だけが——十分な深い感情を湛えており、苦しむ能力が十二分であることから、悲劇の主人公にふさわしいと考えられていた。それゆえ彼らの不運は悲惨な結末となった。対照的に、子どもは一般的に大きな苦難を受けるには無垢すぎて未成熟すぎると見なされていた。子どもに差し迫る死はたいてい、大人がその死に苦悩するという点で大人に対する深い憐れみを呼び起こした。たとえば、エウリピデスの戯曲『女王メディア』において、メディアは彼女の子どもたちを殺す（舞台の見えないところで）。にもかかわらず、劇作家は観客の同情を、殺された子どもたちの苦痛ではなく、復讐心から行動したメディア自身や子どもの父であるイアソンの苦痛に向けさせる。今日のテレビ番組の子どもの取扱いのなんと安直なことだろうか！

　この時代の哲学的文献は、また別のねじれを提示している。哲学者エピクロ

スによると、「死は、……最も恐ろしいものとされているが、実はわれわれにとって何ものでもないのである。なぜかといえば、われわれが存するかぎり、死は現に存せず、死が現に存するときには、もはやわれわれは存しないからである」[15]。言い換えると、死は誰にとっても悪であると考えられるべきではない。なぜなら死は、私たちを未来の害から影響を受けないようにしてくれるからである。エピクロスは次のように続ける。

1. 喪失が悪いものであるのは、誰かが苦しむからである。
2. いったん死んでしまえば、何が起ころうとも、もはや私たちは苦しめられない。
3. その結果、死は私たちを将来的に害されない状態にしてくれる。
4. つまり、成熟した男も、若い子どもも、死んでしまえば死により害されることはない。

とはいえ、古代から私たちの態度がどれほど変化しようとも、成人や高齢者よりもどれほど子どもを大切にし、好ましいと思っていたとしても、どんな年齢であっても、無益な治療を求める理由はない。無益な治療というのは、その定義からして患者に利するところがないからである。永続的植物状態にある患者に人工呼吸器を使用することは無益であり、患者が8歳だろうが80歳だろうがなされるべきではない。その治療が有益であるか無益であるかについての判断には、個別の患者に関する偽りないアウトカム評価が必要であり、感情的あるいはステレオタイプな集団比較は必要ない[16]。

　医療者たちは治療を提案しないと訴えられるのではないかと恐れているようだ。これまで記した要因に加え、無益な治療を断る難しさには、実践的な「実臨床」の法的あるいは政治的理由がある。90パーセントの医師は、治療中止による法的な影響を恐れており、よく知られている「防衛医療」[17]*4を実践する傾向すら認めている。第6章で論じるように、多くの医師は、自分たちに無益な治療を継続したり施したりする法的義務があるという歪曲され誇張された信念を抱いている。倫理コンサルテーションでは、私たちは法的リスクに慎重かつ現実的な方法で対処しようとする。私たちはある効果的な言葉を必要に応

じて何度も繰り返している。それは、これまで（過失ではなく）意図的に患者を死ぬに任せたこと——あるいはさらに、死に至らしめたこと——を理由として刑事上の有罪判決を受けた医師は、一人しかいないということである。ケヴォーキアン医師、悪名高い「死の医師（Dr. Death）」その人である。彼は自ら行ったと公に認めている自殺幇助行為で、陪審員の判断により何度も無罪となっていたが、テレビ番組 *60 Minutes*[*5] 内で、自らが提供したビデオテープに映る、自発的安楽死を積極的な形で行っているふてぶてしい様子が放映されてようやく見事に刑務所に入ることとなった。法的起訴や有罪判決がまれであるにもかかわらず、裁判に直面することに対する恐怖は広く浸透しており、その恐怖が根拠のないものであったとしても、医師たちはしばしば、訴えられるリスクをとるよりも無益な治療を進めてゆく。

　医師たちは敵意に満ちたメディアの注目を恐れている。医師たちは、家族が決定された治療方針になかなか合意できず、腹を立ててしまったときには、病院の顧問弁護士に相談するかもしれない。顧問弁護士の中には、もちろん、医師に適切な助言をし、何であれ患者が望む有益な治療や、患者の最善の利益に適う治療を施すようにと言う者もいる。しかし、紛争に収拾がつかなくなってくると、顧問弁護士の依頼人は医師でも患者でもなく、病院であるということがしばしば痛いほど明らかとなる。顧問弁護士と「リスクマネージャー」からの圧力により、病院は逆に、医師に不適切な治療を継続するよう圧力をかける可能性がある。それは、悪評を避ける一つの方法なのである。そして悲しむべきことに、次のことは真実である。今日の世界では、病院が病院組織外の人々と良好な関係を保つ最適解は、治療を見送ることではなく、たとえその治療が明らかに効果がなく、無益であり、患者の苦痛を長引かせるものであったとしても、むしろ治療を追い求めることである。病院の評判を保つことが、倫理的な熟慮や法の誠実な適用よりも優先されている。家族やその他の関係者による無益な治療の要求は、弁護士へ連絡すると脅すだけでなく、新聞やテレビ局に知らせると脅すことを通じて、病院や医療チームに対する圧力を増す可能性がある[18]。

　医療保険が治療に影響をもたらす。財政的な痛手のない治療を、家族は要求しやすいと感じ、病院は要求に応じやすいと感じている。集中治療室を退室す

ることのない患者に対して人工呼吸器による治療を続けることは、保険約款によってカバーされており、そのような無益な治療の継続は、誰にとっても正当化が容易となる。病院は償還を受け取ることにためらいを感じず、保険内容でカバーされているという理由で、患者と家族は倫理的にも無益な治療を受ける権利が与えられていると感じる。しかし、このアプローチは、権限と責任を保険会社に委ねてしまっているために、まったく支持できない。医師もその他の人々も、患者を助け、害を及ぼさないという義務を倫理的に放棄することはできない。

　回復の見込みのない人々は彼らが望むことすべてを受けるにふさわしい。医師が無益な治療を試み続けるときに働く力の一つは、患者や家族がなりふり構わず助けを求めているということである。このような崖っぷちに立たされた人々に対処する最も簡単な方法は、彼らが望むものを与えることである。この力は政府の最高レベルにすら達しており、健康政策となっている。エイズやアルツハイマー病のような疾患の活動家は、米国食品医薬品局（Food and Drug Administration; FDA）に対して、承認制度を変えるよう説得し、治療薬の有効性が証明される前に供給を早めるようにした。今や、迅速な薬剤供給を擁護する者は、患者があまりにも深刻で致死的な状態にあるときには、その患者には彼らの望むどのような治療をも——たとえそれが効果なく有害な薬であったとしても受ける権利があると主張している*6。

　私たちは、これらの患者や患者を擁護する者を動機づけている絶望には同情するが、同時に失望も感じている。未承認薬を、臨床試験によって治療上の効果を徹底して確立する前に認可してしまうことは、有用な薬の発見を単に遅らせているにすぎない。というのも、最初は有望そうな薬でも、最終的に有益だと判明するのはまれな少数だけなので、これらの状態にある患者のほとんどは、疾患だけでなく有害な副作用により、より多くの苦痛をほぼ確実に経験することになる。多くの患者が、医学的な保護のもとで提供される薬であるならば、それらが現実に有益であるよりも、より有益かもしれないと自分たちに都合よく解釈するに違いない。倫理学者および法学者のジョージ・アナスは次のように警告した。「治療を受けながら死にかけている患者には「失うものは何もない」という言い訳は通用しない。終末期の患者は害を与えられうるし、虐待さ

れうるし、搾取されうる」[19]。さらに言うと、彼らにとって無益である可能性の高い治療を要求している間に、そのような患者は、将来の患者から、新たな治療が迅速に進展する可能性もまた奪っているのだ。

　以上のすべての要因——心理的、文化的、法的、経済的、政治的要因——は、今日の臨床実践に影響を与えており、それらは明確に認識される必要がある。記述の詳細に同意するかどうかにかかわらず、読者はここからより大きな含意を確実に理解するだろう。もし社会の側がこんなにも多くの「一人の人間の生き方に適した種類の企て」[20] を受け入れない理由、すなわち医学的に無益な治療というものが存在する可能性を認めない理由を見出せているとすれば、医師たちには、積極的な救命処置から有益で思いやりのある代替手段へと転換する動機付けはほとんどないということがわかるだろう。

第3章

No と言わなければならない理由

　医療チームがここまで窮地に陥っているところを見ることはめったにない。会議室のテーブルを囲んで背中を丸め、看護師、インターン、レジデント、ソーシャルワーカー、それに主治医——博識聡明で思いやりのある、教授たちにとっては新顔の女性——の全員が同じメッセージを発していた。行き詰っていた。彼らが持参した診療録は、数冊ある中の一番新しい一冊だけだったが、数センチの厚みがあった。ボックスリー夫人（仮名）は、92歳の女性で、高熱と肺炎の疑いで介護施設から病院に運ばれてきた。

　これは今年で4回目の入院で、最後の退院からまだ数か月しか経っていなかった。ボックスリー夫人の苦難は高齢者には珍しくないもので、血管異形成、つまり大腸内を走る血管の奇形からの反復性出血だった。前の2回の入院は、彼女を出血多量で死亡することから救う外科的処置のためのものだった。その他の2回は——今回の入院と同様に——食物と唾液の誤嚥に起因する肺炎を治療するためのものだった。

　医療チームは、夫人のケアを行った前のチームが下した決定によって、手に負えないように思われる状況にあり、憂鬱に陥っていた。そのような過去の決定により、彼らは今、無意味なことをやらざるをえなかった。たとえば、ボックスリー夫人は重度の認知症であることが明らかになってきた。それは肺炎に罹っているときや手術からの回復途中だけでなく、彼女にとって最も健康な状態にあるときでさえそうであった。介護施設の付き添いの説明によると、夫人には意識はあるが、生きていることによる満足や喜びを得ているようには見えないとのことだった。夫人が唯一発する音は、不快感と痛みからくるうなり声

と叫び声だけだった。この一年で、食べ物を吐き出したり、咳き込んだりすることなく食事することは、ほぼ不可能となり、それで当然、肺に食べ物を吸い込むようになった。しかし、経鼻胃管を苦労して夫人の鼻に挿入しても、夫人はさらに叫び、必ずそれを引き抜いた。今回、介護施設の責任者は、医師が夫人の腹壁から胃へ、直接胃ろうを造設しない限り、夫人を施設に戻らせないと明言した。ボックスリー夫人は、このような状況になったときに望む治療についての事前指示を残しておらず、夫人には、夫人を代弁できる親戚も友人もいなかったため、以前の医療チームは従う以外に選択肢はないと結論づけていた。

　私たちがベッドサイドに到着するまでに、胃ろうが造設され、肺炎は良くなり、夫人は回復したすべての力を使って呻き、泣いていた。明らかにボックスリー夫人は治療から何の利益も得ていなかった。「しかし、私たちに何ができるでしょう？」と医師たちは主張した。「決定はすでに行われていて、行き詰っているのです」。

　よくあるように、夫人の世話をしている病院の看護師たちがまず倫理コンサルテーションを要求した。彼らが行うよう命令されたことは、まったく有意義ではなかった。彼らは夫人が味わうことすらない液体栄養剤を夫人の身体に注入し、気管を吸引し、失禁された排泄物をきれいにし、バイタルサインを監視して、間欠的な血圧低下を支える薬の投与や心停止の際のろっ骨を圧迫する心肺蘇生に万全に備えていた。これらの行為は、苦痛を緩和し安楽を提供するという専門職としての義務は言うまでもなく、思いやりという彼らの最も基礎的な衝動にも反していた。当初、彼らは、このような毎日の仕事を行うように指示した医師たちに対して怒りの矛先を向けていた。しかし、医師たちは降参し、看護師たちに同意した。もしそれ〔治療の方針決定〕が医師たちに任されていたならば、彼らは DNAR 指示〔心肺蘇生をしないという指示〕を書き、快適さを目的としたケアに軸足を移しただろう。だが、彼らに何ができたというのだろうか？

　会議室のテーブルを一巡して、そこにいた面々――医師、看護師、ソーシャルワーカー――が同じ考えでいることを全員で確認した。つまり、患者の状態では、生命維持を意図した治療、とりわけ胃ろうから、何の利益も享受することができないということが共通認識であった。言い換えると、ボックスリー夫

人のケアをしている医療従事者は全員、このような治療が無益であると考えていた。彼らは全員何かひどく間違ったことに携わっていると感じていたが——それでも治療を続けていた。

　私たちが提案した、間違っていることというのは、医療従事者には無益な治療を提供する義務がないのだということを彼らが認識してこなかったことにある。そして、No と言うかどうかは彼ら次第であった。

　医師たちが正しいと信じていない治療を追求するというこのシナリオはどのくらい一般的なものなのだろうか？　あまりにも一般的であるように見える。ミルドレッド・ソロモンと同僚は、5 つの異なる施設にいる 687 人の医師と 759 人の看護師を調査した。参加者のほぼ半数と医師のほぼ 4 分の 3 は「良心に反して」終末期の患者に対する積極的な治療を行ったことがあると認めた[1]。患者の中に、ボックスリー夫人は何人いただろうか？

　先に強調したように、医療実践の目標は、想像しうる治療を何であれ提供することではなく、有益な治療を提供することによって、患者の最善の利益に資することである。医師に、有益でない、つまり無益な治療の線引きをさせる責任を負わせることは、患者の権利の限界を定めることでもあり、同時に患者を虐待から守ることでもある。

　これまでのところ、私たちは次の立場をとってきた。利益を提供するような治療の決定の際は、患者の希望を尊重するべきである。患者は利益のある治療であれば何でも、選択したり拒否したりする権利を持っている。しかし、本章では、私たちは次のような指摘をもってその主張を修正する。患者の希望は、家族や地域のニーズおよび利益というより広い文脈に位置づけられなければならず、実際の経済的考慮は確かにここに含まれるが、それに限定されるわけではない。言い換えれば、医療従事者には、（倫理的に）No と言わなければならない場面があるのである。

1.　患者の自律尊重と医師の裁量との境界

　倫理学者と、先に見たアメリカ合衆国最高裁判所のクルーザン判決を含めた判例のコンセンサスとによると、次のことが明らかとなった。経管栄養あるい

は静脈栄養、および水分補給は、他の医療行為と同じく、適切な条件の下では中止しうる医療行為である。ボックスリー夫人の事例において、倫理コンサルタントとしての私たちは、もし夫人のケアにかかわる親族や友人がいた場合にはもちろん、医師は経管栄養が治療上の利益をまったくもたらさないことを彼らに理解させるための最大限の努力をするべきであると推奨しただろう。彼らの心の平穏のために、彼らが下した経管栄養を中止する決定を引き受け、その決定の一部を担うことが望ましいであろう。しかし、結局のところ No と言うことは医師次第であった。

医師たちは聞き入れ、同意したが、気が乗らないことがすぐさま見て取れた。胃ろうの管はすでに設置されていた。管が挿入される前であれば、No と言うことは可能だったかもしれない。しかし、今それを、ただ引き抜くなんてことはできない。そんなことができるのだろうか？

私たちの答えは、できる、というものであった――もう一度繰り返すが、もしその治療がその患者に有意に利益をもたらすのでないならば、中止できる。法的にも倫理的にも、治療の差し控えと中止は同等な行為と見なされている。もしその治療に見込みがないのであれば、それがすべてであって、中止と不開始は同じことだ。確かに、医師と看護師の心情としては、すでに実施されている介入を取り除くことが、最初から介入を差し控えることとは異なるように感じる可能性はある。しかし、合衆国においては、たとえば経管栄養を打ち切ったり、人工呼吸器の「プラグを抜」いたりすることは、不適切な治療を打ち切るのと、倫理的に見ても法的に見ても何ら変わりはないのである。その治療が薬瓶から手渡しされたのか、注射器から注入されたのか、電力で押し進められたものなのかは問題ではない。影響力のあるカリフォルニア州上訴裁判所の判決、バーバー対ロサンゼルス郡上位裁判所で示されたように、「人工呼吸器の一回一回の換気や、静脈栄養装置による患者の身体への液体一滴一滴の注入は、手動で注射することや薬を投与することと同等である。つまり、機械装置を「取り外すこと」は、手動で注射することや薬を投与することを差し控えることと同等なのである」[2]。

バーバー判決は 1983 年に出されたが、それはボックスリー夫人の医療チームが倫理コンサルタントに彼らの苦境を持ち込むほぼ 10 年前のことだった。

以来、この判決は、求められていない無益な治療を中止するための多くの先例の一つとして、全国の高等裁判所においておびただしい回数引用された。1980年代と1990年代の20年間、医学および看護学の学会は、生命倫理学の組織とともに、公式に次の立場をとるようになった。すなわち、無益な治療は差し控えるか、すでに実施されている場合は中止することを推奨するようになった。医療・生物医学・行動科学研究における倫理問題に関する調査のための大統領委員会（1983）、ヘイスティングス・センター（1987）、米国看護師協会（1988）、米国神経学会（1989）、米国集中治療医学会（1990）、米国医師会（1991、2009）、米国胸部学会（1991）、米国心臓協会（1992）は、もはや患者にとって有益でない医療の制限に賛成の意を表した。おそらく最も早い時期の声明は、大統領委員会から端を発している。委員会の1983年の報告書『生命維持治療をやめるという決定』において、委員会は次のことを注意喚起している。「ヘルスケアの専門職から受けることのできるケアは、一般的に、職務に関連した専門職基準と矛盾しない範囲に制限されており、個人の抱く良心的信念と整合する範囲内のものである。各ヘルスケアの専門職は、患者が医学的に許容可能な治療選択肢から選べる……あるいは治療選択肢のすべてを拒めるようにする義務を負っている。しかしながら、自身の判断において治療と逆行すると思われる介入を提供する義務は、何人にもない」[3]。以降の記述では、無益性という用語が明確に認められ、臨床医に対して、無益な介入を行わないよう注意を与えている。

　しかし、大学病院にいる洗練された医師にとってさえ、このような出来事はあたかも一度も生じなかったようであった。本書においてすでに見たように、またこれからも見ることになるが、いかなる倫理的な支持もなく、常識にも反したやり方で医学的治療が強要され、要求され続けている。

　残念ながらソロモンらが観察したように、インタビューした687人の医師のほとんどは、「この問題［治療の中止］に対して、法律、倫理、および各々の専門職基準が何を言っているのかについて確信が持てなかった。この不確かさに加え、インタビューの回答者は、さまざまな理由から、治療の差し控えよりも治療の中止をする可能性のほうが低いと報告した。たとえば、生命を維持するための介入を積極的に止める行為に伴う心理的な不快感、たとえ法的に正当な

決定であったとしても、そのことに賛成していない目撃者により訴訟が引き起こされる可能性があるというその行為の持つ公開性に伴う不安、および専門職組織による処分の恐れなどの理由からである」[4]。

　ヘルスケア提供者、裁判所および政治家が、医療専門職の義務とその限界および権限について正しく理解していないがために、医学的手段によって維持されている永続的無意識状態から娘を解放することを求めるクルーザンの両親の合理的な要求を踏みにじったことはすでに見た通りである。第6章では、別の方向から、つまり家族から無益な治療への圧力がかかったいくつかの事例を見ることにする。ある事例では、ヘルガ・ワングリーの夫が、医師の判断に反して、妻の生命維持を続けるよう医師に強制することを裁判所に申し立てた。彼の妻は、一年以上続く永続的植物状態にあった。別の事例では、ベビーＫの母が、娘に対して緊急救命措置を繰り返し行うよう要求したが、娘は脳の大部分がない状態で生まれており、これは無脳症として知られている状態であった。そしてもちろん、悪名高い事例である永続的無意識状態のテリー・シャイボの事例がある。彼女の両親は、経管栄養の処遇に関する長期にわたる闘争を開始し、それは裁判所、州議会、国会、果ては合衆国大統領までを巻き込んだ。

　これらの事例すべてにおいて、医療は、慎重かつ選択的に病気に対して向けられるものではなく、要求に応じて行使される力と見なされていた。残念ながら、このような見解をとることの結果を私たちは知り始めている。なぜなら、近代医学の力は畏敬の念を起こさせるものの、その力は正反対の見解を市民の間に呼び起こしうることもますます明らかになってきているからだ。つまり、非人間的な技術によって捕えられ、そこから逃れる希望がないというとてつもない恐怖である。

　後者の見解が広まっていることを示す驚くべき証拠の一つは、自発的安楽死を擁護する団体であるヘムロック協会が出版した自殺指南本の人気であった[5]。信じられないことに、この本が出版されるとたちまちベストセラーとなり、広範な布教にはうってつけとなった。人の命を奪うためのマニュアルの何がそんなにも魅力的なのだろうか？　この疑問に対する答えは、多くの個人が医師に対して抱いている深い不信感であるように思われる。患者は、終末期に主治医が人間的で思いやりのある決定をしてくれるだろうか、という心配をしている。

あるいは、苦痛を無視して望んでもいない技術による屈辱を私に強いるのだろうか、と。これらの人々は——何千人にも上ると思われるが——明らかに、彼らの命（あるいは死）が自身の手中にあるという考えに惹きつけられている。言い換えれば、ナンシー・クルーザンや他の事例が非常に目立った結果、多くの人にとって、医学的治療は有益な癒しの過程ではなく、抑制のなくなった脅威と見なされるようになってしまった。

この事態に対する非難は好き勝手な方向に向けられている。医師と「医療産業複合体」全体が、欲得ずくの誤った道徳的理由に基づいて、生命維持治療を途方もないほど極めて長きにわたって続けるよう強要していると指摘する者もいる。奇跡や英雄的行為を求めて、「すべてやる」ことを頑固に要求する患者や家族に落ち度を見る人もいる。事実、私たちの多元的社会は——法廷を通じても議会を通じても——双方からの極論に効果的に対抗できる一貫した価値観について未だ合意していない。

しかし、状況は変わりつつあるかもしれない。本書の第一版が出版されてから、医療機関、裁判所、および議会において、医学的無益性に関して多くの活動が行われている。以下では、法学教授のタデウス・メイソン・ポープによる秀逸なレビューにまとめられた、法的な事案のいくつかについて説明する[6]。

ポープは、大多数の州が現在、医師が無益な治療を提供するのを拒否することを認める法律をすでに可決していると指摘している。しかし彼は、使用されている文言（たとえば、「著しい利益」、「医学的に不適切」など）が曖昧すぎて、医師を安心させられない可能性があると警告している。「どのようにすれば法的な免責要件を満たすことができるのかについて、医療従事者が確信を持てないために、彼らは、要求された治療を一方的に拒否することに消極的なままとなっている」[7]。テキサス州は例外的に、厳密さを定義ではなく手続きにより担保している。テキサス事前指示法（The Texas Advance Directives Act：TADA）は、難しい紛争を解決するための一連の措置を、詳細かつ法的に規定している。ヘルスケア提供者が規定された手続きすべてに従ったのち、なお、医師が不適切と見なす生命維持治療の中止に対して代理人の同意が得られなかった場合、医師は、懲戒処分および民事・刑事責任から免除されて、その治療を中止することができる[8]。ポープによると、「テキサス事前指示法は見習うべき成功モ

デルであると広く認識されている。その結果、他の州がそれを真似しようとしているのは驚くべきことではない」。さらに注目に値するのは、その法令が、それを覆そうとするイデオロギーを持つ者による多くの反対運動に対して持ちこたえてきたことである。

ただし、テキサス事前指示法には懸念が一つある。私たちは、法令が一連の手続きを明らかにするだけではなく、それらの手続きの明確な定義とそれらの手続きに従うことの倫理的正当性をも提示する必要があると考えている。この懸念は、大統領生命倫理委員会*1 の前議長であるエドワード・ペレグリーノ博士にも共有されている。「決定のための手続きを確立することは、結局、何かが秩序立った仕方によって決定されなければならないということを暗に認めることである。手続き自体は単なる手段にすぎない。必然的に、その手続きによって行為のための何らかの諸基準が作動することになるに違いない」[9]。

ポープは、裁判所に対する二つの対照的なアプローチがあることに注意を向けている。事前、つまり医学的決定が実行に移される前に、医学的決定を許可したり防止したりする司法行為を求めるものと、事後、つまり医学的決定が実行された後に、裁判所の判断を求めるものである。裁判所への申し立ては、医療従事者（宣言救済による治療中止あるいは治療中止の許可を求めて）と代理人（医療従事者に対する治療継続の差し止め命令を求めて）のいずれかによって事前に開始しうる。事前の申請は、ヘルスケア提供者にとっては、通常誤った戦法である。なぜか？　「裁判官は、生死にかかわる医学的治療の事案の決定を味わったことがない」からである。つまり、彼らは慣例的に、現状を維持するための一時的な抑制命令と仮差し止め命令を与えている。必然的に長期の訴訟となり、ポープの経験では、通常その間に患者は死んでしまう。結果として、「最終的に、無益性紛争の根底にある中核的な実体的論点について取り扱った裁判所はほとんどない」[10]。

医師が治療に関する意思決定を行う前に、裁判所から事前の許可を求める場合に生じることとは対照的に、事後的な場合、医師が不適切と見なす治療を中止した後であれば——つまり、彼らはまず行動し、その後その行為を弁護する場合であれば、まれな例外を除いて、医師が勝訴する。露骨なケヴォーキアンの例外以外の、まれな例外は、「医療従事者の合意に基づかない拒否が、故意

による精神的加害を構成するほどにあまりに秘密主義的で、あまりに無神経で、あまりに敬意を欠いている」[11] ような場合である。そのような振る舞いは、その治療が無益であるかどうかにかかわらず、もちろん非難されるべきである。ポープが言うように、「医療従事者が、慎重に考慮した上で生命維持的な医学的治療を拒否しても、罰せられることはめったにない。むしろ、彼らはきまって、過失あるいは無謀（reckless）により治療を拒否したという理由で罰せられるのである」[12]。

　将来的にはどうだろう？　医療専門職と一般の人々が無益な治療を控える必要性を認めてゆく道を歩み続けることは可能だろうか？　当然のことながら、私たちは楽観的だ。ここまで論じてきて第8章と第9章でもさらに論じるように、ここで私たちが記述してきたことの多くはすでに、医師の間で医学的無益性についての論争を焚きつけてきた。本書の第二版がこの主題に対するよりいっそうの注目を集め、ヘルスケアと法律の専門家たちだけではなく、広く社会全体での批判的議論の促進につながることを願っている。

2.　医療費

　社会にはもはや貴重な資源を無駄にするだけの余裕がない。このことは明らかに、社会が不適切で利益をもたらさない医学的治療に抵抗し始めなければならない理由の一つと言える。米国医師会雑誌（*The Journal of the American Medical Association*）の前編集者であるジョージ・ランドバーグは、10年以上前に次のように述べている。「私たちアメリカ人は健康を大切にしており、それに多額のお金を費やすことも厭わない。しかし、私たちは支払ったお金に見合った価値を求めていながら、現在のところ一国としては、支払ったお金に値するだけの価値を手にできていないと確信している。これを変えていかなければならない」[13]。

　うなぎ上りのヘルスケアコストに関する恐ろしい警告が、メディアを通じてほぼ毎日のように報じられている。アメリカ合衆国はすでに国内総生産の17％以上をヘルスケアに費やしており、それは英国が支払っている割合のほぼ2倍で、カナダはもちろん、ヨーロッパにある他のどの文明国よりも上回ってい

る。さらに、これらの国々は国民皆保険を提供している一方で、合衆国では4000万人以上の人々が健康保険に加入していない。ヘルスケアへの支出はすでに高いだけにとどまらず、年間12〜15％増加しており、これは経済成長率の約4〜5倍にあたる。現在の合衆国の医療制度のコストは、年間2.5兆ドルであり、1人当たり6000ドル以上にのぼる[14]。

多くの要因がヘルスケアコストの高騰に寄与している。たとえば、高価でハイテクな医療機器の急増、人口の高齢化、公衆衛生を始めとした予防医療ではなく「救命医療」への集中、がん・エイズ・心疾患などの病気に対して高額な治療を用いることの増加である。

上記を考慮すると、保険加入しているアメリカ人に対して、高額で利益をもたらさない医学的治療を適用し、その一方で同時に、無保険者に対しては、たとえば予防的スクリーニングや妊婦検診、あるいは糖尿病のような慢性疾患の管理といった最も基本的な医療サービスすら与えないという事態は、皮肉なことであり支持できないものである。多くのアメリカ人は基本的な医療を受ける権利について支持しているが、保険加入しているアメリカ人が無益な介入を受ける権利を持っているとは誰も真剣に主張しない。この皮肉は、臨床医で倫理学者でもあるポール・ファーマーと同僚のニコル・ガスティーノ・カンポにも通じている。彼らは、生命倫理が発展を続けているような裕福な地域では、生命倫理学者は個別の患者が引き起こす倫理的ジレンマに対処するよう求められると記している。たとえば、「高齢の患者で、その家族や医療従事者が少しずつ身を削られるような思いで取り残されたまま、「ケア」という機械がギーギーと音を立てて動いているにもかかわらず、さらなるケアが無益であると思われるような場合である。ほかにも「ハイテク」で高度なケアが引き起こす問題は山積みである」。対照的に、貧しい地域では、無益な介入が保険に加入している人たちに押しつけられることはない。「資源が乏しい状況では、無益な介入は、控えめに言っても緊急の医療倫理的問題ではない」[15]。無益な介入は、誰の利益にもならず、患者にとって侵襲的で害をなす可能性があるだけでなく、社会にとっても浪費的かつ有害でありうる。そしてそのような治療なしに生きている無保険の貧しい患者に対して利益をもたらすサービスを提供するための資源も、少ししか残らない。医療に対するこのアプローチは、釣り合うような

利益を個別の患者にもたらすことがないだけでなく、集団の健康に対しても害にしかならない。個別の保険加入者への無益な介入に固執し続けることは、アメリカ合衆国が無保険のアメリカ人に対する最も基本的なケアを保障し損なってしまうという点に照らすと、より一層不合理である。

　束の間、オバマ政権の下でこの環境が本質的に改善される希望が見えたことがあった。医師とヘルスケアの研究者が、医療制度改革の一部として、「比較有効性研究（comparative effectiveness research：CER）」について一般の人々を教育しようと奮闘したのである[16]。アメリカ復興・再投資法（American Recovery and Reinvestment Act：ARRA）の委員会は、この概念を大統領と議会に提出した報告書内で以下のように記述している。

　患者中心の比較有効性研究は、医師と患者が情報に基づいた意思決定を行うために必要なエビデンスにおけるギャップを埋めることに焦点を置いている。医師とその他の臨床家は一般的な疾患を持つ患者を日々診ており、彼らは、特定の条件下での治療選択肢を比較するエビデンスが限られているかまったくないために、最善の治療法について確信を持てないことがある。結果として、異なる臨床家に診察された患者は、異なる治療を受ける可能性があり、知らず知らずのうちに効果の乏しいケアを受ける可能性がある。患者とその介護者は、意思決定の指針となるエビデンスを求めて、インターネットやその他をいたずらに検索する。そういったエビデンスが存在しない、あるいは患者に易しい言葉遣いで患者とその介護者のいずれかまたは双方に情報提供する目的を持ってエビデンスが収集されかつ統合されていないために、彼らはしばしばこの手の情報を見つけることができない。彼らが確かに情報を見つけたというときは、宣伝目的の情報であって、最良のエビデンスではないかもしれない。……この研究は、すべてのアメリカ人に対して、より質が高く、価値のあるケア体制を提供するための医療制度改革にとって非常に重要である。……どのヘルスケア団体にも所属していないある民間人は、「どのような治療が効果的でどのような治療が効果的でないのか。しっかりした研究を行うことがこれまで以上に重要である」と端的に述べた[17]。

　アルヴィン・マシュリンとハッサン・ゴムラウイは次のように述べている。「このハイテクケアのご時世には、あまり複雑でなくより安価な治療法は、比較有効性研究（CER）によってその治療法に的を絞った形で妥当性を評価されない限りは、好ましいアプローチとして浮上する見込みはほとんどない」[18]。著者らは、次のように指摘を続ける。そのような研究は、高価で過度に推奨されている、より広く処方されている薬よりも、古くて馴染みのある安価な利尿剤のほうが、高血圧治療を行う点でより効果的に心臓発作を予防することを示している。

　残念なことに、特別利益団体はすでに、議会を説得してあらゆるコストの調査を除外させており、そのような研究がメディケア*2 の変更を「義務づける」のに使用されることを禁止してしまった。それは同時に、業界の代表者（より高価な薬を推奨することで利益を上げている人）による、科学が不適切な商業的影響を受けないことを保証するための厳格な利益相反のルールの曲解を許したことになる[19]。

　この問題が解決されたとしても、私たちが社会として対処しなければならないさらなる段階がなお残っている。第一段階の選択、つまりヘルスケア全体にいくら費やすのかを決める一方で、いくつかの第二段階の決断、つまりヘルスケア領域内において支出を削減する分野を選び、それによって他の分野のための資源を節約しておくという決断も必要である。前章で示し、また第5章でも論じるように、この問題を単にコストの抑制と割り振りの問題と見なすのでは十分ではない。これらの理由に基づいて選択を行うことは、社会にとって時間がかかるし困難であるだろう。しかし、このプロセスが進むのを待つ間、私たちには本当に、無益な治療を追い求めるために他の重要なニーズを切り捨てる覚悟があるのだろうか？　私たちが指摘したように、特定の治療を施しても利益をもたらす合理的な可能性がないのであれば、そのような治療は端的に試みられるべきではない。たとえ将来、アメリカが国民皆保険となり、すべての人がヘルスケアにアクセスできるようになったとしても、患者に無益な治療を提供することは道徳的に支持されないだろう。たとえ保険者がこのような治療の代金を支払ったとしても、定義上は、患者を助けるという基準を満たすことがないからである。

　一例を挙げよう。多学会共同作業部会（The Multi-Society Task Force）は 1994
年、永続的植物状態で生きている成人および小児患者の数を 1 万 4000 人から
3 万 5000 人と見積もり、年間 100 万ドルから 7000 万ドルのコストとなること
を推計した[20]。（ベルナトは、ヨーロッパの研究から外挿して、アメリカ合衆国が
9000 人の患者を抱えているという、それでも数は大きいとはいえ、より少ない有病率推
定値を採用している[21]。）ヘイスティングス・センターによる 1988 年の調査では、
遷延性植物状態で生きている患者 1 人につき、年間 12 万 6000 ドルから 18 万
ドルが費やされていると推定されている。家族や医療システムが抱えるこれら
のコストと負担が著しいものだとしても、私たちが扱っている問題が、コスト
の抑制や資源配分ではなく、医療の間違った使い方それ自体であることに注意
することが重要である。遷延性植物状態の患者に対する生命維持のための介入
を見合わせる理由は、そのような介入が高価であるからではなく（実際高価な
のだが）、患者にとって利益をもたらさないからなのである。

　対照的に、3000 人から 4000 人の心不全患者がいると仮定して（待機中に約 3
分の 1 が死亡すると予想される）、心臓移植センターが毎年一つの地域に提供でき
る潜在的な心臓提供ドナーが約 1500 人しかいない場合、これは無益な治療の
問題ではなく、むしろ選択に困難のあるような問題である。私たちはコスト抑
制という選択肢をとることもできる——おそらく〔ヘルスケア〕全体としては、
むしろ心臓移植手術の数を減らして、そのお金を他の価値のある治療のために
用いるだろう。もしくは、医学的特性と社会的特性を組み合わせた何らかの基
準に従って移植用の心臓を配分して、すべての利用可能な移植用心臓を利用し
ようと決定する場合には、これは配分の問題となりうるだろう。どちらの場合
であっても、無益な治療にお金と資源を無為に費やすことによって、不必要に
問題を複雑化させないことが重要である。これら〔無益な治療〕は、効果のある
治療の利用可能性を最大化するという義務の台帳からは削除されるべきである。

　これらすべてはボックスリー夫人にどのように当てはまるだろうか？　私た
ちの見解を倫理学者のダニエル・キャラハンの見解と対比することは、おそら
く実り多いだろう。彼の著書 *Setting Limits*〔『限界を設定すること』〕の中でキ
ャラハンは、「ある人が自然な寿命を全うした後」——「通常は 70 代後半から
80 代前半と期待される」であろう——「医療はもはや死への抵抗を志向する

べきではない」と提唱している[22]。したがって、彼の基準によると、92歳の
ボックスリー夫人は、もはや救命のための医療技術を用いられる適格者ではな
い。しかし、キャラハンは彼女の経管栄養についてはどうするのだろうか？
彼の立場であれば明らかに、それを使い続けて彼女を生きながらえさせるであ
ろう。というのも、彼は人工栄養と水分補給を中止することに反対しているか
らである。キャラハンの一連の矛盾した規則に従うならば、ボックスリー夫人
は、心停止か、よりあからさまな医療技術の使用を必要とする何かほかの劇的
な出来事によって亡くなるまで、結局緩和されない苦痛と認知症がある状態に
閉じ込められることになるだろう。このようなアプローチは、私たちにとって
は患者の利益という一貫した目的を欠いているように思われる。

　私たちはボックスリー夫人の事例を異なる方法で分析する。第一に、彼女の
年齢は考慮事項ではない。彼女が20代、30代、40代であったり、さらにそれ
以上で90代を超えることもありうるが、それでもなお、利益をもたらさない
医療であれば何であれ、それを受ける候補者とはならないだろう。鎮静、鎮痛
剤、入浴、唇の保湿——これらは明らかに彼女に利益をもたらす。というのも、
彼女は苦しんでいるからである。酸素と抗生物質も、肺炎による苦痛を軽減す
るのであれば、役立つかもしれない。これらの治療はすべて、彼女が経験する
ことができると私たちが信じる症状を対象としたものである。しかし、経管栄
養は、彼女を生かし続けてさらなる苦痛を持続させる以外の目的に即さない。
つまり、経管栄養は無益であるのだから中止されるべきで、安楽と尊厳を提供
することに全力で取り組む方法に置換されるべきである。

3. 技術の間違った使い方

　1960年代初頭、先駆的なシアトル人工腎臓センターでは、腎臓病で死につ
つある患者が、最近作られたばかりの救命透析治療を受けるにあたって、倫理
委員会によって選別されていた。委員会は、年齢、性別、配偶者の有無、扶養
家族の数、純資産、学歴、職業、過去の身体能力、将来性といった基準を用い
て評価した。推薦状さえも求められた。この手続きは全国の他の医療センター
でも採用された。まもなく、候補者（彼らの大部分は必然的に拒否された）が経験

した選別プロセスの苦悩は言うまでもなく、そのような倫理委員会が経験した苦悩が、1972 年の議会におけるメディケア末期腎臓疾患プログラム（The Medicare End Stage Renal Disease Program）の制定に至る圧力となった。この改正は、治療への患者負担がなく、処方にも制限がなく、治療に誰でもアクセスできるシステムを提供した。当時の専門家は、このプログラムへの登録が 1992 年までに、患者 9 万人、年間 9000 万ドルから 1 億 1000 万ドルのコストで横ばいになると予測していた[23]。

　これらの専門家はどのくらい先見の明があっただろうか？　1991 年までに、このプログラムはすでに年間 50 億ドルを超過する支払いをしている。今日、透析を受けている患者は 34 万 1000 人を超え、腎臓移植患者はおよそ 14 万 4000 人、年間 350 億ドルのコストがかかっている。2008 年には、1 万 6000 件以上の腎臓移植が行われたが、ほぼ 8 万人のアメリカ人が待機リストに載せられている。しかも、登録者数の増加は横ばいの兆しを見せていない。実際、2020 年には、およそ 78 万 5000 人の患者をカバーするために、540 億ドルを超えるコストが見込まれている[24]。財政的な障壁が取り除かれるとすぐに、当初の提案者が想定していなかったような状態の患者にも腎透析や移植が提供され始めた。重症の糖尿病、心疾患、肝疾患の患者だけでなく、永続的植物状態の患者でさえ定期的かつ頻繁な腎透析を受け始めた。ニューイングランド・ジャーナル・オブ・メディシン（The New England Journal of Medicine）の記者の一人がコメントしているように、「末期腎臓疾患プログラムは、脆弱な集団のために行動しようという、アメリカ人が定期的に襲われる人道的な衝動を示している。プログラムの立法史を見ると、この衝動が合理的な計画よりも、感情、タイミング、および給付を拡大するという政治的必要性によって引き起こされているということがわかる」[25]。

　私たちは、このシナリオがマンモグラフィーによるスクリーニングにおいても繰り返されたのを先ごろ見る機会があった。50 歳までのマンモグラフィーには、わずかな利益しかなく、著しい害があるという実証的エビデンスに基づき、非政治的な予防サービスのタスクフォースが、40 歳代の女性のほとんどに定期検査でマンモグラフィーを行うことに反対する勧告を出した。その後即刻、保健福祉省の事務官であるキャサリーン・シベリウスは、市民の声に応じ、

その報告書がヘルスケア政策に何の影響も与えない旨を発表した[26]。

　同様に、集中治療室は 1960 年代後半に開発され、一時的なハイテク環境を提供することで、急性で重篤な命に関わる疾患を持つ患者を救えるようになった。患者は生存して治療室を出るか、死亡するかのどちらかが予想されていた。これらはすべて変わった。今日、私たちが行う倫理コンサルテーションでは、集中治療室に何か月も入室している患者についてしばしば議論している。私たちは、1 年以上集中治療室にいて、死亡するまでそこを離れる現実的なチャンスがまったくない患者についてさえ相談されることがある。

　心肺蘇生法（CPR）は、1960 年代に急性心筋梗塞（心臓発作）に伴う命に関わる心停止の患者を救助する迅速な緊急措置として開発された。このような患者は生き残って、病院の外で日常生活を再開することを期待されていた。今日、心肺蘇生は、退院どころか生存可能性のほとんどない患者にも膨大な数が試みられている。そのような患者は、末期がん、つまり進行性の悪液質により――肺、腎臓、心臓、肝臓、骨髄、血液などの――多臓器不全に陥っている可能性があり、それにより、補助装置での代替療法、〔薬剤の〕補充を継続的に必要としている。そのような患者の心停止は、今日であればかなり必死に取り組まれるところだが、以前であれば、彼らの生を慈悲深く終わらせる「よい死」として歓迎すべき出来事と見なされていただろう。

　上記の例は、医療における素晴らしく効果的な進歩が、どのようにして合理的な目標を欠いた無意味な儀式となりうるのかを示しているものだ。これらすべての事例において、〔開発された〕介入は、最初に採用した人々からすると、後の展開よりはるかに限定的で直接的な方法と見なされていた。もちろん、効果的な技術を本来意図した以上に拡大して適用する多くのよい理由がありうると主張することもできよう。しかしながら、これらの技術の拡大使用はしばしば、吟味もされず、単純に「かけがえのない命」の原則に基づいて正当化され、途絶えることなく継続されてきた。このような姿勢の一例として、フィラデルフィア病院の外科医による「外科魔術の偉業」の報道が過熱した例を挙げることができる。この病院の外科医は、心臓が結合しているシャム双生児の女児の分離を試みることを正当化するために、「かけがえのない命」という原則を唱えた。この手術により一人の乳児が長期生存する可能性は 1% にすぎず、ケア

の費用総額は100万ドルを超えた。（その子は1年後に死亡し、退院することも人工呼吸器から離脱することもなかった[27]。）倫理学者および法学者であるロナルド・ドゥオーキン教授はこう応えている。「私たちは、これが不可能な理想であり、馬鹿げてさえいるという事実に向き合わなければならない」[28]。

　本書の初版で、私たちは治療薬に関する本部長の言葉を引用した。彼女は製薬会社が単剤投与の患者1人につき年間2万ドルから6万ドルを請求することを正当化し、「もし、ある疾患を治療する科学的な方法があるのなら、私たち製薬会社はそれを開発しなければならず、私たちは国家として、それを賄う方法を見つけ出す必要があります」[29]。それ以来、薬剤の中に年間コストが数十万ドルに上るものがあっても、この産業の態度は変わらないままとなった[30]。

　今日、医療制度改革の複雑なプロセスが進むにつれて、この「全会一致」および「安全な撤退ではなく、危険を冒して全速前進」の態度は挑戦を受け、特定の臨床状況での治療のコストのみならず有効性をも検証する研究を求める声に取って代わられ始めている。たとえば、キャシー＝フェイバー・ランゲンドン医師とその同僚は、ミネソタ大学の骨髄移植プログラムにおいて人工呼吸器を必要とする患者たちを治療した13年間の経験を振り返り、彼らの転帰がどれほど酷いものであるかを心にとめるよう医師たちに呼びかけた[31]。人工呼吸器に繋がれた191人の患者のうち、半年後に生き残っていたのは6人（3%）だけだった。移植後90日以内に人工呼吸管理になった患者で100日以上生存した者はおらず、40歳以上の患者は誰一人として1か月以上生存しなかった。したがって、この侵襲的な治療を採用した13年後、研究者たちは、人工呼吸器が「成人のBMT（骨髄移植）レシピエントの長期生存の達成に対してほとんど効果がない。特に、高齢患者と移植経過初期の患者には効果がない」と結論づけた。

　同様に、他のさらに大規模な研究において、ワシントン大学の集中治療の専門医であるゴードン・ルーベンフェルドとスティーブン・クロフォードの二人は、おそらく骨髄移植に関しては世界有数のセンターで移植を受けたことになる患者の医療記録を見直すことにした。彼らは多臓器不全――つまり肝不全、腎不全、および不安定な血圧――の患者のうち、正常な血中酸素飽和度を保てないために人工呼吸器を装着している患者に注目した。この基準に該当する

398 人の患者のうち、ただの 1 人も生きて退院することはなかったとわかり、彼らは狼狽した。彼らはそのような極端な生命維持の努力には限界があることを一般の人々に受け入れてもらうことは難しいと信じており、哀調を帯びた結論を出している。「ある命が救助される可能性が少しでもある場合、治療を差し控えるべき限界を特定することは困難である。しかしながら、もし 400 人の患者に対する長期の集中治療が 1 人の生存者も残せなかったことについて、そのような限界を超えていると同意できないのであれば、どのような臨床状況にあっても、治療制限についてコンセンサスに至る可能性はほとんどない」[32]。

忘れてはならない特に悲劇的なことは、数百人の患者がさらなる痛みと苦痛、介入の負担を余儀なくされ、それが病院外での生存という結果にまったくつながらなかったことである。というのは、医師たちは、患者を流れ作業で機械につなぐ前に、適切な問い――「この介入によって患者は生き延びて退院できるだろうか、それともこの介入は無益なのだろうか?」――という問いを体系的に尋ねることが決してなかったからだ。私たちはまた、必死な家族によってしばしばなされる要求――「たとえ、この治療が効く可能性が 100 人に 1 人しかなくとも、やってほしいのです!」――の文字通りの残虐性を共通の基準を見失わずに認識する必要がある。言い換えれば、100 人の患者を気管挿管や心肺蘇生での肋骨骨折のような苦痛に満ちた侵襲的な集中治療室の手技にかけ、この拷問から 1 人の患者が生き延びるかもしれないというわずかな希望を持つことは、本当に医師の倫理的義務の範囲内にあるのだろうか?

ハーバード大学の医師であるスティーブン・C・シェーンバウムは、医師らが自身の「行動に対するバイアス」を省みなかったことに失望を表明した[33]。フェイバー・ランゲンドン、ルーベンフェルド、クロフォードはそれ〔自らの行動に対するバイアス〕を目のあたりにし、ボックスリー夫人に栄養チューブを挿入した外科医はそれに駆り立てられたのだ。

4. 自律の華々しさ

私たちがすでに言及したように、医師患者関係は、今では過度のパターナリズムと思われるものが許されていた地点から、患者の自律に非常に重きを置く

ところまで進化した。この進化は、ほぼ一つのパラダイムシフトであると見な
しうる。パラダイムシフトというのは、科学者が物理世界に対して伝統的に保
持してきたものの見方が突然に変化することを記述するのに用いられてきた表
現である[34]。1960年代初頭、アメリカ合衆国で働く内科医に、重篤な悪性度
のがん細胞があることを自身の患者に情報提供するかどうかを尋ねたところ、
9割近い医師が真実告知に対して抵抗と不確実性を示した[35]。数年後、同様の
調査では、まったく反対の結果が得られた。調査したアメリカ人医師の9割が、
確実に患者に真実を告知するだろうと答えたのだ[36]。この期間——劇的かつ大
いに称賛された社会的激動のあった60年代と一致している——に、医学教育
と医療の実践においても顕著な変革が起きた。

　著者の一人はこの目の覚めるような変化の証人である。彼が1950年代半ば
に医学生であったとき、患者に対する思いやりがあるとしてあがめられていた
上級の医師は、末期がんの女性の回診後に、研修医すべてにこうアドバイスし
ていた。そのおびえた女性は彼に直接訪ねた。「わたしはもう死ぬのですか？」
と。彼は親切に、しかしお茶を濁して答えた。「私たちは皆、死ぬのですよ」
と。女性から離れた後、彼はこうアドバイスした。「不治のがんであることを
彼女に言ってはいけない。ただし、家族の中の誰かは真実を知っているように
しなさい」。当時それは、臨床の知恵の極みと考えられていた[37]。今日、アメ
リカ合衆国において、親切でも患者に正直に答えないことは考えられないこと
であり、非倫理的であるどころかほとんどの場合違法であると見なされている。

　現在、医療に関する意思決定の文脈において、「患者の権利」を強く重視す
ることに突出して高い価値が置かれている[38]。しかしながら、過去に医師が真
実を知らせないでおくことに親切心を乱用したように、患者もまた治療の選択
権に内在する力を乱用することがある。一部の患者は、医師によって何がなさ
れるかをコントロールする権利を、医師に何でも要求できる権利と解釈してい
る。この権利を強く主張する中で、彼らは一種の「自律の華々しさ」を創り出
し、他のすべての考慮すべき事柄に対して関係者の目をくらませることにより、
医療の文脈における彼らの欲望と夢を「権利」へと作り変えた。

　ボックスリー夫人の事例では、自律の華々しさはさらに強力だった。彼女あ
るいは彼女を代弁する権利のある誰かからの許可がないために、医師たちは、

最も適切で人道的であると誰もが合意できる一連の治療やケアを追求すること
を阻まれていると感じていた。

5. 共有地の消耗

　中世および産業革命前の時代、イングランドと他のヨーロッパ地域において
は、村の中央にある牧草地は、農民や小作主が家畜を放牧する場所として提供
されていた。その共有地はすべての人々の利益のための共同資源であり、各家
庭の牧草地の使用は、自制心によってコントロールされていた。一人の共有者
が牛を1頭か2頭追加して放牧の特権を利用することに決めても、その影響は
ほとんど気づかれないだろうことは明らかだ。しかし、すべての隣人がこの考
えを採用したらどうなるだろうか？　全員が牧草地に放つ牛の数を増やしたら
どうなるだろうか？　最終的には共有地が消耗し、全員が苦しむことになるだ
ろう。実際、次第に彼らは、共同体全体を犠牲にして自身の利益を増す誘惑に
負け、共有地は侵食され、村人は差し押さえられた財への権利を主張し守るこ
とを強いられた。今日、私たちは自律性と個人主義を重視する現在の潮流の中
で、しばしば共有地という概念を無視している。しかし、この概念は医療資源
にも関係がある[39]。事実、一種の医療共有地がすべての患者にとって存在して
いる。これは単に、施設のスペース、設備、消耗品および人材といった物質的
なものからのみ構成されているわけではなく、家族および専門職といった介護
者の心からも構成されている。これらもまた、過度な――および不適切な――
要求により、使い果たされ、擦り切れ、消耗する可能性がある。

　ボックスリー夫人の事例では、特に強度の高い状況、とりわけ無意味な処置
に従事しているときに医療提供者に頻繁に生じているバーンアウトという深刻
な問題の始まりを見ることができた。すべてのヘルスケア提供者――医師、看
護師、ソーシャルワーカー――などは、責任を持って、患者の治癒もしくはケ
アに対して最善を尽くすよう動機づけられ、訓練され、期待されている。日々
の彼らの努力は、強い肉体的・感情的プレッシャーに晒されている。私たちは、
そのような献身的で思いやりのある人々が、自分たちの努力が実りのない要求
により消費され、歪められるのを見て、疲弊しているのが感じられた。加えて

私たちは、共有地の消耗が起これば、彼らのケアを受ける他の患者たちに影響が及ぶことも避けられないとわかっていた。

　私たちはまた、重度障害児や重度障害者、および高齢者のケアを引き受けている家族のメンバー間で起こる共有地の消耗も目撃したことがある[40]。家族というのは、その負担が患者の予測される転帰や利益に比例する限りは、一人のメンバーの支援のために結集して、著しい犠牲を払うものである。しかし時には、医療従事者が同僚や家族に対して非現実的な患者中心の倫理を押しつけて、私たち全員がコミュニティから栄養を摂取しているのだということを認識しそこなっているのを見ることがある。個人が尊重され、価値あるものとして扱われるべきであるように、コミュニティも同様に尊重され、価値あるものとして扱われるべきである。だからこそ、時には私たちは、患者の無益な治療によって影響を受けることが避けられない他者に、破滅的な結果が及ぶのを防ぐという理由だけでも、無益な治療に対して No と言わなければならないのだ。

6.　単一争点支持者の主張のバランスをとること

　単一争点支持者によって作り出された対立におけるほど、個人のニーズとコミュニティのニーズとが秤にかけられることはほかにない。第1章で説明したように、クルーザン一家は、家族で辛くも勝ち取ったナンシー・クルーザンの治療終了を覆すことを求める「プロ・ライフ派」による攻撃的な抗議の的となった。そのようなグループの多くは、彼らが社会一般や特定の医療専門職に強要したいと願っている信念体系から生じる計画（agendas）を持っている。レーガンおよびブッシュ時代、そのようなグループは「ギャグ・ルール」*3 を、人工妊娠中絶のカウンセリングや紹介を含む家族計画サービスを提供している公的な資金援助を受ける診療所に押しつけることができた。テリー・シャイボの事例のように、これらの支援グループの多くは、何らかの生物学的状態（たとえそれが永続的無意識状態であったとしても）が続く限り、治療の手を緩めるのを非難するという生命至上主義的な見解を有している。永続的無意識状態を精神障害の一種と捉えることによって、これらの支援グループの人たちは、真に障害のある患者のニーズを矮小化し、ニーズに向けられたより多くの資源から

真に恩恵を受けることができたであろう人々から注意をそらしている。

　これらの「さまよえる部外者たち」が、もしボックスリー夫人のために開かれた倫理カンファレンスを知っていたら、何をしただろうか？　「かわいそうな孤独な高齢女性殺害」の恐怖、と過度に単純化して抗議することによって、利益と負担の均衡という複雑さを無視するメディアキャンペーン〔が展開されること〕を想像するのはあまりに容易である。したがって、裁判所や議会がこのような容赦ない改宗に向かう前に、啓蒙された社会がこれらの問題を公にし、オープンな状態で批判的検討を行うことが重要である。最終的に、社会的価値と医療専門職が持つ真の目的とが両立する思慮深い基準が作られることを、私たちは願っている。

7. 不適切かつ秘密裏の虐待の抑制

　私たちが行う倫理コンサルテーションでは、医学的治療に影響を与えるさまざまな要因を特定している。これらの要因は、医師が治療を不適切に省略、もしくは継続することにつながりうる。患者は高齢者だろうか、疾患はつまらないものだろうか、治療は複雑だろうか？　ヘルスケア提供者は、ときに彼らの努力を評価するための明確なガイドラインがないために、彼らの努力を制限する方法をとることがある。患者は若いだろうか、裕福で重要な人物だろうか、ともすると医療専門職の一人だろうか？　そうだとすると、どれだけの治療であっても、高額すぎるとか無益であるとは見なされない。その患者は HIV（ヒト免疫不全ウイルス）感染を持っているのか？　医師と看護師は、それがどんなに軽微なものであっても、HIV のリスクに曝されることに消極的である[41]。繰り返すが、ヘルスケア提供者の行動を評価するための明確な基準はない。そして、一連の何らかの明確な基準がなければ、医師と患者は医療上の決定を支える正当化を批判的に吟味する公正で一貫した方法を持たないことになる。したがって、私たちは無益ではない治療、義務としてやらなければならない治療、および患者の選択権の領域にある治療を明確にする方法の一つとして、無益な治療には No と言わなければならない。これらのステップは、責任を恐れる医療専門職を守るだけでなく、ボックスリー夫人のような患者の利益を守ること

にも役立つ。

　高熱と肺炎の疑いで介護施設から病院に移送された 92 歳の女性、ボックス
リー夫人の事例から本章を始めた。『大司教に死来る』にある辛辣な一節にお
いて、ウィラ・キャザーは、かつての時代（1800 年代後半）に高齢者とその介
護者がとっていた、肺炎に対する態度を描写している。主人公のジャン・マリ
ー・ラトゥール神父は、肺炎で死につつあるのだが、彼は人生が終わりに近づ
いていることも、自身の死が避けられないことも受け入れている。彼の若い同
僚であるバーナードが、「気をお落としにならんでください。風邪で死ぬもの
じゃございませんよ」と言い張った際、キャザーはラトゥール神父に賢明にも
次の返事をさせている。「老人は、にっこりした。「私は風邪で死ぬんじゃない。
ね、もう、生きぬいたから、死ぬんだ」」[42]。現代社会において私たちは、死が
私たちすべてに待ち構えているという事実、つまり死が生の最終章であるとい
う事実を見失ってしまったのではないか？　死は決して征服されることはない
のだから、目標とすべきなのは、キャザーの主人公がしたように、喚起できる
限りの優雅さと謙虚さを示しながら、真摯に死に向き合うことである。

第4章

「できることをすべてやってほしい！」と言う家族

　私たちの大半にとってはよくあることでも、高齢者にとっては致命的となりうる事故にあったとき、ヘルガ・ワングリーは85歳だった。彼女はラグにつまずき、転んで大腿骨を骨折した。骨折が治癒するまでの間、ワングリー夫人のように、そうした患者はベッドで寝たきりになり、血栓症、床ずれ、および肺炎の犠牲になる可能性がある。大腿骨を骨折した高齢患者の最大20パーセントが死亡し、生存者の多くも二度と歩くことはない[1]。しかし、彼女の転帰——永続的な植物状態で不可逆性に意識がない状態——は、多くの人々がおそらく最悪の結果であると考えるだろう[2]。彼女の前に同じ状態となったナンシー・クルーザン、彼女の後に同じ状態となったテリー・シャイボのように、ヘルガ・ワングリーは1991年に、永続的無意識状態の患者に生命維持治療を続けるべきか否かをめぐって全国的に報道されるような訴訟の対象となったのである。

　ミネアポリスのヘネピン郡医療センターに入院している間に、ワングリー夫人は、緊急で気管挿管および人工呼吸器の装着を必要とする呼吸不全を発症した。医師や技師たちによる数か月の集中治療にもかかわらず、彼女は二度と自力で十分に呼吸することができるようにはならなかった。数か月間、ワングリー夫人には意識があり、周囲の状況をわかっていた。彼女は見舞いにくる家族とコミュニケーションをとることができ、痛みや不快があるときはそのことを認識できていた。しかし、無益な治療についての希望を尋ねられたときには、あいまいで矛盾した返答しかしなかった。

　彼女は人工呼吸器から離脱できない患者の治療を専門とする医療施設に移送

された。そこで彼女は心停止状態となった。心肺蘇生を施され救急車で近くの急性期病院に搬送されたが、彼女は意識を取り戻すことはなかった。彼女の意識のない状態が永続的なものであることを予示する臨床徴候に直面して、医師は患者の夫、息子、娘に人工呼吸器のような生命維持装置を差し控えることを検討するよう依頼したが、家族は拒否した。家族はその代わりに、ワングリー夫人がヘネピン郡医療センターに戻れるように手配した。そこで数週間彼女を観察した後、医師はワングリー夫人が永続的な植物状態にあり、決して回復しないだろうという医療従事者の共通認識について家族に知らせた。また、生命維持装置が彼女に利益をもたらしていないとして、中止することを勧めた。しかし、ワングリー夫人の家族は、医者は神を演じるべきではないと答え、奇跡が起こるかもしれないのだから、医療者が生命維持装置の中止を提案することは私たちの現代文明における道徳的退廃ですらある、とさえ言うのだった[3]。

　ワングリー氏は、状況がどうであろうと関係なく、可能な限り長く生命を維持するべきで、妻ヘルガ・ワングリーも同様の信念を持っていたと主張した。しかし、延命し続けてほしいという家族の要求が、まさにワングリー夫人の望みを表しているのか、それとも家族の望みを表しているのかは決して明らかにはならなかった。入院した初めのころに聞かれたときには、ワングリー氏は妻が生命維持治療についての意見を話したことはないと医療チームに言っていた。にもかかわらず、後に彼は次のように主張した。「私の妻はいつも私にこう言っていた。もし何かが私の身に起こって自分のことが自分でできなくなった場合に、人生を短くしたり、時期尚早に命を奪われたりするようなことは決してしてほしくない、と」。そして彼はこの考えが宗教的で個人的な信念に基づいていると主張した。「神のみが命を奪うことができる」。彼は続けた。「そして、医師は神のように振る舞うべきではない」[4]。

　その後数か月にわたり、医療チームは積極的な治療を続けたいという家族の願いに従った。ワングリー夫人は人工呼吸器とチューブによる栄養療法を続けた。また、繰り返す肺炎に対して、喀痰の気管吸引と抗菌薬による治療が精力的に行われた。生化学的な指標や体液のバランスを是正するため、血液検査は頻繁に実施された。しかし、(CATスキャン〔コンピュータX線体軸断層撮影〕によって決定的に証明された)彼女の大脳皮質の修復不可能なほど破壊された状態

と複数の医学的合併症のために、ワングリー夫人をケアしている医療スタッフは、彼女の回復が不可能であり、したがって生命維持のための人工呼吸器は中止するべきだと確信していた。

　この時点において、医学的無益性を考慮することは妥当であり、私たちの見解では、真正面から取り組まれるべきであった。ワングリー夫人があらゆる意識らしきもの（およびあらゆる利益を享受する能力）を回復する見込みは皆無だった。このような状況では、明らかな疑問が生じる。家族が「奇跡が起こるかもしれない」と期待し続けているからといって、脳が修復不可能なほど破壊された永続的無意識状態の患者を生かし続けることが、ワングリー夫人をケアする医師たちに倫理的に義務づけられていたのだろうか？　あるいはそれとも、医師たちは――良心によってのみ導かれて――ワングリー夫人の生命維持のための人工呼吸器の使用を中止するか継続するかを選択する際に、彼らの個人的な良心に従うことを倫理的に許されていたのだろうか？　あるいは最終的に、ワングリー夫人の事例の医師たちは、職業上のガイドラインやケアの専門職基準に従って倫理的に行動しなければならなかったので、それゆえ、専門職倫理を考えて、無益な治療を提供しない義務があったのだろうか？　第 7 章では、このそれぞれの疑問について、より詳しく探究する。

　病院のメディカルディレクターは、延命治療を中止することが専門職にとっての標準的なケアであるとの医師たちの訴えに対し、制度的な支援を約束した。「すべての医療コンサルタントは、人工呼吸器および他の延命治療の継続的使用がもはや患者個人の医療上の利益につながっていないという［主治医の］結論に同意する。私たちは患者個人の利益を促進することのできない不適切な医学的治療を提供する義務が病院にあるとは考えていない」[5]。

　それでは、なぜヘルスケア提供者たちは、「不適切な医学的治療」を差し控えるという彼らの表明した責任に従って行動しなかったのだろうか？　実際、医療チームが医学的無益性を明確に認識していたことは決して追求されなかった。それどころか、医療センターの管理者は、医師たちを無視して病院の法律顧問に相談し、医学的無益性の問題について検証しないことを選択した。そして、その重要な問題――ワングリー夫人の人工呼吸器は無益な治療なのか、そして医師たちはそれを提供する義務があるのか？――を裁判所に持ち込むとい

う医師たちの希望に添うのではなく、ヘネピン郡医療センターの弁護士たちは、ワングリー夫人の家族との戦術的な闘争に関わることを選択し、この決定が将来の一連の出来事を引き起こすこととなった。

　まず病院弁護士たちは、彼自身が弁護士であるワングリー氏に、彼の見解により共感的な別の病院に妻を転院させるようにお願いしたが、彼は拒否した。その後医療センターは、医師たちが不適切と考える治療の継続をワングリー氏が主張するならば、裁判所の判断を仰ぐよう提案したが、再び彼は拒否した。医療センターは、ワングリー氏の意思決定権を取り上げるために、法廷に訴えることにした。

　興味深い次の付随する情報は注目に値する。医師たちは、利益相反[*1]に関する疑義を避けるために、治療の終了に金銭的な利害関係を持つ病院でも郡でもない誰かに、患者に関するこの問題を判断してもらいたいと考えていた。実際、医師たちは、たまたま同じ時期に同じような状態で入院していた別の患者——しかし、その患者の保険は、貧しい人のために公的に扶助された医療保険であるメディケイドであった——に対する治療中止の許可を裁判所に求めることを避けていた。メディケイドは医師や病院への低い償還率で有名である。医師や病院が生活保護の患者の治療を中止しようとしているとメディアが捉え、コストを節約するために患者を殺そうとしていると告発する「悪いニュースの見出し」をどうやったら回避できるだろうかと、病院弁護士たちは考えていた。

　しかし、ワングリー夫人の病院での治療に経済的問題はなかった。彼女の医療費全体——彼女が亡くなるまでにかかったおよそ80万ドル——は、メディケアと民間の医療保険によって全額支払われた[*2]。したがって、病院が経済的な理由でワングリー夫人の治療に反対したと合理的に主張することはできなかった。しかし、病院とは異なり、ワングリー夫人の家族には、夫人を病院に入院させ続けることに経済的な利益があった。この事例で、ほとんど知られておらず、報道されていない事実がある。彼女が病院から介護療養施設に退院した場合、高齢者のための連邦健康保険プログラムであるメディケアも、家族の追加の保険契約も、ワングリー夫人の年金も、彼女の医療費を負担することはなかったという事実だ。公的な医療扶助であるメディケイドは、彼女が最初に自分の個人資産を使い果たした後に初めて、介護療養施設での支払いにあてられ

ることになるのだ。残念ながら、この聖と俗のつながりについての話は珍しい
ものではない。家族が愛する人のためにいかに献身的であったとしても、崇高
な宗教的な要求がどんなものであったとしても、生命維持のための積極的な治
療への要求は、経済的問題の影響を常に避けられない。寿命を延ばすこと、ま
たは幕を降ろすことは、貯金を失うことから毎月の障害手当の中止に至るまで、
生き残る者に重大な影響を及ぼしかねない。

　いずれにせよ、病院はこの事例の意思決定からワングリー氏を除外すること
に決めた。医療センターの弁護士たちは、裁判所にワングリー夫人のために独
立した後見人を任命するよう依頼した。その後見人は、人工呼吸器が夫人の生
命を維持させていることが彼女にとって有益なのかどうか決定する法的権限を
持つ。また弁護士らは、人工呼吸器が彼女にとって有益でないと判断されたな
らば、病院が人工呼吸器を続ける義務があるのかどうかについての２回目の聴
聞会を開くことを望んだ。しかし、ワングリー氏はこの２段階の戦略をすぐに
クロスファイリングする〔自分の名前を後見人リストに載せる〕ことによって妨害
し、自分が妻の後見人に任命されることを要求した。裁判所は当然のことなが
ら彼の要求を承諾した。夫以外の誰がヘルガ・ワングリーの意向や利益をより
よく代弁することができるだろうか、と裁判所は理由づけた。

　彼女は自身の要望について記録を何も残していなかったので、医師たちはヘ
ルガ・ワングリーの選好についての直接的な情報を欠いていた。ワングリーの
事例についてのコメントとして、医師で倫理学者のスティーブン・マイルズは、
治療を続けるという決断は専門職倫理だけでなく、増大する実証的エビデンス
とも反目するものであると述べている。「大多数の高齢者は意識回復の見込み
がない状態で人工呼吸器をつけ続けることを望んでいない」。さらに、「研究に
よれば、高齢患者が指名した代理意思決定者の家族は、仮想症例での昏睡状態
において、その患者が生命維持治療を好むかどうかについて［しばしば］過大
評価することが示されている」[6]という。また、生物学的な生存を継続すると
いうワングリー夫人の申し立てられた欲求が、医療専門職やワングリー夫人の
担当医師たちに対して何の治療上の利益ももたらさないと専門的に認められて
いるケアを提供することを強制したり、健康保険会社に対してもっぱら消費者
の要求によってのみ発生する医学的に不要な介入に保険金の支払いをすること

を強要したりするのは、許されるべきではないと述べる人もいる[7]。

　この事例が示すように、無益な医学的治療の追求につながる力は複雑で多面的である。そこには、法的、経済的、政策的、宗教的、およびその他の考慮が含まれる。また、それらは本質的に意地汚いとか悪意があるというわけでもない。このワングリーの状況では、夫人に最も近い人たち——彼女の夫と家族——は積極的な治療を強く要求した。多くの家族は、愛する人の喪失を受け入れることが難しく、永遠の愛を示すための手段として「できることをすべてやり遂げる」ことを望む。事実、多くの病院倫理委員会は、当時マサチューセッツ総合病院の精神医学の最高責任者であり、最適なケアを検討する委員会（The Optimum Care Committee）の委員長であったエドウィン・H・カッセム博士によって報告された経験を共有している。それは、このワングリーのシナリオが、この委員会の20年の経験の中で、倫理コンサルテーションのきっかけとなる最もありふれたものの一つであるということである。つまり家族が、医師は無益であると見なす治療を患者に行うべきだと主張するのである[8]。

　このようなことがヘルガ・ワングリーに起こっていた間、さらに長引く法廷闘争がフロリダ州で同時に展開していた。後者の裁判は、終わるまでに医療訴訟におけるアメリカ合衆国史上最長、12以上の裁判所が関与することとなり、州および連邦政府、さらにはアメリカ合衆国の大統領さえも巻き込み——国内外のメディアの注目の下にあった。その患者は27歳のテリー・シャイボだった。

　恐らく摂食障害に続発するカリウム欠乏の結果として、テリー・シャイボは1990年の2月1日早朝に心停止に陥った。消防士と救急隊員は夫の911番〔アメリカにおける救急コール〕の電話を受けて〔蘇生処置を行い〕心拍を再開することはできたが、彼女が意識を取り戻すことはなかった。最初は、献身的な夫（マイケル・シャイボ）と母親と父親（ロバートとメアリー・シンドラー）が、言語療法や作業療法の手配、結局は失敗に終わったが、実験段階の脳刺激装置を移植治療するためにサンフランシスコにあるカリフォルニア大学へ飛行機で連れて行きさえして、彼女を存命させ意識を回復させるためのあらゆる努力をした。しかし、1993年頃までには、彼女の高次脳機能の大部分は不可逆的に失われており、彼女の機能回復は望めなくなっているという医師たちの判断を受け入

れた後に、彼女の法定後見人（および看護師）であったマイケル・シャイボは、テリー・シャイボの介護施設の記録に DNR 指示を入力するよう要求した。

この時点で、テリー・シャイボの両親と夫は別の考え方をとることとなり、裁判所やメディアでの厳しい戦いが続くこととなった[9]。5 年後（1998 年）、シャイボ氏は彼女の栄養チューブを取り外すように裁判所に請願を提出した。彼は、妻が自分の人生を人工的に長引かせたくないということを何度か自分や親戚に言っていたと言及した[10]。地方裁判所は概ねシャイボ氏を支持し、栄養チューブは最終的に取り外されたが、この事例はすぐに保守的な宗教団体との議論を巻き起こした。2004 年 10 月には、フロリダ州議会が関わるようになり、一連の下級裁判所の判決を覆して、フロリダ州知事のジェブ・ブッシュにシャイボ夫人への栄養チューブでの栄養剤投与を命令する権限を与える一度限りの法律を可決した。シャイボ氏はフロリダ州最高裁判所に上訴し、最高裁判所は、同法は違憲であり政教分離に対する違反であると認定した[11]。ローマ教皇ヨハネ・パウロ 2 世さえも巻き込まれ、遷延性植物状態にある人々の食糧と水分を差し控えることは原則的に間違っているという教職者への訓戒を交付した[12]（ローマカトリック教会の信者であるロバートとメアリー・シンドラーは、この訓戒をすぐに法廷に提出した）。

ヘルガ・ワングリーの事例と同様に、テリー・シャイボの事例は、患者は永続的無意識状態であり、生物学的に生かされているということの利益を認識することすら決してないということを経験のある神経内科医から繰り返し証言させることにつながった。言い換えれば、生命維持装置は生物学的な効果はあったが、患者がそのことを利益として認識する能力はないので無益であった。しかし、最終的な判断において裁判所は、利用可能な治療法が役に立たないかどうかではなく、その状況下における患者の希望が何なのかに基づいて判断をした。裁判所が焦点として議論したのは、永続的植物状態にあるこの若い女性が――ほとんど絶対に聞くことも想像することもできない状態にあって――何を望むだろうか、ということだった。裁判所が探していた答えは、他の州における「明確で説得力のある証拠」としての基準には合わないであろう大いなる想像力と目撃者の証言を必要とした[13]。「栄養チューブを取り外したいという信頼できる口頭での表明」を彼女がしていたという彼らの証言が、フロリダの

裁判所を説得した。テリー・シャイボの栄養チューブは外され、2005年3月31日にホスピス施設で亡くなった。病理解剖が行われ、主任検視官は、「脳の重量は正常の半分程度で、すべての領域で損傷が見られ、脳の状態は不可逆的な状態で、大量の神経細胞の喪失を再生できる治療や療法はなかった」と述べた。要するに、彼女の望みが何であれ、テリー・シャイボの意識を戻すために行われた努力はすべて無益だったのだ。

1. なぜ家族や患者を愛する人は
「できることをすべてやってほしい！」と言うのだろう？

　なぜ家族や患者を愛する人は、道理にかなわない治療を求めて、「できることをすべてやってほしい！」と要求するのだろうか？　医師や他の医療従事者は、そのような要求にどのように対応すべきなのだろうか？

　ある個人的な逸話において、医療倫理学者ノーマン・ダニエルズはワングリー現象の普遍性について洞察を与えている。有用である地点をはるかに超えて続けられている医学的治療を含め、「できることをすべてやり遂げる」ことを要求する家族が悩まされている矛盾した感情がそれである。彼は、彼の高齢の叔母がどのように重篤な病気になり、集中治療の病院に運ばれて、彼女を延命するための徹底的な治療が行われたかを詳しく語った。叔母の娘（ダニエルズ教授のいとこ）は彼を安心させようとして、「医師たちは彼女を救うためにできることをすべてやってくれている」と言った。しかし、ダニエルズが「たぶん彼女を穏やかに死なせてあげるときが来ているのだよ」と伝えると、「私のお母さんよ——そんなことできるわけがない」と非難された。そこでダニエルズはいとこに、自分が今、母親に対して治療を望むように、いつの日か自分に対して、娘が治療をしようとしてほしいのかと尋ねた。「神は禁じている」と彼女は叫んだ。「そのときが来たなら、私はただ逝かせてもらいたい」[14]。

　このやりとりにおける際立った特徴は、私たちが自分自身について求めるものと、私たちが愛する人に対して要求するもの、もしくは提供しなければならないと感じるものとの対比が示されているということである。ワングリー氏が、妻に何の良いことももたらさない治療をやめるのに同意することが非常に難し

いと感じた理由はこれだろうか？　その決断は、妻に関する罪悪感や敵意といった深い感情を示していたのだろうか？　彼は、妻の命を延ばす治療が自身の「永遠の」愛を示す方法であり、善良で忠実な夫としての義務を果たすためにそれを要求していたのだろうか？　ワングリー夫人をそのまま逝かせるという考えが、延命治療を中止することは彼女が敬意も尊厳も持つに値しない存在であることを表しているという感覚によって汚されていたのだろうか？　治療は象徴的な儀式に変わっていたのだろうか？　治療は夫自身の避けることのできない喪失を先延ばしする方法として、妻ではなくむしろワングリー氏に恩恵をもたらす手段に転用されてしまっていたのだろうか？　同様の疑問は、シンドラー夫妻（テリー・シャイボの両親）に対しても問うことができる。たった一人の子どもを失う以上に苦痛なことは何だろうか？　娘の摂食障害の状況からして、栄養と水分補給の中止が心停止につながる可能性が高いことを考えると、それらにはシャイボさんの両親にとってどのような想いと象徴的な意味を持っただろうか？　罪悪感と責任感、コントロールの必要性、死に直面することへの否認とそうしたくないという気持ちが、経管栄養を続けたいという両親の意欲をどの程度大きくしたのだろうか？　どの事例も細かい点は固有のものだが、これらの物語には共通点がある。家族は、自分たちの愛を示し、配慮と思いやりを表し、その状況で実際に起こっていることを否定するために「英雄的な」医療行為の継続を要求するのである。

　ダニエルズの話は、いかに他の人に対する私たちの愛が、自分自身に対して求める（あるいは許容する）よりも多くのことを私たちが他の人に対しては求める原因となりうるかということを明らかにしている。果てることのない愛は、愛する対象に対して私たちが負う義務に限界はありえないことを示唆する。それでも、愛の表現として並外れた（そして役に立たない）努力をすることには、そうした努力が愛する対象に恩恵を与えない場合、空しく響くのみである。たとえワングリー氏が妻への愛を示そうとしていたとしても、彼は彼女に恩恵を与えない方法を選択した。彼女はあらゆる理解の範疇を超えていたのだ。私たちはおそらく、彼の愛情の深さを理解できる。しかし私たちは、医師や看護師、その他のヘルスケア提供者――さらにまた社会全体――が、患者である彼の妻に対して最善の利益を提供しない行為に参加するよう要求すべきなのだろう

か？

　愛する人に対する私たちの要求を、自分自身に対する希望だけでなく、他の人々——見知らぬ人——に対して私たちが感じる義務とも比較することは有用である。哲学者によれば、私たちは、まったくの見知らぬ人よりも自分たちにとって親密な相手に対してよりいっそう義務があると感じる傾向があるという。個人的な関係から生じる特別な義務感は、単に程度においてより強いだけでなく、種類においても異なる。友人や家族は、育てること、個人的な時間、命を助けること、さらには命それ自体をも与えるという無制限の義務を感じるかもしれない。確かに、ときに恋人たちは、愛する人がいない状態で生きるよりもむしろ、自分自身の命を絶つことがある——こうすることは愛する人に対して何の有益な効果ももたらさないにもかかわらず。何が起こったのかというと、もちろん、愛する人の存在がその人の人生の中心部分になっていたために、その人を失うことが、自分自身の命を失うのに等しくなったということだろう。おそらくワングリー氏が継続的な治療を求めていた背景には、彼が直視することができない問いがあったのだろう。もし私がもはや彼女の夫でないのならば、私はいったい何者なのだろうか？

　そのため、私たちが配偶者、兄弟姉妹、子ども、そして両親に対して愛を際限なく表現するという義務を持つかどうかにかかわらず、私たちがすることについて、私たちがそうしたいと感じることは何ら驚くべきことではない。通常、私たちが愛する人たちを助けるために尽力することで、私たちの関係の絆は強化され補強される。しかし、医療現場では、治療が無益なものになると、「できることをすべてやる」ことが残酷な茶番となりうる。可能なすべてのことをしたいという衝動がそれ自体間違っているというわけではない。むしろ、愛する人が治癒の見込みのない病気で死にかけているときに、最大限のことをするということが何を意味するのかを考え直す必要がある。たとえばワングリー夫人の事例では、ワングリー氏は、役に立たない生命維持装置を使わずに、できる限り多くの優しさと尊厳をもって彼女を看取ることによって、妻のために最善を尽くすこともできただろう。同様に、何年もの間熱心に治療を求めてきた後に、マイケル・シャイボは最終的に彼の妻が回復しないという事実を認めることを選択した。妻がいかなる恩恵を受けることもできないような侵襲的なチ

ューブや医療処置から彼女を解放し、彼女の最期の日々を尊厳あるものにすることによって、彼女への愛を示したのである。

　医療従事者はどうだろうか？　何も考えずにワングリー氏の要求にただ従うより、ヘルスケア提供者はむしろ次のような行動をサポートすることによって、ワングリー夫人に対する専門職としての義務をよりよく果たすことができただろう。それは、選択肢が無益なものとなったときに、永続的な植物「状態」としてでなく、彼女が最愛の人として大切な過去の一部になるようにするということだ。

2.　無益な治療への要求に医師はどのように応えるべきだろうか？

　司祭のジョン・パリスと哲学者のフランク・E・リアドンは、非常に率直に挑戦を表明している。「終末期の無益な行為で望まない苦しい現実から逃避しようとする家族や医師に、どう対応するか？」[15]。あまりにも簡単な答えはこれだ。患者と家族には、「医療専門職のパターナリスティックな権威を保つための意図と権力」[16] への対抗として、不合理な選択さえ含む完全な意思決定権が与えられているというものだ。しかし、パリスとリアドンは、この考えに我慢がならないとする。「より患者の側に支配権があるようなアプローチでは、医師が要求された治療を拒否することに道徳的な正当性が与えられない。医師は道徳的行為者――専門職としての責任を持ち、合法的になされる可能性のあることに制限を与える存在――であることから格下げされ、患者（または家族）のきまぐれ、幻想、または実現不可能な希望や欲求の拡張部分へと変わってしまう。このような関係性は医師の役割を歪めるだけでなく、強めるようにデザインされていた自律性それ自体も破壊してしまう」[17]。

　私たちも同意する。私たちは、治療のための医療設備に「きまぐれ、幻想、または実現不可能な希望や欲求」を含めるように、本当に医師たちに強要したいのだろうか？　倫理学者のアラン・ブレットとローレンス・B・マックロウは、「医学的観点から見て、少なくともほんのわずかの潜在的な利益」もないのであれば、「医師と患者の相互関係の存在意義がまるごと消えてしまう」[18] と主張する。

　時には、もちろん、彼らを説得するよりも不合理な要求に従うほうが簡単に思えるだろう。しかし、患者（またはより多くの場合は患者の家族）は本当のところ、医師に何を求めているのだろうか？[19]

　ニューヨーク・タイムズの編集者への痛烈な手紙の中で、ジャネット・リブキン・ザッカーマンは、誤った義務感から、あるいは家族の要求に応じて疑うことなく無益な治療を続ける医師は、悲惨なほど想像力に乏しいと非難した。「医師患者関係——つまり共感や理解、コミュニケーション——について、医師がより高度に成長し、教育されていれば、そのことによって、常に何かを•する必要があると彼らを駆り立てるものを相殺することができないだろうか？」[20]。言い換えると、共感、理解、そしてコミュニケーションを探し求めれば、患者や家族は医師たちに反射的な自動人形になってほしいとは思わないのではないかという立場をザッカーマンはとっている。そう、科学や医学の技術に熟練した、そして知識豊富な医師であってほしいと患者と家族は望むのである。しかし、彼らはまた、医師たちが患者の生物学的な部分だけでなく、患者の人間性も受け入れつつ理解してくれる賢明なカウンセラーであることも望んでいる。

　「できることをすべてやってほしい」という要求の多くの根底にあるのは、見捨てられることへの恐れだ。医師は、私（または私の愛する人）のことをもはや配慮するに値しないと考えているのだろうか？　患者によって、または患者の愛する人によって、さまざまな間接的な方法でこのような恐れが表現される。たとえば、ケネディ研究所の倫理学者であるロバート・M・ヴィーチとキャロル・メイソン・スパイサーは、進行したエイズの症状で入院した36歳の男性について述べている。「患者は人工呼吸器が装着され、意思決定能力がなくなっていた。主治医は、これ以上の積極的な治療は無益であると結論づけたが、患者の恋人が口を挟み、彼とその患者はこれまでにこのような問題についてオープンに話し合ってきており、患者はすべてのことをやってほしいと求めていたと述べた。「彼らに私のことを諦めさせないようにしてほしい」と言っていたと伝えられた」[21]。ヴィーチとスパイサーは、この心からの嘆願から、「すべて」という語によって患者は医療における武器の中で延命するための手段のすべて、つまりおそらく心肺蘇生を試みること、人工呼吸器、透析、手術、また

は何であれ考えられる限りにおいて人の身体を生かしておくために使われるものを含む、すべてを意味しているのだと結論づけた。

　しかし私たちは、この結論は、患者やその愛する人が何を求めているのか、そしてどんな医療が正しく提供できるのかについて、あまりに単純に解釈しすぎていると考える。それゆえ私たちは、この事例についてまったく異なる結論を導く。私たちにとって、患者の痛切な懇願は、医療行為で何が失われることになり、無益性の議論で何がすれ違っているのか、ということを明らかにしてくれる。つまりそれは、ベッドサイドで患者とともに過ごす時間、聴くこと、患者が自己表現し、認識されケアされる存在であると知ることができるような機会を与えることである。もし、終末期の医療的な意思決定が「プラグを抜く」か「胸を押す」かに限られた綱引き以上のものでないのであれば、延命治療を提案されない患者は当然、次のような疑問を持つだろう。医師たちは、私のことに時間と関心を費やす価値はないと見なしているのだろうか？　私にはもはや何の価値もないのだろうか？　私は切り捨てられるのだろうか？　当然のことながら、患者や患者の愛する人は、「できることをすべてやる」ための必死の懇願で応じることになるだろう。

　しかし私たちにとって、患者に対して「できることをすべてやること」と「諦めないこと」は、医師に利用可能なすべての医療技術を使うことを文字通りに求めることではない。その代わりに、患者の傷つきやすさと、人とのつながりや支援——安楽に過ごせるような最適なケアに加えて——が患者には必要だということを表しているのである。他の人が患者のそばにいて、愛情を示し、意味ある存在であることを伝え、そして最終的に患者の人生の最終章に尊厳を与えるということが懇願なのだ。私たちの経験では、死を迎えつつある患者は、最期の日々を拘束されて機械やチューブに繋がれたり、痛みを伴い手足を動かせないような処置を受けたりして過ごすことを望んではいない。その代わりに、「可能な限りすべてのこと」という要求を解読すると、明らかに現実から目をそらしていて手放す準備ができていない患者（と家族）が、人間としての愛、認められること、および支援を求めていることが明らかになる。無益な医学的治療を押しつけるよりも、彼らが求めているものを提供するより良い方法がきっとある。

　無益性の議論は、特定の救命処置を試みるべきかどうかを誰が決めるのかをめぐって、医師と患者（または代理人もしくは家族）との間の解決困難な対立に行きついてしまうことがあまりにも多い。医師が決定した無益性のために議論する人々は、不適切な治療を提供することは医療専門職の義務の限界であると強調する。反対に、たとえ非合理的な治療であっても、どんな治療でも選択できるという患者の無制限な権利を主張する人々は、特に医学的無益性を理由に治療を差し控える権限を医師に与えることは、医療のパターナリズムに対抗して患者の権利として近年得たものを逆戻りさせることになる、といったいくつもの懸念を表明する。彼らはまた、内密に医療資源の配分を決めたり、もしくは他の非倫理的な理由で医師が恣意的に患者を見捨てるための言い訳として、無益性を使うことがあるかもしれないと警告する。悲しいことに、こうした議論は、人生の最期の数日あるいは数時間に、死を迎えつつある患者に対して提供できる可能性のあるすべての安楽を目的としたケアに集中して取り組むことから、医療チームの注意を逸らしてしまうことになる。

3.　無益性を超えてケアの倫理へ

　ここまでの限られた議論の中で、私たちは、キャシー・ファバー・ランゲンドエン博士とともに、重要な要素がベッドサイドでもパブリックコメントでも見落とされていると主張してきた。医師は、延命治療から、患者と深い悲しみの中にある家族のために安楽と尊厳を最大化する治療を積極的に追求する方向へと努力の向きを変える倫理的義務を負っている[22]。

　ケアの倫理は、医学の歴史の中で長年にわたって重要な位置にあり[23]、「ときに治し、しばしば和らげ、常に慰める」という 15 世紀のフランスのことわざによくまとめられている。残念なことに、科学としての医学の歴史的発展と医師の地位の向上によって、医師がこのような共感やケアを表現する活動をすることが時に難しくなっている。今日、医師が他者との関わりや一体感の能力を向上させるトレーニングに費やされる時間はとても少ない。著者の一人であるジェッカーがほかで論じたように、医学においてケアの倫理を再強調することは、「たとえば、医療提供者のコミュニケーション技術と感情面における感

受性が強調され、生命倫理の教育において積極的な変化をもたらす」[24] かもしれない。

　ケアの倫理について最も明確に述べている看護学の文献では、ケアの倫理は患者の尊厳を守り、強めることに対する責任として定義されている[25]。ケアすることは、善意や単純な親切心を超えて、心理的、哲学的または宗教的であり、身体的な要素や、患者の社会的背景や特定の目標を考慮することを含む。そして、「ケアすること」という語はさまざまな形で使われているが、私たちはこの語を情緒的、認知的、および意思的な側面を含む、人と人の間の感情のつながりを具体的に指すために用いる。3つの側面すべてが重要である。情緒的な側面は、ケアすることにとって鍵となる。なぜなら、もし人がうまくいっているときに喜びや安心を感じたり、そうでないときに不安や心配を感じたりしていることを、実際にその人と「ともに感じる」ことができない限り、本当にケアすることはできないからである。認知的要素も不可欠である。なぜなら、単に案じるだけでは不十分だからである。その人のニーズ、幸福や環境についての知識を持ち、理解しなければならない。最後に、意思的な側面はケアすることにとって必要である。なぜなら、ケアすることというのは、他の人にとって良いことを求めることだけではなくて、それをもたらすように行動することをも意味するからである[26]。

　症状の緩和と痛みの軽減に重きを置く緩和ケアの概念は、医師たちにますます受け入れられるようになってきており、急性期病院、緩和ケアを目的とした病棟、また施設型および在宅型のホスピスプログラムで使用されるようになっている。ジェッカーとセルフが指摘したように、歴史的にケアというのは、アメリカにおける看護であり、医学ではなく、家庭という領域における看取りの行為と結びつけられていた。母親、娘たち、そして姉妹は、家で家族を看護し、時に自分のことを「自称」とか「生まれながらの」看護師と呼び、かつて自分の家族をケアした経験を持つ近所の女性が助けることもあった[27]。それとは対照的に、アメリカの医師たちは、「別の領域を作り上げることで、専門職としての地位とアイデンティティを確立した。ケアすることと「女性の仕事」との間の関連を前提として、医師たちは彼ら自身の専門職としての役割がケアすることであると考える気がほとんどなかった」[28]。しかし、介護が大部分看護師

（および女性）の領域にとどまっていたとはいえ、患者を気遣う医師は、患者と感情的に関わっている。言い換えれば、医師たちは、患者や患者の状況に対して向けられた態度や感情、心の状態を表明するのである。ジェッカーとセルフが指摘しているように、気遣うことは「心の最前線で、患者にとっての最善の利益を守り続けることを必要とする」[29]のである。

病気がもはや治癒もコントロールもできないときにケアの倫理に重きを置くことへの呼びかけは、ヘルスケアの専門職の協働を強化することを必要とする。医師と看護師が互いに学ぶことがたくさんあるのと同様に、ホスピスケアの専門家や緩和ケアを改善するための方法について研究する人から学ぶことがたくさんある[30]。たとえば、死にかけている患者に水分補給のために静脈点滴をやり続けると、しばしば気道分泌物を増やし、呼吸困難を悪化させて患者の不快感を増大させてしまうという発見を、ホスピス看護師によって医師は知ることができた[31]。そして、虐待にあたるのではないかという一般的な認識とは逆に、患者が食事や水分を無理矢理身体に投与する静脈や胃へのチューブがないままに亡くなることが許されるなら、代謝性アシドーシスによる鎮静と多幸感といった利益を甘受する状態にとてもうまくたどりつけるかもしれない[32]。

ケア提供者としての医師の役割についての認識を変えるには、医療従事者による積極的な教育活動が必要だ。医療従事者はまた、ハイテク機器や騒々しくて押しつけがましい病院職員に囲まれた集中治療室のような、とても一般的な（そして非人間的な）環境ではなく、患者が愛する人や友人のいるところでプライバシーに配慮されて亡くなることを選択できるような施設を作ることを提唱すべきだ。このような選択肢を使えるようにすること——患者や家族にこのような選択肢を与えること——が、より良い保険償還や在宅医療およびホスピスといったサービスへの支援によって達成されることを、私たちは願っている。

ケアの倫理は、治療効果がもはや期待できなくなったときにのみ力を発揮すると見なされる向きもあるが、フランスの格言が言うところの、「常に和らげるものである」というほうが適切である。ケアと治癒（cure）をまったく正反対の価値を持つものと見なす医学の見解では、治癒の可能性がある療法の最中にあって、思いやりや厄介な症状の緩和を必要とする患者には、ケアは役に立たないものになってしまう。しかしながら、医学的介入が病気の治癒または改

善という目的を達成するのに無益であるとき、患者にとっての快適さは、一番の達成可能な目標として前面に出てくる。それが最も重要であることを前提としているので、すべての医療的な介入は、それらが患者の安楽に貢献しているかどうか、十分に検討されうる。患者の安楽のためにならない行為はやるべきではない。

最後に、医学的治療が無益である場合に患者をより良くケアするためには、一般市民への教育と医療従事者と患者との間のコミュニケーションの改善が必要だ。ティモシー・クイル博士が述べたように、「共感的な聞き手と……感情を共有することが、癒しへの第一歩となりうる。少なくとも［最低限］、疑念と絶望から孤立が取り除かれる」[33]。クイルが癒しを重要視していることに目を向けると、癒しは生物学的有機体や（より悪く言えば）身体の一部分や臓器系ではなく、人をその対象としている。座って患者と会話し、それによって患者を人として認識することは、患者の懸念や恐れを言い表し、患者の気持ちを確かめ、何を期待するかについて患者に教え、医療従事者と患者の双方にとっての死にゆく過程を人間じみたものにするのに役立つ。さらに、患者あるいは家族の無益な治療への要求を敏感に探索することは、かつては予期していなかった、すべての当事者にとって受け入れ可能な援助の方法をしばしばもたらすことがある。対立的な立場をとるよりも、患者や家族の気持ちを探るのに時間をかけてみることには価値がある。たとえば、家族や医療チームの注意を、死に瀕する患者とともに痛みや苦痛を最小限に抑えることに集中して取り組み、心理的もしくはスピリチュアルな問題に対処し、死に備えることに尽力することに向けることで、見放される恐怖に対処することができる。そして、患者または家族が死に行く経過に直面し、意味を見出すのを助けるカウンセリングプロセスを通して、死の否認に対処することができる。「ただ座って、患者を知ること」は、一部の医師からは「ソフトな」医療として馬鹿にされ、医師の役割から完全に排除されて他の医療従事者（ソーシャルワーカーや看護師）に任されてしまったりする。しかし、それなしで、責任を持って人間味のある医療を行うことはできない。無益な介入の要求についての潜在的な思いを探索することによってのみ、医師が患者を癒すという医療の目標を達成できるのだ。

幾度となく患者が無益な治療を要求するのは、そうした治療が伝える象徴的

なメッセージのためである。つまり医療チームは、最新の近代的な、侵襲的な技術を使うことで、患者への最大限の関心を示しているということだ。そのような積極的な治療法が使われないとき、患者と家族は見捨てられたという気持ちを表す。家族（および他の人々）は、「飢え死に」とか「虐待」などの言葉を使って、静脈ライン、胃瘻チューブ、または人工呼吸器に接続されていない患者を表現する。無益な介入は、患者へのケアと思いやりを促進するには不十分な方法であることを、私たちは強調したい。無益な治療は、人間的なコミュニケーションや関わりを技術で代用することによって、ケアすることを台無しにするのだ。

　医療には、すべての人間の努力と同様に、避けられない限界がある。このような限界は技術や科学の進歩とともに変化するかもしれないが、医学がすべての病気を、あるいは死そのものを克服することができるかのように行動することは欺瞞である。また、うまく機能しない無益な介入を提案することや使うことを単に控えるだけでは不十分である。むしろ、私たちは、無益性についての議論が定義的な議論を超えて、そのような避けられない限界に達した患者のケアについての研究や教育の努力を含めた積極的なケアの倫理を促進するように要請する。延命治療を試みることだけに限定された観点からは、亡くなりつつある経過に対する積極的な治療だけでなく、患者の人生の最期の数日間において、痛みや苦しみを積極的に軽減することも含め、安楽と尊厳を最大限に高めるという医師の義務をも見落とすことになってしまう。

　繰り返すが、「すべてを要求する」患者や家族は、医療専門職に奇跡を要求する権利を与えられているわけではないことを、私たちは強調しなければならない。そしてまた、医療は——マーケティングや他のセルフプロモーション戦略を通じて——時に一般の人々に奇跡的な期待を持たせる恥ずべき当事者になっていることを、私たちは認める[34]。しかし、医師には奇跡を期待されて治療する義務はないし、これまでにもなかった。私たちはさらに議論を先に進めよう。無益な治療を試みることは無責任であり、専門家によって非難されるべきである。

　人々は、生きて死ぬ過程の中で無数の目標に向かって努力している。幸福、宗教的な安らぎ、疎遠となっていた家族との和解、名誉とともに死まで戦った

という感覚——これらはすべて、称賛に値し、病気によってよりその輪郭がはっきりするものではあるが、医療の範囲を超えた目標である。不健康やある人が亡くなる見込みは、多くの難しい問題とともに個人の前に立ちはだかる。医師の治療によって対処できるのは、そのほんの一部だけだ。医師は基本的に患者を安心させる義務があるが、考えられるすべての要求を充たすことができる能力を医師が持っていると見せかけることは、傲慢なのである[35]。

4.　「できることをすべてやってほしい！」と言う家族に　　医師はどう応えるべきだろうか？

　ヘルガ・ワングリーとテリー・シャイボのケアをしている医師たちは、すべてのヘルスケア提供者が二人にとって利益をもたらさない不適切な医学的治療であると結論づけたものを中止できるよう、家族を説得しようとして、多大な時間とケアと、思いやりを費やした。したがって、医師たちに公正を期して言うならば、制度的・社会的価値によって支持された医学的無益性の表明は、まさに十分なものであった。しかしながら、他の多くの状況では、家族の要求の真意が理解されて対処されれば、家族の要求はそれほど扱いにくいものではないことがわかってきた。私たちの経験では、医師と家族は、延命治療を差し控えたり中止したりするという消極的な行為だけでなく、人生の最後の残りの日数を延ばすという積極的な行為も含んだ議論をすることを歓迎している。こうした議論は、特定の処置について簡単な Yes または No の回答を得ることだけに限定されてはならないし、医師が看護スタッフにすべてのケアを引き渡すことによって表されるものであってもならない。むしろ、そのような計画は、家族や友人を含むその患者を取り巻くすべての環境の中で、減り行く人生の時間の安楽と尊厳を最大にするための戦略を示すべきものなのだ。

　この点に関して、医師と看護師は、他の治療努力に適用されるのと同じ専門的スキルによって、麻薬、鎮静薬、向精神薬、および他の症状緩和の手段を使うことを、道徳的に義務づけられている。採血を続けたり、栄養チューブを挿入したり、モニターや他の侵襲的な装置で患者を囲んだりすることは、患者の福利に明らかに貢献するのでない限り避けなければならない[36]。専門職として

医師が医学的無益性を決定する責任を与えられているならば、彼らはケアの倫理に従って行動することをよりいっそう義務づけられている。特に、この義務を達成するにはすべてのヘルスケア専門職の間での、より良い協働的で分野を超えた努力が必要となるだろう。現在、医師や看護師は患者のために協働で努力することが当たり前の世代にもかかわらず、専門職としても社会としても別々の世界に存在するということがあまりに多すぎる。それらを分かつ障壁を打破することで、多くのことを得ることができる——同様に、ホスピスの専門家や緩和ケアを良くする方法を研究する他の専門家と彼らとの間の障壁を打破することで、多くを得ることができる。

　将来的には、「できることをすべてやり遂げる」ことを望んでいる患者や医療従事者が、苦しみを拡大し人間の尊厳を脅かすだけの役に立たない治療ではなく、患者の利益を最大限に引き出す治療に努力と感情的エネルギーを向けるようになってくれることを願っている[37]。無益な治療に No と言うことは、患者のケアに No と言うことを意味しない。むしろ、減り行く人生の時間の中で、積極的な努力の方向を、命を延ばすことから残された人生の質を高めることへと転換するということなのだ。理想的には、「できることをすべてやること」とは、良い人生の可能性を最大限に引き出し[38]、さらに良い人生の最も重要な最終章——「良い死」——を可能にすることなのである[39]。

第 5 章

無益性と資源配分

フアニータは 18 歳のメキシコ人の女の子で、急性のリンパ性白血病を発症していた。彼女の母親は、フアニータの体重が減少し、ひどく衰弱したときにはいつでも、国境を超えてアメリカ合衆国の大学の医療センターへ連れて行った。診断を下し、化学療法を行った大学病院の医師たちは、彼女が合衆国の市民ではなく、支払能力もないことを知っていたにもかかわらず治療を行った。医師は毎回、メキシコで定期的な治療を続けるよう母親にアドバイスした。だが、数か月ごとに母親はフアニータを医師たちのところへ連れて来て、そのときにはいつだって病気は再発し進行してしまっているのだった。母親は、自分の国では必要な治療を受けることができないのだと主張した。

このとき、とりわけ厳しい状況に直面したのは血液内科医だった。病気は今や使用可能な化学療法薬には抵抗を示すようになっていたが、より徹底的な治療、たとえば全身への放射線照射や骨髄移植といった治療は、危険が大きく、高価で、それほど見込みがあるわけでもなかった。母親は——彼女は合衆国における最善の治療と考えるものを執拗に追い求めていた——医師たちに対し、娘の命を救うためにできることはすべてやってほしいと懇願した。医師たちは板挟みの状態にあった。彼らはこれまでの出会いでその母娘と通じており、彼女たちに対して特別な関係性を感じ始めていたからだ。そしてもちろん、彼らはフアニータの命を救うことができるならそうしたいと考えていた。

彼らはどうすべきなのだろうか？　この時点で明らかだったのは、最も精力的に治療を行ったとしてもフアニータの命を救える可能性は非常に小さいということだった。しかし可能性は、治療が無益だと見なせるほどに、今にも消え

そうなほどに小さいものだったのだろうか？　以上のことを整理した上で、彼らはさらに考えなければならない点があることも無視できなかった。彼女はアメリカ合衆国の市民ではなく、それゆえ治療を受ける権利を法的には（メディケイドの下では）有していなかった。したがって、フアニータは治療を受ける権利を倫理的に有しているのかそうでないのかが問いとして浮上してきた。合衆国の稀少で高価な資源を、それも公的医療保険プログラム（メディケイド）の一部として合衆国の納税者によって支払われた資源を、医師が市民ではない者たちに提供することは、公平なことなのだろうか？　稀少な資源を倫理的に分配する方法についての問いは、哲学者たちが分配的正義の問題と呼んでいるものである。

　正義にかなった社会において人は、利益と負担の公正な分配を達成しようとする*1。フアニータの事例では、利益とは明らかに、彼女の命を救うかもしれない医学的治療のことだった。しかし彼女もその家族の誰も、その病院でのケアに対する支払いにつながる負担、たとえば税の割り当てに参加していなかった。（皮肉なことだが、〔もし彼女たちがアメリカ合衆国の市民であったとしたら〕、もちろん、貧困であるがゆえに、彼女たちは自らが受け取る福祉サポートと比べて、アメリカにおける税を支払うのに十分なほどの所得を得てはいなかっただろう。しかしそれでもなお、彼女たちは税負担を含めた市民としての義務を負わされていただろう。）

　この例において、フアニータに対して骨髄移植をすべきか否かという問いは、資源配分と無益性の双方の問題を引き起こす。資源配分に関しては、受け取ると思われる医学的利益の見込みおよび質の相対的な低さが一つの関心事である。すなわち、この治療を受けるかもしれない他の患者と比較して、フアニータが受け取る利益の質と見込みは乏しいものだったのだ。治療の潜在的利益の評価は無益性を判断する上での基礎にも含まれるが、その場合には他の患者と比べてではなく、患者個人について評価がなされる。もしフアニータ自身が移植から受け取ると思われる利益の見込みあるいは質が最低限と見なされる閾値に届いていないならば、医学的無益性を根拠としてその移植は差し控えられうる。

1.　資源配分と無益性、それぞれの含意

　フアニータに対して何をすべきか、その意思決定に医師たちは全力で取り組んだ。彼らが悩んだのは、フアニータの状態および治療見通しに関する評価の客観性についてであった。フアニータの母親が法的に医学的利益を受ける権利を有しているアメリカ人の納税者ではないという理由で、彼らは、積極的かつ高価な骨髄移植という試みの成功見込みを無自覚のうちに過小評価してしまっていなかっただろうか？　別な言い方をすれば、医学的無益性を不適切な形で引き合いに出すことをしていなかっただろうか？　あるいは、その子に対して感情的な結びつきを強く感じていることによって、この限られていて非常に高価で、そして結局のところ彼女を救うことはないことがほとんど確かであるような医学的処置に対して、彼女が法的に適格でないことを彼らは受け入れることができなかったのではないだろうか？　すなわち、資源配分を不適切な形で引き合いに出すことをしていなかっただろうか？　彼らの苦闘の根底には何があったのだろうか？

　一つのありうる説明は、資源配分に対して私たちが共通に連想する歴史的文脈および含意の中にある。資源配分の必要性を認めれば、社会のメンバーの誰一人として他の誰かより価値が低いとか望ましくないとか見なされるべきではないという、大切にされてきた一つの理想が損なわれてしまう。資源配分は、異なる人々の要求に対するウェイトづけを含むため、その本性からして差別的である。これと対照的に、無益性は、あくまでただ一人の患者に対して治療が生み出しうる利益に関するものである。患者間で比較を行うことはない。とはいえ、パラドックスは生じる。最善の努力を行ったにもかかわらず病のために亡くなってしまった患者に直面したとき、医師が、実際には治療が失敗したのであっても、「その患者は治療に失敗した」と報告するのはよくあることだ。

　医師の苦悩の背後にはおそらく、資源配分という概念の中に不気味な何かがあるという感覚がある。過度の単純化によって、悪化し続ける医療コストを単一の有害な影響——多すぎる弁護士、強欲すぎる医師、強大な医療保険企業——に帰してしまう人々もいる。そのような人々は、人々が今よりもっと寛大

で、もっと純粋な心を持ってさえいれば、資源や財政の制約は消し去ることができると考えている。そして社会が、自己利益の影響力を無効にすることができさえすれば、資源配分〔の必要性〕も一緒に消え去るだろうと論じる。無益性が喚起する関心はこれとはかなり異なる。この概念が示すのは単純に、できることは何もないということである——医師は価値を背負った判断を下しているのではなく、ただ客観的事実を報告しているだけであるかのように。無益性は、資源の不足あるいは寛大さの失敗ではなく、ただ人間の能力の限界を示すものなのである。

2. 無益性と資源配分に対して
   ますます大きな注意が払われている理由

そもそもなぜ私たちは資源配分と無益性について論じようとしているのだろうか？　これら二つのトピックが近年になって大変な注目を集めてきたのはなぜなのだろうか？　明らかにその原因となっていると思われる多くの要素が存在する。

ヘルスケアコストの上昇

ますます大きくなる公的および専門的な関心の原因としてはじめに挙げられるのは、上昇しているヘルスケアコストである。ヘルスケアの価格は他の消費財の価格よりも速いペースで上昇してきた。第3章で論じたように、ヘルスケアへの支出は1年あたりおおよそ2.5兆ドル、1人当たり支出で見ればざっと6600ドルに達している[1]。

最近の数字を以前の年度のものと比べてみることで、その重要性はよりうまく伝わるだろう。たとえば1960年には、国全体のヘルスケアの支出は国民総生産〔GNP〕（今では国内総生産〔GDP〕と呼ばれる）のちょうど5.3％を示し、1970年には7.4％を示した。1985年までに数字は10.7％まで跳ね上がり、今では17％を超えている。このようなヘルスケアへの支出の増加は、経済成長と生産性の増進だけでは説明できず、経済の他の領域からの資源の移転によるものである[2]。これらの経済的事実に導かれ、多くの人々がヘルスケア支出に

対して「蓋をする」ことを要求している。限界を定めるべきだというこの要求に対する一つの直接的な応答が、ヘルスケアに関わる資源配分への注目の高まりなのである。医学的無益性をめぐる議論が、同様の経済的状況に対する間接的な応答であることは疑いない。しかし、この事実を認めても、医学的無益性の定義の追求が無価値になるわけではない。結局のところ、ヘルスケアコストを抑制する最も魅力的な方法は、システムから贅肉を落とすことであろう[3]。無益な治療は、その定義からして利益のないものであるから、最初に取り組むべきものである。

　他方で、稀少性の条件下では、利益のある医学的処置でさえ否定されてしまうかもしれない。利益につながる資源でさえも稀少な場合には、問題は資源配分するかしないかではなく、どう資源配分するかである。資源配分は明示された形でなされるのだろうか？　あるいはそうではなく、事実上の資源配分は秘密裏に、非体系的なやり方で進行するのだろうか？　たとえば臓器移植の場合、潜在的なレシピエントはドナーの数を大幅に超過しており、資源配分が必要なことは明らかである。また、医療サービスを提供するために必要な資源に深刻な欠乏がないような場合であっても、医療ケアのために支払われるお金それ自体に限界がある。たとえば、12% か、17% か、あるいは 25% かわからないが、国内総生産のうちヘルスケアに当てられる量に上限が生じるのは避けられない。上昇し続けるヘルスケア支出が、たとえば教育、運輸、法の執行、環境といった他の社会的財から公的な財源を移転することになる理由はこれである。それゆえ医学的治療は、利益とともにコストも基準として、評価され、比較され、配分されるのだ。

ハイテク医療の発展

　無益性と資源配分というトピックが最近になって一層大きな注目を集めている二つ目の理由は、医学の成功、およびハイテク医療の発展と関係がある。「ハイテク」ということで私たちは、次のような装置および処置のことを述べている。すなわち、現代科学に基礎づけられていて、より単純な癒しの技法と対立するもの。新しく、長く受け入れられてきた方法と対立するもの。科学的に複雑であって、常識的なアプローチとは区別されるもの。安価な治療に比べ

てコストがかかるもの。広く用いられるというよりも限定的で、専門性のもとに特定の技術を使用するものである[4]。

　歴史的に見れば最近になって利用可能になった、新しくそして効果的な医療技術が、無益性と資源配分の両方の問題を表面化させている。新しい技術が発展する初期段階では、問題はそれが効果的かどうかを確定することにあるだろう。新しい治療の有効性が確立された後に、新しい技術は、限られた資源の分配における正義の問題を提起することになる。これは部分的には、技術開発者たちが利益を最大化し、またその技術の研究、開発、そして供給に伴って生じる高いコストを回収する方法を探し求めることに原因がある。技術開発者たちの市場戦略はしばしば、技術の新たな利用法の宣伝を伴う。病院という空間、保険の適用範囲、およびトレーニングを受けた職員に対して、新たな技術がそれぞれ他のものと競合することは避けられない。そもそも、臨床場面において新しい技術を利用できるようトレーニングされた医療従事者の数は限られているかもしれない。より多くのヘルスケア提供者がトレーニングされるほど、その新たな医学的進歩を利用する対象となる患者をより多く探し求めるようになることは避けられない。

　このように知らぬ間に進行する本来の目的を超えた新しい技術の拡大は、軍隊が「終わりの見えない作戦」と呼ぶものの医療版と見なせるかもしれない。新しい技術がはじめに姿を現したときには、ほとんど常に配分がなされるが、その理由は何よりも〔量的に〕限りがあるからである。後になって当の新しい技術がより広まっていったとき、配分がなされる理由は、その拡大適用が明らかに高コストであり、そして患者内の特定のグループに対してかろうじて利益があるのみであるからである。そのような配分が公的に提示された基準に従って、明示的になされることはほとんどない。暗黙のうちに、承認も審議もなしになされることのほうがずっと多いのだ。

　新しい技術によって引き起こされる倫理的問題は、それがより広く利用可能になった後には、稀少な医療資源を正しく分配するという問題からその不適切な利用を制限するという問題へと移る。新しい技術の魅力にとりつかれれば、時としてその利用やそれが集める財政的報酬に結びついた威光も相まって、過剰な使用が奨励されるかもしれない。このことは医学的無益性という倫理的問

題を悪化させる。これは医療においてよく起こる物語である。新しい技術は、はじめのうちは患者の中でも利益を明確に示すことのできる限られたグループに対して用いられる。しかしすぐに、技術の「適用」は拡大する。かろうじて利益を得られるというだけのより多くの患者たちが、その治療に対して「適格」となる。（これは嘲笑を込めて「ハンマーと釘」現象として言及される——ハンマーにとって、あらゆる問題は釘なのだ。）

　たとえば、腎臓透析療法は——そもそもは一時的な腎不全から回復するまで患者の生命を維持するために開発された劇的な技術であったが——今や極めて頻繁に、腎不全が不可逆的なものとなっている患者の生命を維持するために用いられている。第3章で論じたように、このような技術の〔適用対象の〕拡大は社会によって明示的に（そして直情的に）認められた。そのとき議会は、透析機械に繋がれた患者たちを大々的に扱った感情的なヒアリングによって動かされ、末期腎臓疾患プログラムを成立させたが、これは治療を必要とするあらゆる患者に対して、それをカバーするだけの資金援助を保証するものであった。社会が是認しなかった、あるいは想像さえしなかったのは、今日起きているような腎臓透析の多数の利用である。そこには意識のない、永続的植物状態にある患者の生存を維持することも含まれているが、そのような人々は何の利益も受け取ることはないだろうし、また進行した転移性のがんの患者の生存を維持することも含まれているが、彼らが病院を離れられるほどに回復することも決してないだろう。

　また別の医学的介入、経管栄養は——そもそもは経口で食事をとることができないがそのほかの点では自らの生活から利益を得ることができる患者に対して用いられたが——永続的無意識状態の患者に対してまで〔その適用が〕拡大された。二つの州、ニューヨーク州とミズーリ州では、州議会がはっきり次のように述べた。家族のメンバーおよびその他の患者に近しい人々は、患者が医療についての代理委任状にサインしているのでない限り、この治療を拒否する権限を一切持たない、と。この代理委任を利用するだけの慎重さを有していたのは、これまで患者のうちのほんの小さな割合でしかなかった。

　技術とその適応の拡大についてのもう一つ別の適当な例として挙げられるのが、心肺蘇生（CPR）である。この手続きもやはりまた、そもそもは急性で一

時的、かつ概ね回復可能な医学的状態にある患者のために開発された。たとえば心筋梗塞（心臓発作）に付随して生じる突発的な心停止などである。しかし今日では、心肺蘇生は心停止を経験したあらゆる人に対して、その背景となる疾患あるいは生活の質（QOL）と無関係に、試みられている[5]。

　心肺蘇生についてのこの「推定要求（presumed demand）」方針は、生命倫理学者であるトム・トムリンソン（哲学者）とハワード・ブローディ（医師）を次のような問いへと導いた。なぜ心肺蘇生の実施は、あらゆる他の治療でなされているのと同じように熟考されることなく、無計画に着手されるのか、と[6]。彼らの（そして私たちの）見方に従えば、医学的無益性を根拠に心肺蘇生の実施を差し控えるというあらゆる決定は、医師の専門職としての責任および専門的技術の範囲内にある。他のあらゆる治療においてそうであるように、心肺蘇生の実施は、それが患者にとって利益となりうる場合にのみ提供されるべきである、と彼らは論じる。

　資源配分と対照的に、この抗議の主眼は、患者グループの必要を満たすために用いられうる資源あるいは人員が限られているということにあるのではない。むしろ、患者個人に対して治療が医学的に有益ではないということにある。当然、疑い深い人は次のように問うだろう。「資源配分を覆い隠すために無益性が引き合いに出されているのではないか？　無益性の問題は、資源を制限するための競合なしに提起されているだろうか？」と。

社会の高齢化

　無益性および資源配分に対してより大きな注目が向けられるようになった第三の要因は、社会の高齢化である。1800 年以降、ほとんどの先進国において高齢化が進んできたが、そのペースはここ数年で大きく加速した。たとえば、1900 年以降、アメリカ合衆国では 65 歳以上の人々の数が 8 倍まで増加するということが見られた。この国で最も速いペースで増加した年齢層である 85 歳以上の人々は、1900 年と比べてその数において 21 倍になっている。高齢の人々は同時にヘルスサービスの最大のヘビーユーザーでもある。65 歳以上の人々は合衆国の人口のおよそ 12% に相当するが、研究費を除いたヘルスケアへの個人的な支払額の国内総計のうち、おおよそ 3 分の 1 を占めている。

　社会の高齢化という現象は、何人かの人々に、高齢者の延命のためのヘルス
ケアに公的資金を注入することへの疑問を抱かせた。カーネギー・メロン大学
の経済学者であるアラン・メルツァーは、国民総生産全体のおよそ2％が6か
月以内に死亡する人々へのメディケアの支出に用いられていることを指摘して
いる。「それは無駄だと私は思う」と彼はそっけなく付け加えている[7]。倫理
学者のダニエル・キャラハンは、もし仮に寿命を延長する医療ケアに制限がな
かったとしても、高齢の人々自身は賢明にも、限られた自然な寿命を遂げるこ
とを甘んじて受け入れるだろうと述べている[8]。この提言は、年老いた人々の
寿命を延長するための治療に対する公的投資は何の医学的利益も生み出してい
ないと述べるものではない。そうではなくてむしろ、そのような治療は広い意
味で無益だと言っているのである——高齢での死は不可避であり、それゆえ、
限界を受け入れることは適切なのである、と。

　メルツァーおよびキャラハンによって示唆されたこの広い意味での無益性を、
私たち自身の定義と混同するべきではない。キャラハンの定義は医学的基準、
たとえば高齢の患者に対して医学的利益を達成する見込みは乏しいであるとか、
高年齢グループにおける医学的利益は質が低いであるとか、そういった基準に
基礎づけられているものではない。実際のところ、キャラハンのようなアプロ
ーチを維持することは困難であろう。というのも、年齢と、さまざまな医学的
介入に伴う帰結としての死亡率あるいは罹患率との間には、有意な相関は一切
存在しないということを示すエビデンスが積み重ねられているからであり、そ
してそれらのエビデンスの中には、病院内での心停止後の心肺蘇生や〔診断目
的の〕冠動脈造影*2、肝臓および腎臓移植やその他の外科手術、化学療法、お
よび透析の後の生存者も含まれている[9]。キャラハンは、無益性の概念を医学
的基準によって基礎づけるのではなく、厳密に年齢に基づいたアプローチを用
いて、高年齢層について線引きをしようとしている。これとは対照的に、私た
ちは無益性を医学的なアウトカムに照らして定義しており、介入の無益性と患
者の年齢との間にいかなる必然的な相関関係も認めていない。

　高齢であるほうが得られる医学的なアウトカムが一貫して乏しくなるという
ことを示すエビデンスはないにもかかわらず、近年では高齢の人々が、無益性
だけでなく資源配分に基づいて、ケアの拒否の対象となっている。年齢ベース

の資源配分の魅力は、部分的には、高齢のアメリカ人集団はどんどん膨れ上がっており、そして高齢者をケアするコストは不釣り合いなほどに高いという事実に帰せられる。年齢に基づいたヘルスケアの配分は倫理的あるいは哲学的に適切なものであるとすべての人が同意しているわけではないが、そのような提案を支持するいくつかの議論が提起されている。生産性に依拠する議論においては、救うことのできる生存年、抑えられるコスト、あるいは公共善への貢献を最大化するという目標が、高齢の人々に対するヘルスケアに限界を設けることで最もうまく達成されると考える。また別の議論は、もしそれぞれの人が自らの人生を、そのうちの特定の瞬間ではなくむしろその全体を見通して捉えるならば、彼らの熟慮の上での選好は、高齢期ではなく若年期により多くの医療資源を分配しようとするだろう、と主張する[10]。

患者の自律の限界

　無益性および資源配分に対するより大きな注目の、その最後の基礎は、患者の自律に対する限界がますます広く認識されるようになっていることである。1960年代初頭を始まりとして、患者の自律を尊重するという倫理原則が生命倫理の領域を支配し、医師のパターナリズムという古い規範に取って代わった。「医師は最善を知っている」という格言が、決定能力のある（competent）患者の選択を尊重するという倫理に取って代わられたのだ。自律はロバート・ヴィーチのような倫理学者によって、他のすべてに優先する倫理的価値として、すなわち、善行など他の対立しうる倫理的価値に優越するかそれらを帳消しにするものとして、高らかに喧伝された[11]。

　自律は医療にとって大いに必要とされる中和剤であったが、しかし自律を「切り札」（すなわち他のあらゆる価値に優先する価値）と見なす見方に対する異議はますます多くなっており、それにはさまざまな根拠がある。そしてまた、患者は自らが望むケアを何であれ受ける権利があると主張し続けている者もいるが、今日ではほとんどの生命倫理学者が、自律的な患者に選ぶ権利があるのは、医学的に適当な（すなわちケアについての専門職の基準によって支持される）選択の範囲内でのみであると考えている。患者が医療ケアへの権利の行使を追求する際には、患者のその要求に対して確立された、あるいは理論的な医学的基礎が

あることが必要条件となる、という強力な主張を最初に行ったのは、アラン・
ブレットとローレンス・マックロウであった[12]。医学的利益が少なくともわず
かにはあるというのでなければ、医師と患者の相互関係の重要な点がまるごと
消えてしまうと彼らは論じている。

　無益な蘇生措置についての意思決定をなす道徳的権限は、患者あるいはその
家族が専有しているわけではなく、むしろ医学界の側に存する、という見解を
支持する人々もいる。医学界には、彼らの能力が提供される目的について専門
的なコンセンサスを確立する権利があると彼らは考える。たとえば、特定の患
者グループに適用される医学的治療のアウトカムについての文献の蓄積に基づ
いて、医師と倫理学者は、いくつかの事例においては特定の治療を提供するこ
とを差し控えるか、あるいは自制するべきだと論じてきた。たとえば、途方も
ない火傷を負った患者、生存して急性期病院から退院するという合理的な可能
性がまったくない患者、軽減されることのない苦痛と引き換えにただ一時的に
延命されるだけの末期疾患の患者、重篤な疾患があり予後が不良で生存も疑わ
しい小児、認知症を発症している末期疾患の患者に対する心肺蘇生の実施——
たとえ患者家族が積極的な治療を望んでいたとしても——がそこには含まれ
る[13]。

　患者の自律を、対立するあらゆる議論および価値に対する切り札とすること
への異議のもう一つの根拠は、ヘルスケアの資源が稀少であり、それらの資源
に対する患者たちの要求が満たされるずっと前の段階で枯渇してしまうかもし
れないということにある。ヘルスケア提供者の倫理的役割として、今や資源の
分配についての正義と個別の患者の利益を守る責任との間でバランスを取るこ
とが求められるのだと、多くの人が論じている。これまでと同様に、ヘルスケ
アの専門職に対し、患者の要求を満たし患者の福利を促進することにのみエネ
ルギーを向けることを迫る人々もいるが、多くの人は今では、医師は患者が受
け取る正当な権利を有するところを超えた水準の資源を患者に費やす義務を負
っているわけではないし、医師は患者の要求を満たすために彼ら自身の道義心
や専門職としての誠実さ、あるいは個人的な福利を犠牲にしてはならない、と
考えている。また別の人々は、医師患者関係を資源の公正な分配を保証する社
会制度の文脈に置くことによってか、もしくは社会的に堅実な公共政策を策定

することによって、患者の要求は制限されるべきだと論じている。これらの意向を反映して、医療および生命医学的・行動科学研究における倫理的問題の検討のための大統領委員会は、その1983年の報告書『ヘルスケアへのアクセスを確保する』において、以下のことを認めた。すなわち、医療制度は、何かしらの活動を組織するための他のあらゆる制度と同じように、「個人の選択に対していくつかの制限を課す。……したがって、問題は選択に対する制限のうち、すべての人にヘルスケアへの公正なアクセスを提供するという社会の道徳的義務の履行と最も整合的なのはいったいどれなのかということにある。……適切な水準は有益であるかもしれないすべてのケア〔を実施するという水準〕よりは少ないものとなる以上、患者の選択は、患者が適切さを超過したケアに対して支払いを行うことができるのでない限り、その範囲に関して制限されることになるだろう」[14]。

　無益性および資源配分についての、共有された歴史的、人口統計的、経済的、そして倫理的背景が明らかにしているのは、無益性についての判断と資源配分についての判断とを完全に別個のものとして扱い続けることはできないだろうということである。治療の無益性について議論されているときにはいつでも、その議論の背景には経済的なコストや文脈が潜んでいるだろう。しかしながらこのことによって、この二つの概念が同じことを意味していること、あるいは治療の差し控えあるいは中止について同じ倫理的裏づけを与えていることが示されているとはとても言えない。次の節で議論するように、無益性と資源配分には共通の特徴もあればそれぞれに固有の特徴もある。たとえ、極めて利益の低い治療についての資源配分の基準〔を決めること〕が、医療制度改革の重要な一部分であるように思われるとしても、私たちが論じてきたのは、無益な治療は、もしその治療が（仮に）安価で豊富にあったとしてもなお、提供されるべきではないということなのだ。

3．無益性と資源配分に共通の特徴

　ファニータの例で示されたように、医師が無益性と資源配分を混同してしまいがちであるのは珍しいことではない。それどころか、無益性と資源配分への

注目は歴史において同じ瞬間に生じたものであるがゆえに、二つの概念はしば
しば同時に存在しており、ヘルスケア提供者やその他の人々にとって区別しづ
らいものなのかもしれない。したがって、共通の特徴とそれぞれに固有の特徴
とについて、説明することが有益だろう。

　無益性と資源配分は、資源配分が医学的利益の質もしくはその見込みのいず
れかに基づいているような状況においては、共通の基礎を持つ。第一に、医学
的なアウトカムの質が最も低くなる人々の優先順位を低くする形で資源配分が
なされる状況では、治療もまた、特定の医学的なアウトカムの質は無益だと見
なされるほど並外れて低いという判断に基づいて、差し控えられるかもしれな
い。アウトカムの質が医学的に無益だと述べることは、介入によって達成され
る結果が医学的なアウトカムについての最低限の閾値を下回っていると判断す
ることである。要するに、もし治療によって達成されうる最善の利益があまり
に乏しいならば、その治療は無益と見なされるべきであり、実施されるべきで
はないのである。

　同様に、医学的利益が得られる見込みの低さに基づいた資源配分は、特定の
アウトカムを達成する可能性の乏しさに基づいた無益性評価と類似している。
ここでもやはり、この意味での医学的無益性は、受け入れ可能な医学的目標を
達成する可能性が最低限と見なされる閾値を下回る、という考えを表している。

　無益性と資源配分の間の最後の類似性は、それらの決定を達成し実施するそ
のやり方に関わっている。これは明示的に述べられたものから決して口に出さ
れたことがないものまで、公的に擁護されたものから密かに成し遂げられたも
のまで、そして倫理的に支持されるものから倫理的に擁護不可能なものまで、
多岐にわたる。

　無益性と資源配分が同化する特に印象的な例は、オレゴンヘルスプランにお
ける「ヘルスサービスの優先順位表」（2008 年 4 月 1 日）の中に見られる。その
リストの一番下には、次のような診断内容が置かれている。「効果的な治療も
行わなければならない治療も一切ない神経学的状況」、「効果的な治療も行わな
ければならない治療も一切ない呼吸状態」、「効果的な治療も行わなければなら
ない治療も一切ない心臓や血管の状態」、「効果的な治療も行わなければならな
い治療も一切ない頭蓋内状態」などなど。こういった状況は予算上の限界に根

拠づけられた最低限の資金投入水準のずっと下にあるため、それらの治療は資源配分を理由として、提供されないだろう。しかし明らかに、定義の問題として、効果がないとされているあらゆる治療は、医学的無益性を理由としてもやはり提供されるべきではない。

　実際のところ、私たちが関心を持っているのは、医学的無益性をめぐる議論に加わっている人々の何人かにとっては「それはお金の問題でしかない」のであり、したがって誰かに支払いをする意思がある限り、医療は自らを「最古の職業」〔売春のこと〕の隣に位置づけて「どんなことでもする」べきだと暗に述べられていることである。このような見方が広がっていることは、ベビー Kの事例に対するマスメディアの報道において明らかになった。ベビー K は無脳症の（脳のほとんどの部分を、すべての高次脳領域を含めて、生まれつき欠損した）赤ん坊であり、医療技術によって 1 年以上も生存したのだった（第 10 章参照）。医師たちは母親に対して、その赤ん坊は治療から何の利益も得ておらず、それゆえ延命は無益であるという理由から、それ以上の医学的治療の中止を受け入れるよう説得を試みた。しかし母親は最大限の救急医療ケアと延命のための治療が継続されることを要求して、裁判所に訴えた。マスメディアの報道はこの問題をめぐる混乱を伝えた。たとえばニューヨーク・タイムズはこう断言した。「赤ん坊の治療を求める裁判所の命令が倫理をめぐる議論を喚起する」。その当惑した小見出し（「いったいどの段階で治療はその費用分の価値を持たなくなるのだろうか？」）が、新聞が持つ関心の範囲の中での、倫理的な議論の内容について示していた。すなわちその議論は、何かしらの認識を得る可能性がまったくなく、まして何かしらの利益を〔治療から〕得る可能性もまったくない状態にある身体の機能を医師は維持し続けるべきなのかどうかについてではなく、むしろ、そのような企ては金銭に見合うだけの価値を有しているのかどうかについてのものであったのだ。この問題はもちろん私たち全員に関連するはずである。この道徳的規範および専門職としての基準は、社会が医療に対して課したいと望んでいるものなのだろうか？　医師たちの自己理解の仕方とはこのようなものなのだろうか——誰かが支払いを申し出る限りどんなことでも行うつもりだ、と？

4.　無益性と資源配分のそれぞれに固有の特徴

　無益性と資源配分が意味するものに共通性があるとしてもなお、さまざまな区別に注意が向けられなければならない。何より第一に、無益性は明示的な分配的意味を持つものではない——すなわち、患者グループ間で比較を行うわけではなく、単一の患者に適用される特定の原因と結果のロジックに言及するものである。したがって、得られる医学的利益の質とその可能性に依拠した資源配分は無益性と部分的に重なり合っているものの、違いもまたあるのである。資源配分が稀少な資源から利益を得ることになる患者たちの間での優先順位を示すのに対し、無益性は特定の医学的介入が特定の患者に対して生み出す利益の見込みあるいは質が受け入れがたいほど低いことを意味する。それゆえ、ファニータの事例において、医学的無益性についての判断がつまるところ次のような問いへと至るのは必然であった。ほかにもっと〔その治療を〕受けるにふさわしい人がいるかどうか、あるいはより大きな利益を得る人がいるかどうかに関係なく、この患者においてその治療が受け入れ可能な医学的転帰を達成するという理にかなった可能性が少なくとも存在するのか？

　無益性と資源配分の間の差異の第二の要点は、資源配分のための基準は無益性を定義するための基準よりもその対象となる範囲がずっと広いということである。たとえば、年齢、市民権、支払い能力、社会的効用、あるいは平等といった基準に依拠して資源配分を行うべきだ、と論じられることはありうる。しかしながら、医学的治療が無益だということを、それらの理由に基づいて説得的に論じることができる人はいないだろう。患者は年老いているかもしれないし若いかもしれないし、アメリカ合衆国の市民であるかもしれないしメキシコの市民であるかもしれない。そういった要因のうちのどれ一つとして、治療の潜在的利益にそれ自体として影響を及ぼすことはない。厳密に言えば、医学的に無益な治療が拒否されうるのは、患者の特定の医学的状況において、期待される転帰は医療の実践における受け入れ可能な目標に満たないだろうということが示されているときに限られる。

　これに関連する三つ目のポイントは、倫理的な資源配分は分配的正義の諸理

論、すなわち、社会の中でのそれぞれ異なる個人およびグループの間での負担と利益の公正な分配はいかなるものであるのかを私たちに教えることを目的とする諸理論によって、明確に表現された基準を満たさなければならないということである。これとは対照的に、医学的無益性の基準を決定し正当化する方法は、正義の諸理論に触れる必要がない。その代わりに、信頼できる実証データに基づいた医学的指標、およびコミュニティの価値観あるいは目標などといったものについての一般的な専門家の意見を参照する。言い換えれば、医学的無益性を考慮したケアの基準は医療専門職によって提起されるものであり、そして医療従事者およびその他の人々の間での幅広いコンセンサスに依拠して確立され承認されるものなのである。

　ここで模範とするのに適当なモデルは、脳死基準の観点に立つ、現在の死の定義にいたるまでの展開である。1960年代、心臓ペースメーカーおよび人工呼吸器の登場により、死の定義は曖昧かつ論争的なものになった。しかしながら、批判的な倫理的議論は結果として意見の収束と一貫した政策につながった。私たちは、医学的無益性を定義するために同様に活発な努力がなされるべきだと強く主張する。もし私たちがそのような努力を投じることができず、医学的無益性の定義をめぐる熟議と合意を達成することができなければ、混乱と、私たちの考えるところでは深刻な意味で有害な、判例法による決定と首尾一貫しない政策との寄せ集めを招くだけだろう。政治的な動機を有した「さまよえる部外者たち」は、単一の道徳的アジェンダを促進するための手段として利用するために、フアニータのような患者を病院から病院へ、そして州から州へと探し回ろうとするだろう。そのようなアプローチは、責任あるコンセンサスへと到達する可能性を持つ、誠意のある公共的議論と道理に基づいた会話を、妨害してしまうものである。

　無益性と資源配分の最後の相違は、資源配分が行われる状況がしばしば稀少性を前提にしていることにある。これとは対照的に、資源が豊富にありかつ安価な場合でも、無益な治療の拒否を論じることは可能である。たとえば、咳止め薬が安価かつ豊富にあったとしても、フアニータを担当する医師は、それを処方しても患者の医学的問題は軽減されないであろうという単純な理由から、その処方を考慮することさえないだろう。

5.　無益性と資源配分の心理学的なルーツ

　一つの否定しえない事実がある。私たちは資源配分と無益性のいずれにして
も、両手を広げて心から受け入れる事に、気が進まないのである。そのどちら
も、医療に対する無遠慮な目覚ましなのだ。無益性は医療をその台座から引き
ずり降ろす。そこから医療が学ぶことは、「ドクター、この苦難の前では、あ
なたは無力なのです」ということだ。どこにもたどり着かない努力を繰り返す
シーシュポスのように[*3]、現代の医師はあまりにもしばば、血迷ったように、
有益性の臨界点をとうに過ぎ去った医学的治療を継続する。しかし、そのよう
な努力は究極的には、その患者に利益を与える方向に進むことも、その病気を
癒す方向に進むこともない。
　資源配分が医療に対して伝えるメッセージはこれとは異なるが、やはり人間
の限界について教えている。そのメッセージは大きな声で次のように告げる。
「ドクター、あなたにはできることがあるが、しかし私たちはあなたにそうさ
せるつもりはない」。資源配分を担当するのは〔医師ではなく〕他の誰かである。
資源配分は、医師たちが要求した資源を彼らの手の届かないところに置くこと
によって、彼らの手を縛る。セイレーンの歌を聴きながらマストに縛られるこ
とでそちらに引き寄せられるのを防いだオデュッセウスのように[*4]、現代の医
師は資源の制約および監督委員会につなぎ留められているのである。しかし、
医師とオデュッセウスの比喩は正確ではない。というのも、オデュッセウスは
縛られることを要求し、セイレーンの魅惑的な歌声に屈服することのないよう
自らに対して誓いを立てたのだから。したがって、オデュッセウスの拘束が示
したのは彼の自制である。これとは対照的に、現代の医師が、課せられた制約
の下で神経をすり減らしているのは明らかである。彼らはトレーニングを通じ
て、患者の利益を促進するためにできることはすべてやるように教えられる。
しかしコストの抑制はいまだ、医学教育において教えられる問題のうちに含ま
れておらず、その教えは外部からやってきて、医師たちに閉塞感をもたらす。
彼らはしばしば、何とかして解放されたいと感じるし、開放されなければなら
ないとさえ感じる。医師たちはいまだに、自分たちの役割を、社会的責任を包

含するものとして定義していないし、おそらくは目の前の資源の制約を、ヘルスケアを割り振るための正しい基準として認めていないのだ[15]。

　無益性と資源配分は、医師の統制と優越に対して挑戦することで、医療のまさにその基盤をぐらぐらと揺さぶるのとまったく同じように、科学と医療に対する執拗な信用に挑戦することで、社会をも揺さぶっている。資源配分は、医療の成し遂げた成果をすべての人が受け取ることができるわけではないという、異論の余地のないメッセージを伝える。（何年もの間ずっと、医療制度改革についての多くの議論のすべてにおいて、たくさんの政治家が一般の人々の間の恐怖心を煽る目的で、無責任に「資源配分！」という言葉を呪文のように唱えてきた —— まるで非合理的な資源配分はいまだ存在していないかのように。）無益性は、科学がなしてきた多大な進歩にもかかわらず、その知識と力には究極的に限界があることを社会に思い出させる。医師たちは、私たちの死すべき運命を捨て去り、死を永遠に先延ばしすることはできない。結局のところ、私たちの共有する運命の一部分として、死そのものも死すべき運命も謙虚に受け入れなければならない。

　これらのメッセージは、命を救う医学的治療に関わる場合にいっそう不吉なものとなる。命を救う治療について資源配分を行うということは、命それ自体でさえ無条件の価値を持つわけではないということを暗に意味している。命ですら、私たちがどんな代償を払ってでも手に入れようとするものではないのだ。ここで資源配分が伝えていることは、単に私たちはそのすべてを手にすることはできないということではなく、私たちは究極的に犠牲を払わなければならないということである。無益な生命維持治療の中止はこれと同様にまったく魅力のない考えを告げている——命それ自身が危険にさらされているとき、洗練された科学的方法のすべてを用いても、それを救うには無力かもしれない、と。

　すでに指摘してきたように、無益性が運んでくる過酷なメッセージを和らげることができるのは、医療が患者をケアすることによりいっそう大きな重きと価値を置く場合のみである。無益な治療に対して No と言うことは、患者に対して栄養補給を継続し安楽を提供し続けることと矛盾しない。しかしながら、残念なことに「アメリカ合衆国の医療においては、英雄的達成という理想がますます愛情に満ちた世話（nurturance）に影を投げかけるようになってきている。……技術的な進歩は繰り返し、医師患者関係を犠牲にすることでもたらさ

れてきた」[16]。このような事態は避けられないものではない。無益性を認めることによって、医師はそのような事態を変更するよう求められている。

　資源配分に関しても、同様の論点が当てはまる。コストの高い医学的治療に対して No と言うことは、人格に対する尊重を示すことと両立するはずである。しかしこの両立が見出されるのは、資源配分が正義によって適切に調節されている場合のみであるだろう。資源配分が好ましいものとなるとすれば、それはすべての人が基本的なサービスへのアクセスを享受できるという条件のもとで行われる場合に限ってのことである[17]。

　医療にとって——実際のところ、私たち全員にとって——なすべきことは、困難な選択を逃れることによって退却することではなく、そうする代わりに、私たちの思いやりと共同体の感覚を持続させ、さらには強めさえするようなやり方で、医療の限界を理解することなのである。

第 6 章

───────────────────────────────

訴訟にあふれた社会における医学的無益性

　1988 年のある夏の日、生後 6 か月のサミー・リナレスは、生涯最後となる誕生パーティに参加していた。会の賑わいも半ばに差し掛かった頃、彼は空気の抜けた風船を喉に詰まらせてしまった。父親のルディー・リナレスが何が起こったのかに気づいたときには、すでに赤ん坊は顔面蒼白で意識がなかった。半狂乱になった父親は、人工呼吸を試み、そして赤ん坊を抱えて、助けを求めて近隣の消防署まで半ブロックを駆けぬけた。そこにいた消防士が〔赤ん坊が飲み込んだ〕風船を取り出し、蘇生のための努力を続けた。しかし、救急車によってその子がマクニール病院の救急治療室に運び込まれるまで、医師も看護師も心拍および血圧を回復することができなかった。その時までに、すなわちその子が窒息してから自発的な心拍が再開されるまで、おおよそ 20 分が経過していた。

　ラッシュ長老派セントルークス医療センターの小児集中治療室で命が続いていた 9 か月の間、心臓は脈を打ち続けていたが、サミー・リナレスが意識を取り戻すことは決してなかった。医師たちは何度も人工呼吸器を外そうと試みたが、その赤ん坊の脳のダメージは自発的呼吸を許さないほどに深刻なものだった。赤ん坊が意識を取り戻すことも人工呼吸器なしで生き続けることも決してないだろうと、医師たちはしぶしぶながら結論づけた。この時点でルディー・リナレスは、自分の息子が平穏のうちに死ぬことができるよう、人工呼吸器が外されることを求めていた。

　その赤ん坊のケアに当たっていた医師と看護師の全員が、永久に意識の戻らない身体を生きたまま保ち続けておくことには何の意味もないという点で父親

に同意していた。しかし、倫理と法の両方において、このような環境下での生命維持の中止を許容するような先例があったにもかかわらず[1]、医師たちは病院の顧問弁護士の助言を求めることを選んだ。顧問弁護士の返答は記録しておくに値する。「私たちがここで対処しようとしているのは法的な問題です」[2]。

　医学的問題ではなく、法的問題なのである。この驚くべき発言から明らかになるのは、医療専門職の責任という概念がいかに貧しいものになってしまっているかということである。人工呼吸器の使用を継続しないことに合意する前に、病院はリナレス一家に対して、裁判所からの命令を取得するよう要求した。病院の責任者たちがその要求の適切さを本当に信じており、また単に法的保護を求めていたのだとしたら、彼らが自ら裁判所に行こうとしなかったのはなぜだろうか？　最もありそうな説明は、病院の公的イメージについての懸念によって、患者の最善の利益が曇らされていたというものである。リナレス一家はすでに政府のメディケイドプログラムから50万ドル以上を受け取っていた。福祉を受けてきた赤ん坊の殺害者としてセンセーショナルに報じられてしまったならば、病院はタブロイド紙からの攻撃に無傷ではいられないのではないだろうか？　病院は、その評判を危険にさらすくらいなら、むしろ意識のない赤ん坊を無期限に生き延びさせ続けるつもりだったのだ。

　そうこうしている間もルディー・リナレスは、その赤ん坊を平穏のうちに死なせることを許してほしいと繰り返し要求し続けていた。あるとき、夜中に息子のもとを訪れた彼は、自らの手で人工呼吸器を外したが、しかし警備員が彼を地面へと組み伏せ、そして医療スタッフが機械を再接続した。

　9か月ののち、取り乱した父親は、彼の望みを実現するためによりいっそう捨て鉢の手段を取った。ある日の訪問の後に、彼は妻を先に帰すと、突然、銃を取り出した。集中治療室のスタッフを壁際に追い詰め、「わたしは誰かを傷つけるためにここにいるのではありません」と言って、彼は息子の人工呼吸器を外すと、その子が死ぬまで待ったのだ。〔誰かを〕傷つけるつもりはなかったことの証拠として、彼は病院スタッフが集中治療室から別の三人の患者を移動させることを許した。そして、医師が床を滑らせて渡した聴診器によって赤ん坊の死を確認したのち、ルディー・リナレスは、警察に自首した。

　病院執行部にとって驚きだったのは、彼らがひどく恐れていた報道機関のも

とにこの物語が届いたとき、一般の人々の怒りが病院に向けられたことだった——リナレス氏に対してではなく。州検事は殺人での起訴状を提出し、起訴の条件としてルディー・リナレスが精神医学的な評価を受けることを要求したが、陪審は殺人罪での起訴を拒否した。最終的にルディー・リナレスは凶器に関する軽微な罪についてのみ有罪となった。実際のところ、生命倫理の領域にいる私たちのうちの多くは、リナレス氏が有罪と見なされうる唯一の罪は、免許なしでの医療行為の実施だと考えた。なぜならリナレス氏は、彼自身の手による不器用かつかつ捨て鉢のやり方で、すべての医師と看護師がそうしたいと望んでいた——そうすべきだと考えていた——が、そうできなかったことを試みようとしたのだからだ。

1.　法律家に対する恐れ

　本章において私たちは、医療と法との相互関係について、特に医学的無益性を判定するためのケアの基準を確立するという論点に関して探究する。しかしまず最初に、近年のアメリカ社会における法という巨大な存在について認識しなければならない。いくつかの統計が役に立つだろう。1960 年から 1990 年までの間に、この国の法律家の数は、26 万人から 75 万 6000 人へと、ほぼ 3 倍になった。アメリカ弁護士協会によれば、近年ではおおよそ 110 万人の法律家が合衆国国内で活動している。人口全体に対する法律家の割合は、1970 年までは 10 万人に対しておおよそ 120 人でかなりの程度一定に維持されてきたが、今ではこの比率は 10 万人に対しておおよそ 300 人である——これは世界で最も高い[3]。ヘルスケアの領域においては、法律家は「防衛医療」として一般に知られている活動に寄与してきたばかりでなく、ヘルスケアの提供のあらゆる側面に影響を与えてきた。ワシントン・ポストの記者であるジェフリー・H・バーンバウムは 2005 年に次のように書いた。「ヘルスケアや住居建設など、多大な成長を遂げたアメリカの産業に、また一つの産業が追加された。斡旋収賄である。ワシントンにおいて登録されたロビイストの数は 2000 年以降 2 倍以上になり、3 万 4750 人以上となった。その一方で、ロビイストたちが新たな顧客に対して請求する費用の総額はほとんど 100% 増加した」[4]。2009 年の医

療制度改革をめぐる戦いの最中、製薬会社だけでも 2 億 4500 万円以上を〔ロビー活動に〕費やしたが、この額は他の問題に対してこれまで他の単一産業が費やしたどの費用よりも大きい。皮肉なことに、オバマ政権下での〔ロビー活動に対する〕新たな規制は、多くのロビイスト（そのほとんどは法律家であり、規制の抜け道を見つけるのに長けている）を地下に潜らせてしまった。「ロビイストに対するますます多くの規制はすべて、ロビイストであり続ける動機を削ぐものであり、登録を解除することができる人々はそうしようと真剣に考えている」と、「ベテランの政治的法律家」であるジャン・バランは述べた[5]。

　医療過誤対処システムが医療者の行動に悪影響を及ぼし、その最も重要な目的が患者を疾病から守ることではなく彼ら自身を訴訟から守ることにあるような検査や治療を行うよう彼らに促しているのかどうかは、継続的な論争のテーマとなっている。残念なことに、責任を負わざるをえないことについての恐れが、実際に医療実践を歪めてしまっていることを、最新の実証的エビデンスが示している。最近のある研究では、90% 以上の医師が、医学的判断の問題としてではなく訴えられることへの恐れから、検査を指示したり、診断手順を実行したり、患者に対してコンサルテーションを勧めたりしていると報告している[6]。そして、過剰処方によって生じる費用と危害をその他の影響（たとえば金銭的誘因や金銭的制約、積極的治療を求める患者の選好、医師監視機構からの要請、安全性と効率性について受け入れられた見解など）から区別することは容易ではないにもかかわらず、分析家たちはもうずっと昔に、「防衛医療は現実に起こっている現象であり、少なくともいくつかのとるにたりない、あるいは不必要なケアの理由を説明する」ということに同意していたのだった[7]。

　近年の医療過誤対処システムは、医療ケアを改善するよりもむしろ、実際のところ継続的に医療ミスを反復させてしまっている。というのも、訴訟の敵対的な性質は、責任を負わざるをえないこと〔に伴う危険〕から自身を守りたいと考えている医師たちの間に、いわゆる沈黙の文化を誘発しているからである[8]。陪審員によって決定された賠償金、和解金、およびそれらに伴う管理コストは総額で年間 100 億ドルに満たない――医療費に対するパーセントポイントで 2 分の 1 に満たない〔＝医療費支出の 0.5% より小さい〕――にもかかわらず、この種の浪費的な治療の帰結はそれらの損失を超えるほどに広がり、年間 600

億ドル、すなわち医療費支出全体のおおよそ 3% にのぼると推定される[9]。

　たとえば、1988 年、米国産科婦人科学会は、すべての妊婦について電子胎児モニタリング（EFM）を行うよう求める長年の方針を撤回し、リスクの小さい大多数の女性にとってもはや医学的に必要不可欠ではないと発表した。これに続いたいくつかの研究と合意声明はこの推奨を支持し、電子胎児モニタリングは、新生児のアウトカムを改善することのない、鉗子の使用や帝王切開といった潜在的に危険な介入的手術の実施率の増加に結びついていると強調さえした[10]。それでもなお、産科医の大多数が、「それが新生児の死亡率や罹病率を改善するものではないことを示す圧倒的なエビデンスにもかかわらず」[11]、この高価な技術の使用を続けた。なぜだろうか？　責任法についての専門家であるピーター・フーバーによれば、「法律家たちは電子胎児モニタリングに、陪審員の前で振るための、完全に技術的な魔法の杖を見出したのだ」[12]。司法が明らかに詐欺的な治療、とりわけがんの治癒を目的とした、レートリル*1、免疫増強療法、サーモグラフィーなどといった治療に夢中になっていたのはそれほど昔のことではない。それらの治療の費用への保険適用を求める患者たちによって起こされた裁判事例についてのある調査は、司法がしばしば、必要に応じて公平な専門家によって解釈される査読つきの科学的文献にではなく、「その保険者の主治医である臨床家か、あるいは問題となっている処置の保険適応に既得権を有している臨床家の証言」[13] に依拠していたことを明らかにした。驚くべきことに、利益相反によって腐敗した証言は、科学的客観性に関するいかなる主張についても適格性を喪失しているにもかかわらず、それらの法的審議において優先権を持っていた。

　注意深く合理的な医療を実施しようとしている医師たちが、法的な場面においてはその目標の達成を諦め、それゆえ科学的および医学的な問題に関して時にひどく恐ろしい誤りをもたらしたということに、何の不思議があるだろうか？　幸いにも、ダウバート対メレル・ダウ〔製薬会社〕裁判のアメリカ合衆国最高裁判所判決の結果として、こういったことはすべて変わるかもしれない。この判決は、第一審に「専門家の証言が、信頼できる基礎に依拠しかつ目下の課題に関連していることを確かめるという任務」[14] を課すものである。ダウバート判決は今や国全体にわたって、有害物質による不法行為の事例におけるス

タンダードとなったように思われる。それによって裁判所は、専門家の示すエビデンスが正当である場合でもそうでない場合でも、以前よりもずっと高い正確さを持って決定を下すことができるようになっている。いくつかの重要な審理において、ダウバート判決は、判事たちが法廷の場で、疑似科学、とりわけ疑似医療を許容しないことを保証する決定的な事例となった[15]。

　ニューヨーク州の病院を対象とした調査によって、次のような興味深い事実が明らかになった。さまざまな病院において帝王切開が行われた件数は、医療過誤についての苦情の件数に正比例していたという。帝王切開による出産とそれぞれの病院内の個別の医師に対する医療過誤の苦情との間に重要なつながりは存在しなかったため、研究者たちは〔医療〕実践の質が医療過誤の苦情を導いているのではなく、むしろ逆であると結論づけた。すなわち、医療過誤訴訟に対する医師たちの恐れが、外科的処置を実施したがる傾向を増加させていたのだと[16]。

　フーバーは次のように指摘している。「医学や航空技術のように技術集約的な専門分野においては、余ったハイテク機器や英雄的な手技、珍しい治療が常にごろごろと放置されている——それらは、かつて試みられたもの、物事をより良くするだろうと認められたかもしれなかったものだ」。彼は痛烈に付け加える。「念のためのCTスキャン、帝王切開、羊水穿刺、血液検査、あるいは胎児モニタリングは法律家によって、科学者によるよりもずっと早く、不可欠なものと認定されうる。そしてそれらの検査や道具は、それらが手元にないということが法的にリスキーなものとなったがゆえに、操縦席あるいは手術室に山積みになっている。不必要な、あるいは信頼のおけない検査や技術が増えてゆくにつれて、危機のただ中においてそれらが無視される機会も増える。そのことがいっそう多くの法的行為の機会を生み出すのである」[17]。

　このジレンマを社会が認識することが極めて重要である。すなわち、不必要な検査や無益な治療を（実証的なエビデンスに基づいて）排除することで、合理的で、常識的で、（費用効率に言及することのない）医療を実践しようという医療専門職の努力は、たとえごく少数の例外的な事例においてであっても、その専門職を法的な攻撃に対して無傷ではいられなくしてしまうのである。この葛藤は患者と家族に対して最も直接的な危害となりうるが、社会および医療に対し

て犠牲を払わせるものでもある。医師たち自身が、悲劇的で不運な医学的アウトカムを生み出す上で共犯となっている。この葛藤はまた一般の人々（および陪審員）に次のことを教育する重要性を明らかにするものでもある。すなわち、合理的な医療の臨床実践は、あらゆる状況において、考えうるあらゆる検査あるいは治療を行うことを含むわけではないということである。そのようにしてしまえば愚かなトレードオフが作り出されることになる。つまり、利益を見逃してしまうかもしれないという小さな可能性が、結果として大きな害がもたらされてしまうというより大きな可能性と置き換えられることになる。たとえば、偽陽性の所見によって行うことになった検査や治療によってもたらされる有害事象や被害、あるいは、集中的な医学的治療の副作用としてかなり頻繁に生じる生活の質（QOL）の全般的な低下がそれである。この警告はスクリーニングの領域にも同じように当てはまる。スクリーニングに関しては、乳がんおよび前立腺がんのアウトカムについての最近の調査が次のように述べている。「スクリーニングは、リスクの低いがんについての負担を増加させながら、より進行の速いがんについての負担を優位に減少させてはおらず、それゆえ期待されたようながん死亡率の減少をもたらしてはいないかもしれない」[18]。悲しいことに、実証的エビデンスに基づいたこの分別ある警告は、より多いこと（およびより高価であること）をより良いことと見なす多くのアメリカ人の憤慨をもって迎えられた[19]。良質な医療の臨床実践に対するこのような反論がこれからも続き、ヘルスケアの再構築に向けた試みを妨げてしまうのだろうか？

　これは無意味な考察ではない。乳がんの治療のための、骨髄移植を伴う高容量投与の化学療法の効率性についての研究が試みられたとき、研究者たちは予想外の障害にぶつかった。何年もの間、この議論の余地のある、負担が大きくそして非常に高価な治療について、一般的に行われている化学療法よりも効果があるということを示す、ランダム化比較試験に基づいた良質の実証的なエビデンスは存在しなかったのだ。それにもかかわらず、多くの患者が、保険会社にそのような治療に対して支払いをさせるために法律家を雇った[20]。多発転移乳がんのある患者たちは臨床研究に参加することや、あるいはその結果をただ待つことを望んではいなかった。彼らは新しい、まだ証明されていない治療を今欲しており、そしてそれが保険によって完全にカバーされることを求めてい

た。ある記者はこのプロジェクトについて、「対立する医師たち、自暴自棄に
なった患者、気乗りしない保険会社、攻撃的な法律家、そして収入に飢えた病
院からなるアリーナで」研究を行うことの複雑性を明らかにするものだと表現
した。しかし、大部分において、その責任は「患者に対して No を言う勇気の
ない」[21] 医師が負うことになると、その記者は述べた。悲しいかな、そのよう
な勇気の欠如の結末は、1980 年代から 1990 年代にかけての、推定 3000 万人
の女性の計り知れない苦痛であった。その女性たちが耐え忍んだのは、最終的
に、決定的なランダム化比較試験によって、一般的に行われている化学療法と
比べて寿命に対して何の改善ももたらさないことが示され、無益な治療である
ことが明らかとなった治療だった[22]。

　病院の倫理委員会のメンバーとして、私たちは二人とも、治療の差し控えお
よび中止についての方針の策定に携わってきた。この作業は医師たちの間に相
当な不安を引き起こしうるものである。たとえば、ある病院の倫理委員会が注
意深く方針の草案を完成させ、再検討のためにさまざまな診療科に配布したこ
とがあった。このとき、一人の医師が倫理コンサルタントに対して、その方針
の草案を何人かの「攻撃的な法律家」の目に触れさせ、どこに抜け穴があるの
か把握することを求めた。この栄誉を与えられた最初の法律家は、その草案を
見もせずに次のように応答した。「医師は訴訟を避けるために医療を実施すべ
きではない。患者にとっての最善のためにすべきだ」。倫理コンサルタントは
このアドバイスを委員会に持ち帰り、そしてこの方針はそれ以上何の騒ぎもな
く採用されたのだった。

2.　法に対する恐れと法律上の神話

　医師たちが時として患者とその家族に対して、法律上の責任についての誤っ
た恐れから、望まれていない、あるいは不適切な生命維持治療を強いてきたと
いうのは、皮肉なことである。哲学および臨床倫理の専門家であるランス・ス
テルは次のように指摘している。「[1976 年の] クインラン事件から現代に至る
まで、私たちの裁判所は、医師が生物学的存在それ自体を存続させる義務を有
するという概念を拒否してきた」[23]。クインラン事件の判決において、裁判所

は次のように断言した。「判決の要点は、認知的で知性のある生活へ復帰する
合理的な可能性に関する予後であるべきであり、それは生物学的に見て植物的
な存在として強制的に存続させられることとは区別される」[24]。合理的という
語は注意を払うに値する。この語はアメリカ合衆国の法学において非常に重要
な役割を果たしており、医療の臨床実践の指針としても役に立つかもしれない。
法律においては、たとえば殺人をめぐる審理のように被告人の命が懸かってい
る場合でさえ、裁判員はその有罪判決を、あらゆる疑いを退けるほど説得的な
証拠ではなく、あらゆる合理的な疑いを退けるほどに説得的な証拠に基づかせ
るよう忠告されている。合理性が判決の過酷さを和らげるのである。医師もま
たその判断を同様に和らげるべきである——医師がその能力を発揮することを
義務づけられるのは、奇跡的に成功する可能性がわずかでも存在するという場
合ではなく、成功する合理的な可能性がある場合なのである。

　次のことは繰り返しておくに値する。すなわち、生命維持治療の中止につい
て医師に刑事上の有罪判決がなされたことはただの一度もなく、医師で有罪判
決を受けたのは唯一、故意に患者の命を終わらせる行為を行った、悪名高い
「死の医師」（ケヴォーキアン医師）のみである。しかしその彼についても、非常
に多くの裁判員たちが、患者が自分自身を殺すことができるようにデザインさ
れた装置をセッティングしたと彼が率直に宣誓証言したときでさえ、彼に対し
て有罪を宣告することを拒否した。医師たちの休憩室に広まっているさまざま
な恐ろしいストーリーにもかかわらず、〔生命維持治療を中止することで〕患者を
死なせるという筋の通った医療上の決断が、裁判所によって医療上の過失と見
なされ、天文学的な賠償金によって威嚇されるようなことはない。医療および
法律の専門家に対して非常に批判的なとある論文の中で、法律の専門家であり
倫理学者でもあるアラン・メイセルは、そういった人々の「法律についての深
刻な誤解が医師、ヘルスケア施設、患者、そしてその家族に悲劇的な結果をも
たらしうる」と述べつつ、8つの「生命維持治療に関する決定について法律が
いったい何を許可しているのかをめぐる神話」をまとめている[25]。

　神話1：「法律によって特別に許可されていないあらゆる事柄は禁止されて
いる」。メイセルによれば、この神話は「医療従事者のうちの幾人かにとどま
らず、一般の人々、そしてさらに多くを知っているべきたくさんの人々——す

なわち法律家たち——によって大切に保持されている」。この神話がリナレス
の事例を悲劇へと導いた。なぜなら病院の法律顧問はまさに次のように証言し
たからである。「私は医療スタッフに、彼らが刑事告発に直面する可能性があ
ると伝えた」。このように助言することで、この弁護士は「最悪の仮説的シナ
リオを思い浮かべさせ、それに基づいて依頼人に対して最も保守的でリスク回
避的なアドバイスを与える、という役目を持つものと理解されているような雇
われパラノイア患者」の一人としての役割を果たしたのだった[26]。

　しかしながら、法律家のローレンス・J・ネルソンと医師のロナルド・E・
クランフォードが指摘するように、「経験豊富で博識な弁護士は、とりわけ医
師や病院を相手にする者であれば、抽象的な可能性ではなく蓋然性に基づいて
助言を組み立てるべきである。この事例において医師が殺人で起訴されるとい
う実践上の蓋然性は、ほとんど存在しないと言っていいほどに微々たるものだ
った。というのも根本的に、法律およびこの状況に関する事実は、非合法で悪
意に満ちた殺害だとぼんやりともっともらしく起訴することをさえ、支持する
ことはないだろうからである」[27]。

　もし法律家の間に法律についての無知が見られるのであれば、医師の間にも
広がっているだろう。実際のところ、法律についての無知は、終末期の命を引
き延ばすあらゆる最後の手段を差し控えることと殺すことは同じであると見な
す誤った理解とともに、ガルベストンの医療人文学研究所によって調査された
700人以上の医師の間に一般的に見られた[28]。究極的には、もちろん、患者を
治療するのは医療従事者であって弁護士ではない。それゆえ、医師たちの間に
広がるこのような態度がもたらす当然の帰結——すなわち、患者およびその家
族の不必要な苦しみと、無益あるいは希少な資源の不適切な利用——に関して
この調査を行った者たちが懸念を表明したことは、理不尽なことではない。

　神話2：「生命維持の停止は殺人あるいは自殺である」。私たちがすでに指摘
したように、連邦最高裁判所のクルーザン判決を含め、国中の裁判所の判決が、
次のことを明らかにしている。すなわち、医療現場における不適切あるいは望
まれていない生命維持装置の停止は、もし医師が適切な形で同僚とのコンサル
テーションや患者あるいは代理人との議論を行った上で、また不合意が生じた
場合には倫理委員会との議論を経た上で行為したのであれば、殺人でもなけれ

ば自殺でもない。裁判所がとっている立場は、それらの状況のもとでの生命維持装置の取り外しはただ自然本来の道を進ませるだけであり、そして死を引き起こすのは装置の取り外しではなく患者の病気である、というものだ。

　神話３：「生命維持装置が停止される患者は終末期にあるのでなければならない」。事前指示（リビングウィルあるいは医療に関する永続的委任状*2）の有効性について、これまで多くの州で終末期疾患の最終段階に限定されていたが、今日、事前指示はよりいっそう広い状況や治療に対して適用されている。とりわけ、連邦最高裁のクルーザン判決は州に対して、エビデンスに基づいた基準であれば適切と見なしたものを何であれ適用してよいと認めているのだが、決定能力のある患者あるいはその代理人に対して、当人が終末期疾患を罹患しているかどうかにかかわらず、栄養摂取や水分補給を含むあらゆる治療を拒否する権利を与えている。そして実際のところ多くの裁判所が、終末期疾患を含まないさまざまな実例において治療の中止を認めてきた。たとえば深刻な脳性小児麻痺、一過性の子宮出血、腎臓透析を必要とする腎不全、遷延性植物状態、そして四肢麻痺などである。さらに、意識があり意思決定を行う能力を有している患者は、口頭でも書面においてでも、あらゆる時点で、生命維持治療さえも含めたあらゆる治療について拒否する法的および倫理的権利を有しているのである。

　神話４：「通常の範囲を超えた治療を終了することは許されるが、通常の治療についてはそうではない」。通常の治療とそれを超える治療との間の区別は、医療技術〔の利用〕がますます通常のものとなることで跡形もなく消えてしまった。かつては、経口栄養を通じて患者の生命を維持することは通常のものとされる〔治療の〕範囲を超えると考えられていた。いまでは、そのような経口栄養は基本的な生命維持の典型であると論じる人々がいる。今日、心肺蘇生の実施、機械による人工呼吸、腎臓透析、集中治療室での治療一式は、深刻な病気にかかった患者たちに対して当然の措置として着手されている。それらの治療は通常のものだろうか、それとも通常のものとされる範囲を超えるものだろうか？　カトリックの道徳神学の伝統においては、通常のものとされる範囲を超える治療は、何の利益ももたらさず、また過大な負担をもたらすものだと考えられていた。そのような区分は最もシンプルな処置に対してさえ適用するこ

とができる。静脈注射でさえ、もし意識のない状態にある、あるいは治癒不可能な苦しみの中にある患者の生命を維持するほかには何ももたらさないならば、通常のものとされる範囲を超えるものと見なされうる。

　今日、倫理学者と裁判所は、通常のものかそれとも通常のものとされる範囲を超えるものかという見方ではなく、利益と負担の均衡という観点から、治療を評価する傾向にある。つまりこう考えるのである。当の治療は、それがどんなものであれ、総体として負担（痛み、苦しみ、尊厳の喪失、および費用）に対して釣り合った利益（意識と分別のある命を救ったり、機能を回復したり、苦痛を軽減したりする可能性）を生じさせるだろうか？　課される負担は、得られる利益と均衡のとれたものになっているだろうか？　たとえば、たった数日だけの延命治療を、多大な苦しみという負担や何万ドルにものぼる支払いと引き換えに行う——いま国のあちこちの多くの集中治療室において起きているような——ことは、均衡がとれていないことだろうか？　医学的無益性の場合、考察の対象となる介入はいかなる重要な利益をも生み出すことがなく、したがって、負担に対する利益を重みづける必要は生じない。しかし他の多くの状況においては、利益と負担をセットにして、まさにこのやり方で考察しなければならない。

　神話5「治療を差し控えることは許されるが、しかしひとたび開始されれば、治療は継続されなければならない」。ヘルスケア提供者と家族は、いったん開始された治療を中止することは感情の面で時としてずっと難しいものになることを理解しているが、法律は、バーバー対ロサンジェルス郡上位裁判所判決の前文に明確に従ってきた。その前文が指摘したのは、あらゆる治療はその治療を次に適用することが患者に利益をもたらすと見込まれるかどうかという観点から検分されうる、ということである[29]。バーバー判決は意図的に、人工呼吸器から何の利益も得られない患者について、人工呼吸器の使用を差し控えることと人工呼吸器を中止することとの間に区分線を引かなかった。無益な治療の差し控えと中止を同等と見なすことに、理論的にそうであるのと同じくらい実践的な価値があるのは明らかである。後になって〔人工呼吸器の〕「プラグを抜」かなければならなくなることを怖れる医師は、見込みのない救命手続きを開始することは避けたいという衝動にかられるかもしれない。不幸なことに、この誤った怖れに導かれて、彼らは十分な知識や振り返りの時間がないままに

早まった決定を下してしまい、そしておかしなことに、潜在的に利益のある治療を中止してしまうかもしれない。たとえば、救急治療室に運び込まれた患者は、心肺蘇生あるいはすみやかな人工呼吸の候補者となりうるかどうか不確かであることがある。もし医師がそれらの処置を開始し、そしてもしそれらが利益をもたらすものであると判明したならば、もちろん継続されるだろう。それに対して、もし〔開始した後に〕それらの処置が無意味あるいは有害であると判明したならば、そのときに中止されるだろう。しかし、もし医師が──困難な決定に直面することを避けるために──患者に対して「戦うチャンス」を決して与えないとしたらどうなるだろうか？

　神話６：「経口栄養を中止することは他の治療を中止することとは法的に異なるものである」。経口栄養を他の形式の医学的治療と区別しようと試みる人々の関心はたいてい、患者は「飢えて死ぬ」ことを許されるべきではない、というものである。しかし、臨床上の経験から導き出されたように（そしてまた私たちが前の章で議論してきたように）、終末期疾患を患っている患者への人工的な栄養補給と水分補給は、しばしば彼らの苦しみを減らすよりもむしろ加えるものであるということを、医療従事者は学んできた[30]。さらに、患者自身の選択を超えて課されるあらゆる延命を目的とする介入は、患者の自律を侵害する危険を冒している。それゆえにこの国の至る所で、また最終的にアメリカ合衆国最高裁判所のクルーザン判決においても、ほとんどの裁判所はこれまで人工栄養および水分補給の中止と他の形式の治療の中止の間に一切の法的な区別はないとしてきたのだ。この点において私たちは、新しく悩ましい駆け引きを駆り立てることになったテリー・シャイボの事例を指摘しなければならない。「〔胎児の〕生まれる権利」を主張する活動家たち──保守派のカトリック教徒および政治家、福音派、および障害者の権利のための団体から分裂したいくつかのグループ──が、裁判所や州議会において、あらゆる状況下で経口栄養の中止を禁止したり、薬剤師によるバースコントロール薬〔避妊薬〕の処方の拒否を認めたり、リビングウィルなどの事前指示書を無効化したりする法律を求める努力を合同で行っている[31]。そのような努力は患者の自律の正当な行使──医学的に有効かつ利益ある選択肢の間で選択をなす権利──の土台を崩しかねない。また、それらは専門職倫理の正当な行使──患者に対して利益があ

ることが示されているような治療だけを提供する（あるいは継続する）という医師の義務——をも脅かすものだ。

神話7：「生命維持を停止するためには裁判所へ赴かなければならない」。このありふれた誤解が粘り強く残っていることは、「訴訟にあふれた社会」の浸透の強さを立証するものである。この神話は、医師たちによって毎日のように行われている、生命維持治療を事実上中止する多くの決断を注意深く見てみれば、なおいっそうばかばかしいものであると——仮にその〔ばかばかしいという〕言葉が、引き起こされた苦痛に対して無味乾燥すぎるということがなければ——言える。外科医は、見込みのない手術を実施することに反対するときはいつでも、その手術が成功する可能性と、それに対して患者が死亡する見込みとに基づいて、選択を行ってきた。医師は、死にゆく患者の苦痛を軽減するために麻酔薬を高用量投与するときはいつでも、患者の命を短くするかもしれない一連の行為を選択してきたのだ。別の言い方をすれば、医療の日常的な実践には常に、患者の命を引き延ばすことに対する代替案の選択が含まれてきた。そういった治療上の選択に参加してくれと裁判所が頼まれることはない。しかし、ハイテク技術の到来とともに、「プラグを抜く」というぞっとする言葉が登場してきた——まるでチューブとワイヤーと電力が、それら自体において倫理的次元を有しているかのように。生命維持装置を停止する前に裁判所に赴かなければならないという（リナレスの事例において極めて悲劇的な形で明らかになったように、法律家たち自身によって示されてさえいる）神話は、病院、介護施設、そしてホスピスにおける医療従事者の日常的実践にそぐわない。死にゆく患者の命を引き延ばすための努力は、苦痛の軽減のために、日常的にそして人道的に〔死が近づくにつれて〕減らされていくものであるし、そのような決定において裁判所の関与がないこともごく普通のことである。

医師は数えきれないほど生命維持治療を中止してきた（そして記録に残っていない下級裁判所の判決において医師に対する訴訟行為がどれだけなされてきたのかを知ることはできない）にもかかわらず、この高度に訴訟にあふれた社会において、生命維持治療の中止に関して医師が有罪であると見なされたのはたった一度だけである——そしてそれは、当の医師自身がテレビ番組 *60 minits* において自分の行ったことをはっきり示した後になってのことだった。〔この問題について

の〕ランドマークとなる一つの判決が認めたのは次のことであった。「裁判所はこれらの事例の背後にある苦悶に満ちた個人的問題を解決するのに適切な場所ではない。私たちの法システムは、患者や、患者をケアする人々や、そして患者のことを心配している人々によって負われるべき、より個人的で困難な課題を引き継ぐことはできない」[32]。またメイセル自身が嘆いているように、「訴訟は、文字通りにも比喩的にも、苦難に苦痛を付け加えるものである。あらゆる種類のコストがかかり、あらかじめそれらを計算しておくことはできない。訴訟は高価でありそして感情的に疲弊させられる（時には信じられないほどに）が、それは第一には訴訟が多くの時間を必要とするものでもあるからである——あまりに多くの時間を必要とするがゆえに、人生の最終段階の多くの事例において、患者は訴訟が成立する前に息をひきとる。そして結局のところ、訴訟は論争を解決するには切れ味の悪い道具である」[33]。

　最後に、私たちは次のことを指摘したい。すなわち、患者あるいはその愛する人が当初から治療を強く求めている場合でさえ、開かれたありのままのコミュニケーションによって、たいていの場合において、訴訟が持ち出されるかもしれないリスクは限られたものとなり、したがって手続き的な安全策としての司法の関与の必要性は減少する。無益な治療は差し控えられるかあるいは中止されて構わないと患者およびその家族のメンバーがすでに同意しているか、あるいは結果として説得される場合には、医療従事者が法的な場にさらされることはかなりの程度まで限定されるし、裁判所の判決を獲得することの適切さもかなりの程度まで疑わしいものとなる。

　神話8：「リビングウィルは法的なものではない」。これについてメイセルは、次のような怖れを多くの医師が抱いていることに注意を促す。すなわち、もし患者がもはや治療上の意思決定プロセスに個人として参加することができないならば、患者の希望を伝えるその他のすべての手段は法的に疑わしいものになるのではないか、と。患者に対して「事前指示書」——患者の願い（リビングウィル）を具体的に記載した文書、あるいは代理意思決定者として行為する人物を指定した文書（医療に関する永続的委任状）——を作成しておくよう勧める多大な努力が普段からなされているにもかかわらず、それらの文書は切れ味の悪い道具であることが判明しており、それらによって提供される救済策は医療

における多くの複雑な状況においては不適切なものである[34)]。

　課題は山ほどある。第一に、人々は自分の人生の終わりについて熟慮したり議論したりするのは難しいことだとわかっているため、そもそも事前指示書を作成しているのは、患者のうちのほんの数％に限られている――多発転移がんなどのような命に関わる病気を罹患している人々の間でさえそうである[35)]。第二に、自らの治療上の選択において、患者は一貫しておらずいささか気が変わりやすいということが明らかになっている。驚くべきことではないが、彼らは考えを変える。これについての一つの明確な説明は、（医学的教育をたいていの場合受けていない）患者が治療およびその帰結についてあらかじめ十分な知識を持っていることはまれである、というものである。もしあなたが患者に対して「心臓が止まってしまったとしたら、蘇生してほしいですか？」と尋ねたなら、患者はほとんど例外なく「もちろん」と答えるだろう。そんなの簡単じゃないだろうか？　（ある同僚は皮肉を込めて、「もし死んだら、生き返らせてほしいと思うか」と尋ねるほうが質問はいっそう適切かもしれないと提案した。）しかし患者は次のことを知らされたなら、まったく異なる意思決定へと至るかもしれない。すなわち、心肺蘇生の試みにおいて、心臓に対して高電圧の電気ショックを加えることもありうること。力を込めて、暴力的なまでに胸郭を圧迫する努力を伴い、肋骨が骨折するほどであること。たいてい気管へ管を挿し込んで人工呼吸器につなぐ必要があること。そして最後は、がんのような深刻な疾病がある場合には、めったに治療が成功することはなく、深刻な脳の損傷を受けることになるかもしれないということである。さらに言えば、致命的な疾患に直面しておりほとんど完全に情報を得た患者でさえも、考えを変えるかもしれない。患者も医師も誰一人として、その人が将来どのように感じるだろうかということを確実に予測することはできないのである。

　事前指示書をめぐる、さらなる、潜在的にはより一層深刻な問題は、医師が患者の希望に基づいて行為する前に、あるいは明らかに無益な治療を中止する前に、〔事前指示書とは別の〕法的な文書を要求するかもしれないということである。私たちが懸念しているのは、訴訟にあふれた社会においては、医師、家族のメンバー、あるいは親しい友人に対してなされた患者自身による本心からの選好の表明でさえ、その患者の希望を表すのに十分なものとは見なされなく

なってしまうかもしれないということだ。口頭での、あるいは書面でのそのような表明さえ、「法的」文書の形で表わされていないならば無視されてしまうかもしれない。以下に指摘するように、少なくとも 3 つの州——ミズーリ州、ニューヨーク州、カリフォルニア州——においては、治療をめぐる患者の希望についての「明確で説得力のある」証拠がなければならないという要求によって、法的な茶番劇が引き起こされたのだ。

3.　判決と医療

　第 1 章において私たちは、クルーザン一家が、永久に意識の戻らない彼らの娘の生命維持を中止するために耐え忍ばなければならなかった、苦悶に満ちた闘いについて記述した。その苦闘は、ミズーリ州が家族に対して、ナンシーの利益について語る権限を認めようとしなかったことに原因がある。また第 8 章において私たちは、ニューヨーク州のメアリー・オコナーの事例を記述する。彼女はほとんど意識のない高齢の女性で、認知症を発症しており、メアリーは自分の置かれた状況を明確に予期してはいなかったという理由で、彼女の親族は経管栄養の中止を阻まれていた。患者自身によって繰り返し、それまで見てきた多くの患者たちと同じような状況においては生命を維持してほしくないという要求があった——彼女はずっと病院で働いていた——にもかかわらず、このことは起こった。彼女の過去の発言のすべてはニューヨーク州最高裁判所において、証拠についての「明確で説得力のある」ものであるという基準を満たさないものとして、無視されたのだった。

　1 年以上の間意識が戻らず、さらに最小意識状態で 5 年を過ごしたロバート・ウェンドランドの事例では、カリフォルニア州最高裁判所は、彼が家族に対して以前に行っていた発言について、また彼が幾度となく外科的に埋め込まれた経管栄養を引き抜いたことについて、この人工的手段によって生命を維持したくないという彼の欲求であるとする、20 年連れ添った彼の妻の解釈を拒否した[36]。ウェンドランド氏にとっては不運なことに、彼が以前に行った発言はカリフォルニア司法によって定められた基準を満たしていなかった。というのもその発言は、「彼が現在置かれているのと正確に一致する状況、あるいは

現在の状態にかなりの程度類似する状況のもとでは治療を中止するという、真剣かつ十分に考え抜かれ一貫した決定を、明確に説明する」ものではなかったからである。私たちのうちの一人は次のようにコメントした。「不運なことに、司法はこれらの事態における人間行動の実態についてほとんど何も知らないようだ。……自らの終末期における希望について正確かつ詳細に表現したり、「正確な状況」について予期したりすることができるほどの知識あるいは見通しを持っている一般人は多くない。生まれつき、あるいは幼少期から発達障害を抱えてきた人々からなるあるグループの人たちはみな、この基準をまったく満たせないだろう。ロバート・ウェンドランドについて見てみれば、医療ケアの下に置かれたときには、彼は代理意思決定者を指名しようとすることも、担当医師に対して彼の「特別の医療上の指示」について口頭で伝えようとすることも不可能だったのだ」[37]。損傷を受けてからほぼ8年ののち、寝たきりの、コミュニケーションのとれないウェンドランド氏は、経管栄養のチューブをしっかりとつけられたまま亡くなった。

　これら3つの事例のすべてにおいて、患者の命は医療と同じくらい法律によっても引き延ばされた。それゆえこれらの事例は、「防衛医療」の実施は常に医療過誤の恐れに基づいているわけではなく、非現実的な法的基準によって課せられてもいる、ということを示すものである。とはいえ、悲しいことに、このような非現実的な法的基準に苦しんでいるのは医師ではなくむしろ患者なのだ。

　防衛医療に関する問題は新しいものではない。著者の一人が1950年代の終わり頃に研修医であったとき、曖昧で——そしてしばしば心因性の——腹痛を持つ患者が何人も何人もプライベート・クリニック[*3]に回されるのを見た。そして彼らはクリニックのスタッフが蔑みをこめて「完全に放射線不透過な〔何もわからない〕検査」と呼ぶものを施された。上部消化管造影、バリウム注腸造影、静脈性腎盂造影、そして胆嚢X線検査などである。それらの検査の結果が異状なしであろうと予測するにはその患者たちとほんの少しと一緒にいるだけで十分であった——そしてプライベート・クリニックの医師たちは実際に、異常はないことを知っていた。それにもかかわらず、検査という儀式を実施することなしに患者を安心させようとするために必要な努力（「先生、そこに

ガンはまったく存在しないと、あなたは絶対に確信しているのですか？」）と、あらゆる苦情の背後に潜在的な訴訟が隠れていることへの恐れとは、医学教育におけるあらゆる教えを打ち負かすのに十分であった。（「患者に耳を傾けなさい。彼はあなたに病名を教えてくれるでしょう」。）

　今日では、絶対確実な医療を求める冒険に心を奪われた医師（と不幸な患者）は、より一層恐ろしい技術、たとえば身体のありとあらゆる陥凹を貫いたり〔そこに何かを〕注入したりするような技術や、またしばしば考えられないほどぞっとする治療、まさしくそれがよりいっそう強力であるがゆえに、患者を脱毛させ、骨髄機能を低下させ、そして免疫学的に望みのない状態にしてしまう治療に直面している。そしてこの問題は日々ますます私たちを不安にさせるものになっていく。患者は医療に対してより多くのものを期待し続けており、それゆえ、彼らは法律にもよりいっそう眼を向ける。彼らは医療が彼らの望みを満たすことを期待し、そして医療がそれに失敗するときには、どういうわけか裁判所を通じての救済を期待する。まるで、法律家と陪審員が彼らの望むものを与えてくれるかのように——すなわち、健康の超自然的な回復と命の保護を。実際のところ、死はおそらく避けられないものであるということを法がこれまでに認めたのは、人生の最後の段階においてのみである。しかし医学はこのような執行猶予にいつまで甘んじているつもりだろうか？　現代医学から奇跡が表面的には無限に供給されることを私たちが歓迎する——さらには、それを期待しさえする——のは、理解できることではある。しかし、科学的楽観主義がよろめきながらも前に進んでいる中で、法はそのずっと後ろにいるつもりなのだろうか？[38]

第 7 章

医学的無益性の倫理的な含意

　第 6 章では、医師や病院は法律上の責任についての誤った恐れから、時に患者に無益な治療を受けるよう強要してきたことについて述べた。1970 年代と1980 年代の 20 年間を振り返ると、この種の状況を最も典型的に扱っていた倫理的事例が注目を集めていたことがわかる。すなわち、患者やその家族は治療の中止を望んだが、ヘルスケア施設はそれを不適切と感じたか、まず法的な免責を求めたという事例である。たとえば、クインランの事例では、施設側の懸念とは関係なく、家族は治療が中止されることを要求した（裁判は家族を支持した）。同じように、類似する多くの事例（1977 年のサイケヴィッツ判決、1985 年のブロフィ判決、1990 年のクルーザン判決）では、家族は治療が中止されることを希望したが、そのような要求の適法性を不安に思うヘルスケア施設や医師はそれを妨害した[1]。

　1990 年代になり、私たちはこのような傾向の逆転を目撃することになる。患者本人か、より多くは家族が愛する人のためにできることをすべてやることを希望し、一方で医療チームあるいは病院が無益な治療の終了を求めるという事例が次第に増えた。たとえば（第 4 章で紹介した）ワングリーの事例では、人工呼吸器の取り外しを求めるヘネピン郡医療センターの医師たちの反対を押し切り、家族は遷延性植物状態にある 86 歳の女性に対する生命維持治療の継続を希望した。夫のワングリー氏は、どのような状況においても命は可能な限り維持されるべきであり、妻のヘルガも同じ考えであると信じていた。同じように、無脳症のベビー K（1994 年）や 71 歳で永続的無意識状態にあったキャサリン・ギルガン（1995 年）といったこの時期に生じた他の事例でも、治療中止

を求めたのは医療チームや病院であり、家族は無益な治療の続行を主張した。ギルガンの事例は、「担当医師が自ら「無益」だと見なした治療を差し控えることは——家族の激しい抗議があったとしても——適切である」[2]と陪審員団の意見が一致した最初の事例である。

この傾向は、2005年のテリー・シャイボの事例（第1章を参照）のように、かなり近年になっても継続したが、やや異なる展開を呈している。シャイボの事例では、私たちは深刻に意見が分かれた家族を目撃することになった。シャイボの夫は人工栄養と水分補給の中止を求めたが、彼女の両親はその継続を希望した。私たちが記述しているこの傾向は、病院と医療チームが無益な治療を強要するという早期のものからは遠ざかっていることを示唆している。家族は、時にシャイボの事例のように意見を異にすることはあるが、生命維持治療の中止が最も人道的な方針になりうるというとても困難な現実を理解し始めている。

本章では、ある治療が無益だと判断された際の医師の倫理的責任について探究する。しかしそれを始める前に、私たちはある重要な反論について考察し、解決しなければならない。医師は無益な治療を提供すべきでないという主張に対する一つの反論は、医療の不確実性という懸念を提起することである。現実の問題として、私たちは次のように問わなければならない。もし無益性が効かない治療のことを言及しているのなら、私たちはそれが効かないことをどのようにして知るのだろうか？　つまり、医師は治療の成功あるいは失敗について結論を出す前に、どのくらいの頻度で期待される医学的アウトカムを達成しようと努めるべきだろうか？　私たちが指摘したように、医師は死体の蘇生を100万回試みることができるし、次は成功するかもしれないと主張するにはいまだ無力である。しかし、医療のどの場面においても、ある治療が成功あるいは失敗するということを医師は完全には確信しない。むしろ、医療行為は実証的な経験から現れ、時に正確で信頼性のある臨床研究に基づいているが、多くの場合は残念なことに、うわさや習慣、そして誤ったあてにならない主張に基づいて実施される。

「可能性が無いわけではない」と言えること、現代医療技術の誘惑、そして訴訟に関する誤った恐れが一因となり、現実的には成功がまったく期待できない治療を医師が実施する傾向は増加を示してきた。前にも述べた通り、私たち

は共通する基準を忘れてはならない。成功する確率がたとえ 100 分の 1 でも心肺蘇生が実施されるという要求に医師が応じるなら、彼らは文字通りそして無情にも、たった 1 人の患者が生き残るという極めて小さなチャンスを追求して、99 人の患者をひどい死にさらすことになる蘇生措置の実施に賛成していることになる。この理由から、私たちは医学的無益性を定義するための共通基準を考案したのである。

　ある治療が 100 回続けて失敗していることを実証データが示したなら、あるいはその治療が意識を回復させない、もしくは生存が急性期医療機関でしか入手できない治療に全面的に依存しているという状況が解除されないのであれば、その治療は医学的に無益だとするべきであると私たちは提案する。この定義は、医療のゴールは単に患者を病気と治療に封じ込められた状況で維持することではなく、むしろ患者が、たとえ限定的でも、病院外で人生の目標を追求できるような健康レベルに到達できるようにすることであると認めるものである。少なくとも達成すべきアウトカムは――公表されているすべての重要な生命維持治療の試みの終点である――退院である。

　この定義は明確な終点を提供し、医療専門職に対して、どの治療が有効かだけでなく、どの治療が効果を示さないのかを特定することで、過去のデータを再評価して前向きな臨床研究を実施するよう促す[3]。どちらの種類の情報も、医師と患者が治療について、いつ Yes と言い、No と言うのかを決める際に不可欠である。

　本章では、私たちは次のような疑問について考察する。実証的エビデンスに基づいてある治療が医学的に無益であることが明らかとなった場合、私たちは医師の倫理的義務をどのように理解すべきだろうか？　主治医は何を行い、何を行うべきでないか？　無益な治療を提供するか控えるかについて、医師は自ら決定することを倫理的に許されているのだろうか？　医療専門職は全体として、コンプライアンスを導くまたは要求するための基準を示すべきだろうか？最後に、患者と社会の役割とは何だろうか？　上記の当事者のいずれかに無益性を判断する権限を付与することによって、考えられる結果やリスクは何だろうか？　これらすべての疑問は、医学的無益性が持つ倫理的な含意についての検討――定義やデータではなく、価値や行動についての検討――を必要とする。

医学的無益性の周囲にある倫理的議論を探究することは、医師患者関係のまさに本質の部分、特にこの関係の限界と医療や医師に対して私たちが期待できる限界についての再検討を必然的に伴う。

　まずは、アーサー・タニー（仮名）の事例から始めよう。彼は、転移性大腸がんの治療のために入院した 69 歳の男性である。入院時、患者の自己決定権法のもとで、彼は望まない治療を拒否する権利について説明を受けた。化学療法の開始前には、タニー氏は予測される治療薬の毒性と、良好で持続的な治療効果が得られる可能性は限定的であることについてガーランド医師（仮名）から説明を受けた。さらにガーランド医師は、治療期間中に心停止が発生した場合には心肺蘇生を行わないことをタニー氏に伝えた。ガーランド医師は、転移性がんの患者では心肺蘇生が成功する可能性はごくわずかであり、死亡する前に集中治療室において苦痛が長引くことはほぼ間違いないと説明した。言い換えれば、心肺蘇生は無益だということであった。タニー氏はガーランド医師の決定を受け入れ、DNAR 指示が記載された。

　化学療法が開始された日の夜、タニー氏は不整脈を発症した。当直担当のシルベスター医師（仮名）はベッドサイドへ駆けつけ、治療を開始し、冠動脈疾患ケアユニットへの移送を手配している間に、もし心臓が有効な拍動を停止したら心肺蘇生を実施することをタニー氏に伝えた。タニー氏は明らかな賛意を示してうなずいた。その後すぐにタニー氏は心停止に陥り、シルベスター医師は心肺蘇生の努力をすぐに開始した。この努力は失敗し、患者は亡くなった。翌日のケース・カンファレンスにおいて、シルベスター医師とガーランド医師は、心肺蘇生を試みるべきであったかどうか数名の医師とともに白熱した論戦を展開した。シルベスター医師は、医師には可能なときはいつでも命を救う義務があるというのが彼自身の信念であると主張した。ガーランド医師は、医師の個人的信念は患者の選好に勝るべきではないと反論し、タニー氏が以前にDNAR 指示に同意していたと主張した。シルベスター医師は、タニー氏は頷きながら同意することによって、考えを変えていたと反論した。

　あるカンファレンスが開催されることとなり、私たちの一人が参加するよう依頼された。このカンファレンスの中で、参加したすべての医師は、いくつかの医療センターにおける心肺蘇生のアウトカムをまとめた医学雑誌の記事の内

容を詳しく理解していることが明らかになった。その論文は、117 名の転移性
がんの患者について心肺蘇生が希望され、そして実施された際、生存して退院
した人は一人もいなかったことを報告していた[4]。その記事の著者は、そのよ
うな治療は無益であり、試みるべきではないと結論していた。

　このケース・カンファレンスにおける討論は、タニー氏に心肺蘇生を試みる
べきだったかどうかという疑問から、医師は成功しそうにないあらゆる治療に
ついて考慮する際に何をすべきなのかという疑問へと展開した。いくつかの見
解が示された。(1)シルベスター医師は心肺蘇生を控えることを倫理的に許され
ていたが、それを実施することも倫理的に許されていた。言い換えれば、治療
が無益である臨床の場面では、望むように行為するのは完全にその医師個人に
委ねられていることになる。(2)シルベスター医師はタニー氏の心肺蘇生を試み
ないよう促されるべきであった。つまり、研究の結果と心肺蘇生をしないよう
にという研究の著者による推奨は、医師が遵守を要求されるというよりも、従
うよう促される倫理的ガイドラインなのだと考えられる。(3)最後に、心肺蘇生
が無益であることがわかった時点で、職務上の義務としてシルベスター医師は
その実施を控えることを倫理的に要求されていた。

　これらの異なった見解について検討する際に、いくつかの比較が役立つかも
しれない。第一に、シルベスター医師に転移性がんの患者に心肺蘇生を試みる
ことの個人的判断を許可することは、治療を目的とする人工妊娠中絶に関する
女性の要求に応じるか応じないかの決定を産婦人科医に許可することと倫理的
に似ている。医療専門職は、すべての女性に対する法律上の選択肢として人工
妊娠中絶を受容するが、倫理的には中立的な立場をとる。そして個々の医師に
は、個人的な良心の問題としてその実施を拒否することも許可している。した
がって、人工妊娠中絶に関する患者の求めに応じない医師が、非倫理的に行為
していることにはならない。

　第二に、心肺蘇生を控えるようシルベスター医師に要求するのではなく、そ
れを促すことは、永続的植物状態の患者に対する生命維持についての医師の決
定と似ている。いくつかの医療専門職団体は永続的植物状態の生命維持を推奨
しないが、医師にはそのような助言的推奨に従う倫理的あるいは法的義務はな
い[5]。同じように、シルベスター医師がタニー氏の心肺蘇生を試みることは倫

理的に自由である。しかし、心肺蘇生を控えることは倫理的に好ましい方針と見なされる。

　倫理的に同等な第三の例は、HIV感染者の治療である。医療専門職は、HIVに感染していることを根拠に患者を差別しないことがすべての医師の義務であると命じている。したがって、患者がこの病状にあるという理由だけで治療を拒否する医師は倫理的義務に違反することになる。同じように、転移性がんの患者に心肺蘇生を試みることは、すべての医師にとって一見明白な誤りと考えられる。患者に対する無益な治療の実施に反対する専門職としての基準に違反していることがその理由である。この基準により、タニー氏が心肺蘇生を要求したとしても、シルベスター医師のやったことは誤りであったことになる。医師は一般に専門職の基準に違反する権利を持たないからである。

　これらの三つの見解に取り組むことが本章に対する中心的な焦点を与えてくれる。以下では段階的に議論を進める。第一に、通常医師は無益な治療の提供ないしは継続を控えることを倫理的に許されていると私たちは論じる。そして、医師は無益な治療を実施しないことを促されるべきであると私たちは強調する。最後に、医師は一般に無益な介入の実施を拒否するよう倫理的に要求されているということを私たちはいっそう強く提示する。

1. 医療の目標

　医療には「核となる」価値は存在しないと論じる人がいる[6]。もしこのことが正しいなら、医師が遵守しなければならない不可欠の価値が医療には存在しないことになるから、医療における誠実さについて話すことは無意味である。あるいは、医療は単一の道徳性ではなく、むしろ多くの道徳性を支持しながら「多様な医療」を構成すると議論することもできるかもしれない[7]。もしそれが事実なら、医療の誠実さという考えは曖昧なものになる。医師は医療の価値を遵守すべきであると述べることは、どの道徳性を遵守するのかという困惑を医師にもたらすことになる。

　しかし、私たちが理解している限りでは、こうしたアプローチは医療の歴史全体と矛盾する[8]。ヒポクラテスの時代から現在まで、医療の実践は善行、あ

るいは患者にとって良いことを行うという義務と価値を基礎としていた。第1章において、医療のゴールを達成する可能性が低い場合や達成されるアウトカムの質がひどい場合には、医療介入が無益と見なされるという私たちの提案の根拠となる医療の歴史的伝統について述べた。こうした同じ伝統は、無益な状況下での医師の責任に関する倫理的ガイダンスも与えてくれる。たとえばよく知られたヒポクラテスの誓いは、二つの要素で医師の役割を特定している。一つ目は「私は能力と判断の限り患者に利益すると思う養生法をとり」であり、二つ目は「悪くて有害と知る方法を決してとらない」である[9]。それゆえ、この誓いは、医師は無益な介入の差し控えを許されるべきであるということだけでなく、そのような介入は患者の利益の範囲には含まれないから、無益な治療の差し控えが促されるあるいは要求されるべきであるという主張の根拠を与える。また、無益な介入は「悪くて有害」なことの原因となる。なぜなら、誤った期待を抱かせ、不要な痛みを与え、苦痛を長引かせ、死に至る過程を人間的でありそして尊厳のある状態から遠ざけ、そして何よりも医師が緩和や安楽を提供することから注意をそらしてしまうからである。

　プラトンの伝統も同じような指針を与える。医学が良いものなのは、「患者は、大きな悪から解放されるからであり、したがって、苦痛を忍んでも健康になるのは、有利である」[10]からこそなのである。しかし、治療計画というのは楽しいものではない。つまり、患者はそれを楽しむことはない。特定の病理学的問題のみに焦点を狭めることによって、治療の負担がその利益によって相殺されるかどうかを医師は判断できない、とプラトンは戒めた。その代わりに、医師は「全体のぐあいがよくなければ、部分の調子がいいはずはない」ということを認識しながら、患者の全体に気を使わなければならない。このようにプラトンは、「全体をかえりみなかった」という理由からギリシャの医師を非難し、「頭のことを考えずに眼の治療にあたったり、からだのことを考えずに頭の治療にあたるべきではないのと同様に、からだのほうもたましいをぬきにして治療を試みるべきではない」[11]とつけ加えた。栄養を胃に、あるいは息を肺へ持ち込むことは必ずしも患者の利益や健康の回復にはならない。むしろ、患者を癒すこととは、文字通り（『オックスフォード英語辞典』によれば）「健康あるいは健全な身体状況にする」ことである。そうすると、健康を達成できない場

合に医師は何をすべきか？　医師の倫理的な義務とは何か？

　古代ギリシャの医師が患者に良いことを行い、危害を回避することを指示されたように、植民地時代の医師もまた、患者にとって良いことを第一とするために頼ることのできる尊敬できる人間であったはずである。18世紀の医師は、病人のケアと公共の福祉の保護を支持する専門職に属していた。いくつかの説明によれば、善行とは、特別な種類の人間の活動――言ってみれば、病人が持つケア、治癒、救い、癒しといったニーズに応える活動――として、まさに医療の現実に組み込まれた価値である[12]。

　今日、専門職は特定の道徳目標の達成に専念し続けている。たとえば、

1. 病気や障害を持たないが、不安を抱えた人を安心させる
2. 病気や負傷を診断する
3. 患者が病気について理解することを支援する
4. 病気や負傷を予防する
5. 病気を治し負傷の治療を行う
6. 病気や負傷がもたらした痛みや障害を減らす
7. 疼痛や障害とともに生活する患者を支援する
8. 患者が尊厳ある平和な死を迎えることを支援する[13]

医学的に無益な治療は、これらの目標達成に失敗するだけでなく、それを阻害する。したがって、無益な治療は、患者が病気や予後、病気の生活への影響について理解するのを支援する（目標3）ための努力を妨害し、病気によって起こった疼痛を和らげる（目標6）どころか増長させ、尊厳ある平和な死を支援する（目標8）のではなく阻害することになる。

　今日、自律のようなその他の価値が医師の倫理的役割には不可欠であると認識されているとはいえ、医師は患者が希望することを何でもただ行うことを自分たちの目標と見なしているわけではない。その代わりに、医師は患者を支援する義務を確認し続けているのである。

2. 最も弱い倫理的態度
——医師は無益な治療の提供を控えることを許されるべきである

　医療専門職の中心となる目標は、病人を支援するために医学の技術や科学を活用することである。しかし、無益な治療は、その定義上、患者の支援にとって不適切である。タニー氏の事例では、心肺蘇生が彼の利益になるという勝算はほとんどなかった。したがって、患者を支援するという義務（利益を与える義務）において、心肺蘇生を試みるよりも差し控えた医師に、怠慢は一切ないことになる。

　私たちは、医師や看護師の主要な義務は患者に利益を与えることであるという点を強調する。表現を変えるなら、医療ケアの対象は苦しんでいる患者であって、機能が低下した臓器系や身体の一部ではない。したがって、治療が生理学的な効果をもたらし、あるいは生物学的な命を延長できたとしても、それは患者がありがたく思うような利益を与えることにはならないかもしれない。このような場合、善行の要求は適用されず、治療は倫理的には義務とならない。しばしば、無益な治療が心理的な利益をもたらす場面では、そのような利益は他のより優れた方法によって達成可能である。

　したがって、利益のない治療を医師に要求する患者は、医師に求められる義務に対して行き過ぎた考えを持っていることになる。さらに、無益な介入を提供する医師は、患者を擁護しているのではない。それどころか、患者をごまかし、専門職としての基準を危うくしているのである。医師は、患者やその家族にある治療を提案することによって、その治療が医学的に容認されている代替手段であることを伝えている。しかし、もしその治療がほぼ間違いなく失敗に終わり、患者がその治療効果について誤解してしまうなら、医師はその患者の信頼に背くことになる。もしその医師が患者にその治療が無益であることを伝え、にもかかわらずそれを提供するなら、混乱するような二重のメッセージが伝えられていることになる。

　医師（そして他の医療従事者）にはケアの専門職基準を遵守する義務があるため、無益な治療の提供はいっそう好ましくない。医療、看護、そして他の医療

職は単に要求に従って実践するのではなく、その代わりに、たとえば病人を支援するといった道徳的目標を目指すというのがここでの考え方である。医師は患者を失望させるだけでなく、すべての他の医療専門職も落胆させることになる。医師が、患者の病状を改善しないとほぼ確信している治療を提供する場合、その医師は臨床実践の評判を落とすことになる。そのような医師たちは、医療とインチキ療法やいかさまを結びつけているのだ。

　最後に、無益な治療が医師の個人的な道徳基準に反する場面では、その提供は倫理的に好ましくない。この場合に、無益な治療の中止あるいは差し控えの許可を医師に与えないことは、その医師個人の道徳的な誠実さを重要視していないことになる。これは、人工妊娠中絶の実施に反対する医師に対し、それを行うよう強要することと類似している。これらの場合には、不当に無益な介入を行うよう要求することは、医師を独立した倫理基準や目標を持つ医療専門職のメンバーあるいは個人としてではなく、（患者や施設といった）他者の非医療的な目標を達成するための単なる手段として扱うことを示す。したがって、医師は最低限、無益な治療の提供を差し控えることを倫理的に許されると私たちは結論する。

3. 穏やかな倫理的態度
　　　——医師は無益な治療の提供を控えるよう促されるべきである

　タニー氏に対する心肺蘇生を試みることをシルベスター医師に強要できないことに私たちが同意するとすれば、無益な治療を実施することも差し控えることも自由であったと、シルベスター医師は合理的に結論するだろう。どちらにしても、彼の行動に非難の余地はない。

　患者や家族の中には、実際の科学的な可能性をはるかに超えた奇跡的な医学の力に執着する人がいる。患者や家族には希望を持つ権利があり、医療には希望を提供する義務があると考える人もいる。この要求の難しさは、心拍を再開させるための無益な試みを実施する際に、高圧の電気ショックを与え、あるいは胸部叩打することが、倫理的に中立な行為ではないということである。危害は不可避である。肋骨は折れるし、挿管の慌ただしい操作によって気管は傷つ

く。ほとんどの場合、脳は低酸素から完全に回復しない。実際に、外傷と薬物の過剰服用に次いで、心停止は昏睡の原因の第3位となっている[14]。心肺蘇生が施されるほとんどの入院患者は——たとえ低体温療法を導入しても——決して退院できるほどには生存しない。そして、その一部の人は重篤な脳神経障害を負うのだ[15]。

　このような危害は、それを相殺するような利益があるなら、正当化されるだろう。しかし、タニー氏が実感する利益は、どうにかして〔危機を〕乗り越えられる、奇跡は起きるかもしれないという誤った希望だけである。たとえタニー氏が心停止から生存し、意識を回復したとしても、転移性がんがもたらす不快感や苦痛を伴う状況に戻るだけであり、決して退院できるほどに生存しないというのが真実である。このことは、危害を与えるな（無危害）という医療専門職の第一の倫理に反する。多くの場合、無益な介入は患者の苦痛や不快感を増長する。それゆえ、危害を与えないという倫理原則は、無益な治療を行わないという積極的義務を支持するのである。

　無益な治療がそのような大きな犠牲を強いることがない場合でさえ、医師はそのような治療の中止や差し控えを促•さ•れ•るべきである。なぜなら、医療のゴールは常に患者を救済することであり、無益な治療はそれに失敗するからである。むしろ、医療の目標は常に病人を助けることであった。1983年に医学と生物医学・行動科学研究における倫理問題検討のための大統領委員会は、この古くから存在する倫理を肯定しつつ、「ヘルスケアの専門職から受けることができるケアは、職務に関連した専門職としての基準、そして良心に基づく個別の信念に一致するものに限られる」[16]と述べた。

　医療職だけが医療を受ける人々に対する無制限の義務を課されるということは、どのくらい適切だろうか？　患者と家族は医師に希望することを何でも要求できると主張する者は、他の領域の専門職に対しても同じ主張を行うのだろうか？　そのようなことはまったくない。たとえば、法律の専門家を見てみよう。殺人で訴えられた人は弁護士によって完全にそしてしっかりと弁護される。このことは、有罪判決や終身刑によって永久に収監された囚人が、考えを奇跡的に変えて寛大な処分を下すことを求めて弁護士が刑務所長に毎日電話するようにと要求できることを意味するだろうか？　間違いなく、弁護士はある時点

でクライアントに職業上の義務に限界があることを表明するだろう。美しいけれども構造上不安定なガラス建造物のデザインを建築家に依頼するクライアントは、建築家は建築家としての専門職基準だけでなく建築基準法でも制約されていること知るだろう。同じように、奇跡を期待して治療をするというような、患者が望むことをすべてやる義務は医師にはないし、これまでもなかった。医学的治療は、売買される単なる消費財ではないのだ。

　最後に、医師が無益な救命治療を回避すべきであることの理由としてより重要なことがある。それは、そのような治療を強硬に追求することは、痛みを緩和し、死にゆく患者の状況に対して共感や思いやりを持った対応を行う、といった一連の職務を怠る原因になることが多いということである。役に立たない介入に関する議論に注意を払うことで、医師がこれらの目標に気を止めなくなることがしばしばある。実際、医療チームが積極的で高い技術の治療を試みるかどうかの激しい議論に没頭し、その間に患者の身体的・感情的、そしてスピリチュアルなニーズに応えるという責任を果たせない場面をかなり高い頻度で私たちは見てきた。人生の最期にあって、医師の第一の関心は可能な限り患者が良き死を迎えるための支援にあてられるべきである。医療者は患者やその家族との会話の中で、一方では無益な治療を差し控えることと、他方では安楽やケアを提供することとを慎重に区別するべきだと私たちは強調する。患者（あるいは患者を愛する人）に「私があなたにできることは何もない」と伝えるのではなく、その代わりに医療従事者は、患者の安楽と尊厳を守るためにできる限りのすべてを行うと約束すべきである。

　第1章で述べたように、無益性は「漏れる」という意味の*futtlis*という語に由来する。伝統的に、*futtlis*は上部が広く下部が極端に狭い器のことを言う。この器は、それを満たそうとするとひっくり返るという宗教的儀式で用いられた。その形状から、液体をその中にいくらかの間さえ保っておくことは不可能であった。したがって、ある意味では、どのような内容物でもその中に保管しようという試みは無益となった。

　この語源を想起することは役に立つ。私たちが医療で行う多くの無益な行為は、実際には象徴的（儀式的）な意味合いを持つということを気づかせてくれるからである。時に、私たちは愛する人との別れにおいて愛情、好意、敬意、

そして恩恵を表現しようとするとき、無益な行為——心肺蘇生、人工呼吸器、集中治療や経管栄養——をすべて実施しようと言い張る。死にゆく過程であらゆる種類の害ある中断を引き起こすよりも、亡くなる人に敬意を払うための実質的で象徴的なよりよい方法があることを、私たち全員が認識することが重要である。

4.　強い倫理的態度
——医師は無益な治療の提供を控えるよう義務づけられるべきである

　私たちはここまで、無益な治療の場面における医師の倫理的責任に関する二つの革新的でより強力な主張を行ってきた。弱い主張は、医師は無益な治療の差し控えや中止を自由に行ってよいというものである。穏やかな立場とは、医師はそうすることを促されるべきであるというものである。これから、私たちはもっと強力な主張を行う。それは、医師には無益な介入を行わないと決めるという倫理的な義務があるという主張である。

　この強力な主張の論拠は次の4点である。第一に、無益性の意味や倫理的な含意は、医師の義務の範囲と限界を確認するための一般的な専門職倫理が存在しない状況では乱用されやすいということである。たとえば、ガーランド医師やシルベスター医師が自分たちの希望するあらゆることを示すために「無益」という語を自由に使用するなら、タニー氏に対する心肺蘇生を実施すべきかどうかという彼らの議論には、多くの隠された言外の意味が含まれているかもしれない。ガーランド医師は、タニー氏が高額な医療を受けるには年を取りすぎていると考えたのだろうか？　タニー氏が、他の受け持ち患者とは違って、感じが悪く、関心を持てず、感謝が足りないから、彼女は無意識のうちに心肺蘇生を差し控えたのだろうか？　おそらく、シルベスター医師はほんの短時間しかタニー氏を知らなかったわけだから、このようなことは経験しなかっただろう。ガーランド医師は、もっと彼女を必要とし、より治療の成功する可能性が高いと考えられる他の患者に対する彼女の時間が奪われたことをわかっていただろうか？　このすべては、「無益性」という語が、資源配分、コスト抑制、あるいは一定のカテゴリーの患者——HIV感染、精神疾患、身体障害や高齢

者——に対する治療への拒否のための、さまざまな口実において呼び出されることにつながりうる。

　別の言い方をすれば、無益な状況での医師の倫理的責任を管理する専門職としての広い基準の欠如は、医師が（無意識にもしくは故意に隠した状態で）自身の恣意的な目標に従って行動することを許容するため、乱用をもたらすことになる。そのような乱用を回避するためには、医師は専門職集団として無益性に関する明快かつ一貫した定義を確認し、その構成員に向けて体系的な基準を設定しなければならない。そのときになってようやく、この語の間違った使い方がその通りに理解できるようになる。そして同時に患者は、彼らの希望や最善の利益が、不適切な経済的・社会的考慮よりも下に見られているのではないことを確認できるようになる。

　医師に無益な治療の差し控えを倫理的に要求することの第二の論拠は、適切な医学的治療に関する基準を設定することを一般市民が正しく医療者に期待しているという点である。社会における医師は、公的に認められた専門職として医療を実践する。社会は個々の医療者に対し、患者の最善の利益のために行為する資格を有するものとして専門職の権威を付与する。そのような権威を受け取ることを理由として、他の専門職が法的助言や会計帳簿の保管、橋の設計や教育を行う権利と責任を受け取るのと同じように、医療専門職は一般市民から信頼を得る。この信頼に値するよう、専門職はその実践者としての倫理指針を定めることが義務づけられる。もし、有益な治療と無益な治療に関する基準の設定が個々の医師に任せられるなら、医療専門職集団は社会への責任を放棄していることになる。

　第三の論拠は、第5章で述べたように、無益な介入は限られた資源を使ってしまうということである。正義を考慮に入れるなら、医師は患者に役に立たない治療を提供すべきではないという主張を支持することになる。たとえ問題となっている資源が十分にあるとしても、ヘルスケアに支払われるお金は常に有限で不足している。このことは、私たちが社会としてお金を支払う対象は、ヘルスケア以外にもあるという事実によるものである。そして、ヘルスケアの領域自体の中でさえ、貧困層や無保険者に対する基本的なヘルスケアへの支払いは拒否するのに、二度と意識を回復しない人に対する人工呼吸器や経管栄養に

限られた資源が投入されることは公正なのだろうか？　これらの疑問が、無益性の判断が行われる文脈である。正義という理由から、医師は無益な介入を用いるべきではない。

　最後の論拠は、医学的に無益な医療の実施は一般市民の不安につけ込むものであり、医療が達成できることについての誇張した見解をさらに大きくしてしまうため、医師はそのような医療を避けるよう倫理的に義務づけられているというものである。今日、アメリカ人は死を恐れているだけではない。ヘムロック協会が出版した自殺する方法に関する書籍を短期間でベストセラーにした多くの人たちは、人間性と常識を欠く抑制のない強制力として医療を恐れているようにも見える[17]。現代の医師――古代の医師たちもさることながら――はこの点について特別の義務を負っている。現代の医師は、技術を称賛し崇拝さえして、医療が達成できることについての大げさな考えに頑強に固執するような社会において、臨床実践を行っているからである。この傾向に反論するために、医療専門職集団は確固とした公的な立場をとり、医師が実施できることと実施しようとしていることの限界について述べるべきである。そのような約束がなければ、個々人、家族、そして社会は、医療は奇跡的偉業を彼らに与える義務を負うと主張することによって、医師や病院を人質に取り続けるだろう。あるいは、彼らは医療専門職に対する不信感から軽率に終末期の決断を急ぎ、結果として提供されていたかもしれない幅広い種類の有益な治療やケアを奪われているかもしれない。

　医療専門職や生命医療倫理の組織は明らかに困難に対処しようとしており、医療の限界を明言している。1980 年代と 1990 年代に、専門職からなる生命医療倫理協会は、正式な立場をとり始め、無益な治療を差し控える、あるいはすでに実施中ならそれを中止することを推奨している。早くも 1983 年に、医学と生物医学・行動科学研究における倫理問題検討のための大統領委員会は、「医療専門職は患者が医学的に容認される治療の選択肢の中から選択できるようにしなければならない……あるいはすべての選択肢を拒否できるようにしなければならない。しかし、どの医療専門職も治療に反すると自ら判断する介入を提供する義務を負ってはいない」[18] と表明した。それに続く声明は、「無益性」という語をはっきりと認識し、医師に対して無益な介入を適用しないよう警告

している。1987年には、世界的に認められた生命倫理組織であるヘイスティ
ングス・センターが、『生命維持治療と終末期ケアに関する方針決定ガイドラ
イン』の中で、「もし治療が明らかに無益なら……その治療を提供する義務は
一切ない」[19]と述べた。

　他の敬意を集める医療系団体もそれにならった。米国医師会医療倫理・司法
問題評議会は、1991年に『DNAR指示の適用に関するガイドライン』を発表
した。この委員会は、たとえ患者が事前に心肺蘇生を要求していたとしても、
「患者を蘇生させる努力が担当医によって無益と判断された場合」、その処置を
差し控えてよいという立場をとった。同年、米国胸部学会（米国肺協会の組織）
は同様の立場をとり、「明らかに無益な医療的介入の提供を医師に強要するこ
とは、医療専門職の倫理的な誠実さを損なうことである」と表明した。同じ時
期に、集中治療医学会の倫理に関する特別委員会は、「一切の利益がない、死
にゆく過程を長引かせるための治療は行われるべきではない」というコンセン
サスを公表した。1993年に集中治療医学会の倫理委員会は、重篤で不可逆的
な脳損傷、不可逆的な多臓器不全、そして治療に反応しない転移性がんの患者
を「病床が利用可能かどうかにかかわらず、集中治療室の適用から除外してよ
い」というカテゴリーとして分類した。また、この委員会は集中治療を拒否す
る人、脳死状態の人、あるいは永続的植物状態の人については集中治療室の適
用から「除外するべき患者」とした。近年では、2009年に米国医師会が以前
の表明を国会での法制化を目指して拡大させた。その法では、「終末期に無益
な治療を行わない、あるいはそれを見合わせることを医師（医学士や整骨医学外
科博士（MD/DO））に許可する、医師によって指示された方法論の作成を許可
すること」が求められており、「そのような意思決定が誠実に、明瞭かつ説得
力のある法的・倫理的基準を備えた標準的なケアの範囲内で行われる場合
に」[20]医師は法的責任から保護されることが求められている。

5.　反論と回答

　医師には患者を助ける義務があり、そして無益な治療を用いるべきではない
という説得力のある議論を展開してきたので、これから私たちは、別の場所で

より詳しく議論してきた文献から一連の反論を要約することにしよう[21]。

　治療が無益であるときに何をするかの決定を常に許されるのは、なぜ医師でなく患者であってはならないのか？　言いかえるなら、無益な治療が患者への選択肢として提示されるべきでないのはなぜなのか？

　老年医学の専門家であるトーマス・フィナケーンは、思考実験の中で次の質問を投げかけた。「もしあなたが今突然亡くなり、治療を試みても生存する可能性が 1% だとするなら、その治療を試すことを受け入れるだろうか？　では、その治療が無料で痛みを伴わず、そしてもし成功すれば、あなたを現在の機能レベルまで回復させると想定しよう。私は即座に「はい」と回答するだろう。その確率が 0.1% であっても、私は「はい」と答える。私は一般的な意味では、そのチャンスを「取るに足りない」とか、試みが「不適切」であるとは考えないだろう」[22]。

　確かに。そして、もし私たちがみんな翼を持っているなら、飛ぶことだってできるだろう。このやり方で質問を定式化することの問題点は、現実世界では救命治療は無料でもなければ痛みがないわけでもないということだ。むしろ、本来それらは侵襲的で、負担が大きく、そして厳しく、長く続く害だらけなのである。このような理由から、医師は気の向くままにではなく、配慮と節制をもって権力を行使するよう期待されているのである。もちろん、無料で、痛みを伴わず、まれに成功するが、通説ではときどき奇跡として起こることがあるという基準に合致する処置は存在する。それは、祈禱と呼ばれるものである。したがって、質問は次のようになる。もし患者がそれを受ける資格があると思っているなら、医師にはそれを実施する義務があるのだろうか？　ほとんど成功しそうにない治療で、もし成功すれば奇跡と考えられるような治療を提供する義務は医師にはないと、これまですでに私たちは論じてきた。医師に提供できるのは自然が許すことのみであり、彼らにはなることのできない何者か——奇跡の医師——にとっての責任を受け入れることはできない。したがって私たちは、量的無益性の常識的な考え方によれば、患者に対する医師の義務は限定的であると主張する。

　また、私たちは量的無益性を支持するために、次のような類似の議論を提示

する。この議論は、無益な治療とプラセボの間の類推を描くことから始まる。プラセボ（「喜ばせる（to please）」という意味から派生した言葉）とは、治療対象の状態に対して客観的な特別の反応を一切示さない薬のことである。コントロール群の被験者を含む薬剤の臨床試験では、プラセボに乳糖のような不活性物質を少量含んだカプセルが使われる。生理学的または心理学的な利益として認識され、心理的メカニズムを通して作用する薬剤の「プラセボ効果」は、30%かそれ以上の割合で起こりうるため、これらは比較のために必須である[23]。プラセボ効果の劇的な実例は、軍の薬局で麻薬が欠乏した第二次世界大戦の際に起こった。医師たちが驚いたことに、戦争で重傷を負った戦士たちは、単に殺菌された生理食塩水を投与されていたことを告知されなかったところ、疼痛の緩和を経験していた。この経験から私たちは何を結論できるだろうか？　ひどい疼痛の場合でさえも、ひょっとすると殺菌された生理食塩水は効いていたかもしれない。もし医師に、患者の気分をよくするかもしれない、またはひょっとすると気分をよくできるかもしれない治療を提供する道徳的義務があるのなら、医師は証明された治療法がない場合には、このプラセボを提供する義務があるだろう。しかし、正当な理由から、医師にはどんな治療も手に入らないときにプラセボを提供する道徳的義務はない。もし患者が、治療の効果を信じているかどうかわからない薬を医師が処方していると知った場合には、医師と患者の間のあらゆる信頼——すべての治療の心理学的利益は言うまでもないが——が崩れてしまう。患者は治療の効果だけでなく、治療における欺瞞にも間違いなく関心を持つのだ。

　しかし、質的無益性についてはどうだろうか？　患者が、自分たちが受け入れ可能と考える生活の質（QOL）を自分自身で決めることを許されるべきでないのはなぜなのだろうか？

　私たちは、区別は適切だと信じている。質的に悪い結果の中には、確かに患者の特権であるものもある。しかし、他の種類の質的に悪い結果は、明らかに医療のゴールとするところの範囲外にあるもので、選択肢として提示される必要はない。このような質的に悪い結果の最も明らかなものは、意識がないまま生物学的な命だけを継続することである。患者には、治療によって引き延ばさ

れた命を味わう能力がなく、単なる植物状態で生きる以外の目的を一切持たない状態を維持するための医療を要求する権利はない。医師はそのような選択肢を提示したり、その実現のために奉仕するべきではない。その他の質的に悪い結果には、集中治療室あるいは急性期病院における持続的なモニタリングや呼吸器によるサポート——つまり、人としてコミュニティへ参加することといった他のあらゆる人生の目標を患者が達成するのを事実上妨げる手段——を必要とするような生存が含まれる。確かに、重篤な患者は多様であり、最も厄介な障害にもかかわらず人生の目標を最も輝かしく達成した有名な例はある（車椅子を必要としたが——しかし病院には束縛されなかった——理論物理学者のスティーヴン・ホーキングが思い浮かぶだろう）。しかし、生存するために、患者が集中治療に完全に没入しなければならないなら、その患者が（医療的ケアのゴールは除くとしても）人生における他の目標を達成できないという点では、その治療は効果はもたらすけれども利益はもたらさない。そのような治療は患者に提供されるべきではないし、患者の家族にそれを要求する権利はない。

　私たちの説明から除外されるのは、具体的に言えば、人生の目標を達成する機会を人々に提供する治療であるが、それは限られている。たとえば、フランスの雑誌編集者であるジャン＝ドミニク・ボービーは、脳卒中を発症してから閉じ込め症候群となり、「はい」か「いいえ」を示すために左目でまばたきする能力を除いて完全な麻痺となった。10カ月間以上にわたり文字を繰り返し復唱した筆記者の援助により、ボービーは肺炎で亡くなる前に、まばたきによって名著『潜水服は蝶の夢を見る』を執筆できた。このように、頻回の入院や介護施設での居住を必要とするほどに重篤な病状の人や、身体あるいは精神の重篤な障害を持つ人は、彼ら自体が無益な治療の対象とはならない。私たちは次の点を強調したい。そうした人々（あるいはその代理意思決定者）は、治療の負担と比較した利益についての彼ら自身の認識に応じて治療を受ける権利あるいは拒否する権利を持つ。また、医療専門職は、重度の障害のある患者を諦めることをしきりに求めるのではなく、（ボービーが受けたように）急性期病棟の外で——熟練した看護施設や自宅で——患者が愛する人や友人、そしてコミュニティ全体と大いに交流できる場所で患者をサポートするためのより良い方法を探すことによって、私たちの言う無益性についての提案に応答することを

私たちは提案する。

　患者の自律性を尊重するという倫理的要請がこの反論の動機となっているが、それは誇張だと私たちは結論する。自律性の尊重は、干渉を受けないという消極的な権利を患者に与えるが、希望するすべての医療手段の提供を他者（医療専門職）に強制する権利を与えるわけではない。また、自律性は孤立した価値ではない。その代わりに、良いことを行うこと、危害を回避すること、正義といった他の価値とあわせて考慮されるべきものである。

　患者自身に質的無益性の評価をさせないことは、虐待や放棄、そして過去に医師が患者とのコミュニケーションを避けたパターナリスティックな「沈黙の世界」[24] へ後退する原因にならないだろうか？　医師患者関係は本質的に不平等で、医師は患者よりもより強力な力と権限を行使するので、無益な治療を制限する権限を医師に付与することは、この力の差をさらに増幅し、医師に過剰な力と権限を与えるだけではないだろうか？

　医師の力に関する懸念が関係しているのは、医師がその力と権限を乱用するだろうという懸念である。私たちは、乱用の可能性が存在することを認める。私たちの提案が現在行われている情報提供をした上での対話に患者を参加させないことへの医師の言い訳に使われることは残念に思う。しかし、公然と表明された医学的無益性の基準を医師に守らせることによって、私たちの提案は医師に専門的判断を行使し、実証的な根拠を持った標準的ケアを実施するための権限を与えるだけでなく、彼らの力を制限し、恣意的な実践を予防もする。そして私たちは、その代替案——患者や家族に無制限の選択を許すこと——もまた乱用の対象になることを指摘しなければならない。たとえば患者や代理人が、マスメディアで自分たちの事例をセンセーショナルなものにすると脅かすことによって、利益がなく限度を超えた治療を病院に強要する場合のように[25]。

　もし無益性が価値判断なら、医師はその判断を行うのに一般の人々よりも優れた素養があるわけではないのではないだろうか？

　私たちは、純粋に客観的で価値判断を含まない「科学的」あるいは「技術的」な専門性であると装って、医師が無益性を判断する権限を要求してはなら

ないということに賛成する。むしろ、医師に医療実践の基準を設定する権限を
与えることへの妥当な根拠は、倫理的側面が社会において歴史的にも現代でも
専門職の役割として不可欠な要素であるということなのである。本書の初版で、
私たち哲学者で医療倫理の専門家であるマーガレット・バッティンを引用した
が、彼女は、患者が治療へのインフォームド・コンセントを与えるときですら、
「問題を同定し、治療に対して推奨されたあらゆる解決法を形作り、どれだけ
の代替案が提案されるかをコントロールするのは医師である」[26]と述べた。こ
のことは今も部分的には正しい。本書の初版が刊行されてからの 15 年間で、
まったく新しい医療情報の情報源が利用できるようになった——それはインタ
ーネットである。1995 年にインターネットにアクセスしたアメリカ人は 5％
以下であったが、今日では約 80％ にのぼる。

　不幸なことに、医療についてアドバイスを提供すると称した多くのウェブは
信頼できるものではない。患者は医師とともにウェブ上の主張について注意深
く議論すべきである。この医療情報源は、その最も優れたものでも、「問題を
他の方法や他の異なる種類の問題として見ることができるのか、他の種類の解
決法を提案できるのか、患者がすべての合理的な代替案の中から選択しながら
同意を与えるか差し控えるかを決定しているか、そして、時にそもそも本当に
問題があるかどうかといったことを探るための」[27]補足的な考え方しか与えな
い。同じように、薬剤や他の治療法の直接販売市場は患者に選択肢を与えるが、
これらについては医師または個々の患者にアドバイスを与えるだけの能力を持
つ他の人と、常に議論するべきである。

　現在、医療の消費者に対してすべての情報が開かれているが、医師は今でも
現代社会の考えられるすべての状況の中でとても大きな権限を行使しているこ
とから、社会は医師に対して抑制的であること、倫理的な方法で彼らの技能を
行うことをまさに期待している。単に利益を追求し、地位を獲得し、あるいは
利己的に権力を利用しようとする医療従事者を社会が激しく非難するという事
実は、私たちが医師に対して、高い道徳基準を持ち、病人を救済して社会の利
益を推進するために彼らの技術を使ってほしいと期待していることを示してい
る。この期待は、医療専門職が患者への奉仕とその権利擁護という理想を支持
し、それに従って実践する限り、正当化され続けるだろう。

　繰り返し述べるが、医師というのは、医学的な決定——すなわち、患者の苦痛を癒すことを目的とした決定——をする義務がある。生物学的な生存をただ維持することは医療のゴールではない。機械的手段によって肺や心臓が生かされたままになっている永続的無意識状態の身体や亡くなった身体についての生気論者の考え——こうした状態を延長しなければならない——は、医学的概念ではない。そして、社会にはそのような原則を深い信念として持つ人がいるけれども、天地創造説の教育の重要性についての深い信念を教育専門家に強要しないのと同じで、このような信念を医療従事者に強要することはできない。

　医師に無益な治療の使用を控えるよう要求することは、一部の患者、そして医師や看護師の宗教的信念を不正に侵害することではないだろうか？
　これは重要な疑問である。なぜなら——患者や医療従事者を含めて——アメリカ合衆国の多くの人が宗教的信念を遵守するか、その影響を大きく受けているからである。このような状況において特に看護師は脆弱である。自らの宗教的信念に従って、患者は治療を要求したり拒否したりし、医師は治療を指示したり拒否したりする可能性がある。しかし、医療界のヒエラルキーにおけるその中間的役割——双方への義務を負う——の性質によって、看護師はしばしば、苦痛を伴う対立の中に閉じ込められる。自分自身の行為は言うまでもなく、出来事をコントロールする彼らの権限はかなり制限されていて、その職務上の安全の感覚はしばしば脅かされる。実際、私たちが担当した最も困難な倫理コンサルテーションのいくつかは、看護師が有害で不適切だと感じた指示の実行を強制されるという、いわゆる「道徳的苦悩」を扱うものであった。
　しかし、神学者のジェームス・W・ウォルターズが指摘するように、宗教は「社会のジレンマについて知らせる基本的な見方」を提供するが、それは社会の中の他の勢力と同じように、「自らの見解を公表」[28]しなければならない。そして、唯一の確固たる神学という考え方に反して、実際にはすべての宗教的伝統は歴史のいたるところで改定や再解釈を行ってきた。時代を超えた不変の見解を代表していると伝統的に見なされているカトリック教会でさえもそうである。カトリック学者で法学者のジョン・T・ヌーナン Jr は次のように述べている。

道徳的義務の教育は、かつて教導権によるカトリック教義の一部として提供
されたが、大きな変化が生じている。それぞれの事例において、否定的であ
ると見なされてきた一つのまたは複数の原則が置き換えられているのを確認
することができる――高利貸しについては、ローンには利益を上げる権利が
まったく付与されない。結婚については、すべての婚姻関係は解消不可能で
ある。奴隷制については、戦争が奴隷化の権利を認め、奴隷の所有者が奴隷
の子孫に権利を与える。宗教上の自由については、過ちに正当性はなく、キ
リスト教信仰への忠誠は身体的に強制されるかもしれない。……このように
一連の原則が置き換えられていく経過において、禁じられていたことが合法
となり（高利貸しや結婚の事例）、許可されていたことが非合法となり（奴隷の
事例）、必要とされていたことが禁止された（異教徒への迫害)[29]。

チャールズ・カラン教授も、「進化、成長、変化、そして史実性」[30] を強調
するのでなく、ゆるぎなく、永遠で、変わることがないものとして自らを描写
するローマカトリック神学論に異議を唱えている。そして、カトリック神学者
であるノートルダム寺院のリチャード・マクブライエンは、「神学の課題には
多くの異なるアプローチがある」ことに同意する。こうしたアプローチは、歴
史的文脈や、現代医学の絶えず変化する複雑性に対して宗教的原則を特別に適
用することについて繰り返し解釈を必要とするような不測の事態の進展に、否
応なく影響されている。「教会が則るすべての原則は、それ自身の経験から派
生した原則である」[31] とマクブライエンは言明する。

　かつて、聖書を引用する宗教指導者は、主流派のアメリカ神学者たちやより
広い社会において今日ほぼ例外なく拒絶されている価値のうち二つの例を挙げ、
奴隷制と女性への抑圧を正当化するために、宗教上の原則を利用していた。医
療の文脈に関しても、この点に注目することは特に重要である。ユダヤ教そし
てキリスト教の伝統はどちらも、命は至上の価値があり、信頼する神からの授
かりものであると主張する。しかし、命が意味するものは正確には何だろう
か？　生物学的な存在？　ヒト染色体を含む細胞？　人格？　すでに述べたよ
うに、現代の医療技術は、主要な宗教が発展した時期には想像もできなかった
ような多くの状況を健康と死の間に作り出した。

　最良の状況では、医師と聖職者のメンバーは、患者が自らの病状と折り合い
をつけられるよう助けるべく技術と知識を出し合う。時に病院チャプレンは、
宗教上の定めに関する敬虔な家族の誤解を正すことによって、特に貴重な安ら
ぎを与える役割を担うことができる。たとえば、カトリック教義は死を早める
可能性を持つ鎮痛薬の使用をまったく禁止していないし、いかなる状況下での
延命治療の中止も禁止していない。実際に、「二重効果」の原則の下で、第一
に最も説得力のある道徳的ガイダンスを提供したのはカトリック神学であった。
つまり、医師の意図が良いこと（苦痛の緩和）の達成を目指している限り、そ
の良い効果が意図していない悪い効果を上回るのに十分であるならば、避けら
れない副作用（死のリスクが増えること）は罪とは見なされない。第二に、カト
リック教義は「通常ではない」治療、すなわち利益を達成することがほとんど
ないかまったくない治療や、負担が利益を上回る治療を患者に押しつけること
を医師に要求しない。

　キリスト教徒の医師であるジェームス・ライトマン[32]は、『コヘレトの言
葉』*1 の９：３-６（新国際版）を引用しながら、重要な宗教的価値について現代
の医療技術の観点から思慮と知識に富んだ解釈の一例を与えている。

　太陽の下に起こるすべてのことの中で最も悪いのは、だれにでも同じひとつ
　のことが
　臨むこと、その上、生きている間、人の心は悪に満ち、思いは狂っていて、
　その後は死ぬだけだということ。命あるもののうちに数えられてさえいれば
　希望はある。犬でも、生きていれば、死んだ獅子よりましだ！

　生きているものは、知っている。自分はやがて死ぬ、ということを。
　　しかし、死者はもう何ひとつ知らない。
　　彼らはもう報いを受けることもなく
　　彼らの名は忘れられる。
　その愛も憎しみも
　　その妬みも、既に消えうせ
　　太陽の下に起こることのどれひとつにも

もう何のかかわりもない。

　ライトマンは、死はすべての人にとって公平で避けられないものであり、人間は不純な動機と不十分な洞察力しか持たないという基本的な知恵を、このような聖書の文章の中に見出した。それにもかかわらず、命が存在する限り、人の状態にかかわらず、命は（希望を正当化する）意味を持つということを、この文章は指摘する。しかし、命に意味を与えるのは、意識の存在（「生きているものは、知っている。自分はやがて死ぬ、ということを」）、感情に関する応答性（「その愛も憎しみも、その妬みも」）、そして意志に基づく能力（「太陽の下に起こることのどれひとつにも」かかわりがない）である。ライトマンは、これらのどれか、あるいはすべての性質に関する能力が病気や苦しみによって損なわれ、意味づけや希望を持つことへの可能性が段階的に減っていくと論じている。医師は、積極的な生命維持を提供するか、無益性を根拠にそのような治療を差し控えるかという意思決定において、この損なわれていく可能性を常に考慮すべきである。医師の義務は「〔『コヘレトの言葉』で定義されているように〕生命を支配する主権の神の特権を奪うこと、あるいは希望を早まって奪うようなことのいずれか」[33] のどちらの方向でも誤りを犯さないことである、と彼は述べる。

　カトリックの道徳学者は医学的治療について、通常の（提供が義務となる）手段と通常ではない（提供は義務ではない）手段を長い間区別してきた。カトリックの伝統では、無益あるいは利益のない治療、そしてひどく負担の大きな治療はいずれも義務と見なされなかった。したがって、生命を維持することは通常の努力を要求する価値と見なされるが、通常ではない努力を要求する至上のあるいは優先されるべき価値ではないとされる。

　ユダヤ教の伝統では、14 世紀のプロバンス系のハラキスト〔ユダヤ法のハラーハーに精通した人〕であるR・メナヘム・ハメイリの論評が、生命維持の際に追求すべき最大限の努力の義務についての根拠の一つとして現在もしばしば引用される。それは、「たとえ〔倒れた家の下で生存しているのを発見された人が〕1 時間以上生存できなくても、その時間に彼は悔い改めて告白することができるかもしれない」というものである[34]。明らかにこの論評は、意識は一般に、死のほんの少し前に失われるという前提で、人間の生物学的な生存と人格とが重

なり合ったものとして経験された時代に現れたものである。現代の技術によって永続的植物状態のまま維持された患者は数十年も無意識状態にあることが可能であり、その間の告白が不可能だということは予想されず、考慮もされなかった。現代のユダヤ教神学者でユダヤ教指導者のイマヌエル・ジャコボヴィッツが指摘するように、ユダヤ教の権威ある出典はすべて「ユダヤ教指導者の教えの参考文献において、死が3日以内に差し迫っていることが予想される個人を想定している」[35]。死にゆく人の目を閉じることのような死を早めると見なされる行為と、木こりが近くで騒音を立てることや舌の上に塩を置くことなどの「死を邪魔する」と考えられる行為との間で、ユダヤ教指導者の区別がなされていることに注目するのもまた興味深い。つまり、これらの神学上の言明は、もはや存在しない歴史上の文脈から出現しているが、それでも「死の過程を引き延ばす」医療技術の使用や食べ物や水分に関する私たちの現代の議論は理解されている。フレッド・ロスナー博士、ユダヤ教指導者のJ・デヴィッド・ブライヒ、そして同じくユダヤ教指導者のメナヘム・M・ブライエ博士は、「誰が命を延ばすことと死ぬ行為を長引かせることとを繊細に区別できるだろうか？　前者は医師の参考文献の領域にあるが、後者はそこにはない」と尋ねている[36]。実際に、ユダヤ教倫理に対する情報源——タルムード、トーラー、それにユダヤ教指導者の論評——は、それぞれの時代や社会における解釈の豊かな歴史や、現在まで続く活動を示している[37]。カトリック学者のジョン・ヌーナンは、「新しい状況には新しい洞察があり、過去の規律を尊重するために古いルールが維持される必要はない」とまとめる[38]。

　したがって、無益な治療を構成するものとそのような治療を行うかどうかについて、宗教が固定された詳細なルールを課すということを、医療が前提にすることはできない。さらに、アメリカ社会では、教会と国家はそれぞれ独立に宗教の多様性を保護し、公共政策の形成の際に単一の神学的解釈を強要することをすべての集団に規制している。アメリカ合衆国憲法の下では、すべての国民は宗教的信念を自由に持つことができるが、国家がその信念を他の個人や社会全体に強要することは許されない。同じように、医学的治療の基準は一つの集団の宗教的信念を反映することができないが、その代わりに、さまざまな宗教や他の価値観を網羅しながら、合理的で開かれた話し合いの結果を示すべき

である。このような仕方においてのみ、専門職は奉仕することが求められている社会全体からの承認を受ける。そして合衆国では、特定の個人や集団は、宗教や他の理由を根拠とする医療を要求することが常に予想されうるが、医療専門職はそれ自身の価値と基準によって正当に管理される。合衆国は、宗教の多元的共存と他者に対する宗教的信念の強要防止のために、特定の宗教的信念を持つ人々が独自の医療制度を形成することを容認している。一つの例はカトリックの病院であり、そこでは妊娠中絶を実施しない。同じように、永続的植物状態の患者に対する無制限の生命維持など、アメリカ社会の主流派とは異なる医学的治療を求める宗教団体は独自の医療施設を設置して同じ信念を共有するメンバーの治療を実施することができるだろう[39]。

　医学的無益性を定義し、倫理基準を設定するための権限を医療専門職に付与することによって、私たちは非常に危険な滑りやすい坂を下り始め、医師のパターナリズムの不幸な日々、あるいはさらに悪いことに、ナチス時代の恐怖をもたらした社会と医療専門職へと戻ることにならないだろうか？　医師が患者の生活の質（QOL）を評価する際に人種や他の不当な固定観念を適用しないことを、どうすれば保証できるだろうか？　医師が自らの権限を、介入が明らかに無益である極端な事例から、介入に関連する QOL が損なわれてはいるが生きるのに値する他の種類の事例にまで拡張しないことを、どうすれば確信できるだろうか？

　私たちはこうした懸念を軽視しない。無益性の乱用は破滅的な結果をもたらすし、医師たちが広い社会における偏見や固定観念の大群から免除されることはない。それでも、起こりうる乱用を食い止めるための最も効果的な方法は、医学的無益性の定義と倫理的含意について、明白で公的な責任ある方針を定めることだということを、私たちは繰り返し主張する。ナチス時代の態度との最も重要で極めて重大な違いは、医学的無益性の決定は患者中心に行われなくてはならず、単一のイデオロギーや共通善についての考えを根拠にしないということである。そして、医学的無益性の乱用の可能性を不安視する人に対して、残念ながら私たちは日々の経験を報告しなければならない。現在、毎日ベッドサイドでは無益性の判断は一貫性を欠いたいろいろな仕方でなされている。そ

してこれらの判断を行う医師たちは、同僚や社会に対する説明責任を負わないばかりでなく、彼らの判断は特定の公言された専門職基準によって評価されていない。医師にそうした基準を遵守するよう要求することによって、私たちは自らの意向を押しつけようとする医師の力を実際に制限しているのだ。

　無益性について話すことは、実際には資源配分やコスト抑制について話すための便利な暗号であるというのが関連する批判である。もしそれが事実なら、このようなやり方で経済的な事柄を隠ぺいすることは操作的で非倫理的ではないだろうか？

　私たちの応答は、繰り返しになるが、資源配分やコスト抑制と無益性は、非常に異なった意味と倫理的含意を与えるというものである。そのため、私たちはこれらの問題に対して隠し立てせずに対処しなければならない。その対処に失敗すると、思慮深い対話はかなり困難となり、政治的な言動に影響を受けやすくなって、混乱や感情的な曲解が続くことになるだろう。無益性とは、特定の患者における特定の治療と利益との関係のことを指す。無益性は——ある治療が安価であろうが容易に入手できようが——その治療が合理的な利益を患者に一切もたらさないことを意味する。これに対して資源配分は、患者に利益をもたらすはずだが高額すぎるか数が足りないか、あるいは他の患者へ優先的に提供することになっているために提供することができない治療のことを指す。コスト抑制もまた、その目標が全体的な医療費の削減であることから、無益性とは意味や倫理的含意が異なる。

　すでに指摘したように、医学的治療の提供に関する問いは、経済状況だけに関して持ち出されることがある。「私が裕福なら、永続的植物状態の自分の子どものために何年にもわたって集中治療の費用を支払うことができるだろうに。なぜそれができないのでしょう？」。私たちの解答は次の通りである。「なぜなら、あなたは実際にそれを支払うことはできないからです。費用は集中治療室の部屋代や、さまざまな物品や医療専門職への報酬だけではありません。医療施設の建設費や治療の開発費、ヘルスケアのあらゆる側面を提供する人たちの訓練費用、そして彼らを訓練したすべての人たちの研究や訓練などなどの費用を含め、（他の人に課税することから得られる）はるかに莫大な金額のほんの一部

を含んでいます。しかし何より、他の人から取り上げたヘルスケアにお金を払い、それをあなたの子どもに与えようとすることはできないのです」。したがって、希望するあらゆる治療を受ける自由を要求する人への私たちの応答は、アメリカ合衆国の医療改革のプロセスにおいて、私たちの民主主義社会はまず、社会が全体として満足するような「しかるべき最低限」を提供しなければならないということである。そうしたしかるべき最低限を超えたところで、私たちの社会は、おそらく美容整形手術などの追加的な医療のゴールを求める人に「購入」を容認するだろう。しかし、それがすなわち、医療のゴールを何も提供しない治療でさえも、ヘルスケア提供者から何でも人々が購入できる権利があるということにはなるわけではない。

　命は常に死より良い。だから生活の質（QOL）がどれだけ悪化しても、命がまったくないことよりは常に望ましい。したがって、私たちが提示する「質的無益性」という考えは説得力を持たない。死は、この反論に従えば、最大の悪である。

　私たちはこれに対し、死はそれ自体どんな種類の経験でもないと指摘する。結局のところ、私たちが通常理解する意味において、死を生き延びるという経験を持つことのできる主体は誰もいない。人がいったん死に至ると（すなわち法律に定められているように脳機能の全体的で不可逆的な停止が起こると）、あるいはこれには満たなくても、高次脳機能が存在しない場合には、経験を司る脳の部分が破壊されているために、個人が意識的な経験をすることは物理的に不可能である。

　哲学者たちは長い間、私たちが死を恐れてそれを最大の悪と見なす傾向について、根拠がないだけでなく非合理的であると論じてきた。たとえば古代ギリシャの哲学者であるルクレティウスは、私たちが出生する前の非存在は私たちにとって悪であると考えることはないので、死が私たちにとって悪だと考えることは非合理的であると論じた。ルクレティウスによると、私たちが非存在の時期と死を比較するとき、あらゆる点でよく似た二つの鏡像を見ている。この議論は時に非対称の議論とされるが、次のように述べられる[40]。

1. 死んでいることは非存在の状態である。
2. 受胎されていないことは非存在の状態である。
3. 私たちの過去の非存在は、私たちにとって障害とはならない。
4. したがって、私たちの将来の非存在が障害になるというのは矛盾しており非合理的である。

このように理解するなら、死は良いことでも邪悪なことでもなく、中立的な状態である。

　もしこの議論が説得力を持ち、死が実際に中立的な状態なら、なぜ私たちは死を恐れるのだろうか？　「人々は死ではなく、死にゆくことを怖がっている」というのは、ほとんど決まり文句である。言いかえれば、私たちが恐れるのは、死に先立つ死の過程が痛みを伴い、長引くかもしれないということである。私たちは病気による荒廃を伴いうるような、コントロールを喪失することを恐れているのである。

　しかし、人が（非合理的に）恐怖を感じるのは、単に死にゆくことだけでなく、死そのものでもある。死にゆくことの後に死が続くのでなければ、人々は死にゆくことにそれほど関心を持たないだろう。この非対称な議論の結論はあるパラドックスを提示する。私たちが推論によって至ったように見える不可解な結論であるが、それは非常に直観に反している。直観的に、私たちの多くは死を恐れ、それを回避するためのすべての手段をとることになる。死への恐怖は多くの場合（たとえ非合理的でも）——たとえば生活様式に関する賢明な選択や過剰なリスクの回避によって——適応可能である。その一方で、死にゆく患者にとっては、死を避けたいという欲求や死を究極的な悪と見なす傾向は、合理的でも適応可能でもない。この文脈では、死は最大の悪であるという見方が、悲劇的な選択につながるのである。

6. 私たちの倫理規範

　私たちは、たとえ死に関する非合理的な恐怖感を払拭できなくても、死が不可避となった人生の終わりには、おそらく戦いをやめることができる。私たち

は恐怖に対処するためのより賢明でより良い方法を見つけることができる。古代ギリシャの社会では、死は人生の受け入れられた部分であるとはるかに見なされていた。ギリシャ神話によれば、子どもが生まれた後、運命の神たちがその子の人生の道のりを決定するために、三夜続けて現れるそうだ。しばしば、彼女たちは冷淡で思いやりのない老婦人や鬼婆として描写される。彼女たちは、すべての人間の運命の糸のようなものを支配する。クロートーは彼女が手にする糸巻きから運命の糸を紡ぎ、ラケシスは各人に割り当てられた運命の糸を棒で測り、そしてアトロポスはその運命の糸を切断する。彼女がハサミでその糸を切るとき、この世の誰かが死ぬのである。

　私たちは古典的な意味において運命論者ではないが、運命の神たちの話には多くの知恵があると考える。現代において、死の不可避性は、私たちがギリシャ人と同じように謙虚に認めなければならないものである。私たちは、医師を神あるいは奇跡を起こす能力を持つ者と描写している現代神話の多くを放棄しなければならない。医学や科学が限界に達するときを、私たちは謙虚に受け入れなければならない。形成を逆転し、死を制圧するための英雄的で積極的な取り組みを続けることよりも、私たちは時に英雄的に立ち止まり、患者に寄り添いケアすることの重要性を高く評価する能力を理解しなければならない。

　私たちは、医師は一般に無益な介入を用いるのを控えるよう義務づけられるべきであると結論する。医療専門職集団はこの一般的な倫理的立場を公式に承認し、医療施設の方針として具体化し、そして一般市民に向けてはっきりと率直に提示するべきである。この立場は、医師は無制限の治療を横柄に提供すべきではなく、患者もまたそれを正当な理由なく要求すべきでないと率直に認めることを含んでいるべきである。この立場は、この現代医学の時代における医師患者関係の再検討を私たちに強く要求する。明確で一貫性を持った倫理的基準が欠如している場合、無益な治療の使用に関する選択がなされることが続くことになるが、それはさまざまな乱用に陥りやすいだろう。このような不明瞭なアプローチは、すでに起こっていることを容認したり対処したりしたくない人を楽にするかもしれない。しかし、結局のところ、オープンに定義や基準を知らしめるよりも内密なやり方のほうが、望まれていない人々を処理する上ではいっそう都合のいい方法であることを、批判者たちも認めるべきである。明

示的に述べられた基準と価値は、医師だけでなく患者にとっても利益となるような、より倫理的な医療制度に向けて進化する可能性を提示しているのである。

第 8 章

現状とあるべき姿——患者の皆さんへ

1. 現　状

　進行性脳卒中で寝たきりとなり、認知症と麻痺のある 77 歳の未亡人メアリー・オコナーの事例は、倫理と法の分野で、家族が患者に代わって望まない治療を拒否する権利について議論を深めるための重要な事例としてよく引用されるものである。また、最も早い段階で医学的無益性に関する議論に一つの見識をもたらした事例でもある。

　この事例は 1988 年、オコナー夫人の嚥下障害に対し、ウェストチェスター郡医療センターの主治医が経鼻胃管栄養を指示したことによって法廷に持ち込まれた。夫人の二人の娘が、そうした治療は生命維持装置を使ってほしくないと事前に繰り返し述べていた母の意思に反すると主張して、反対したのである。オコナー夫人は 20 年間ヤコビ病院に勤務し、日常的に重症患者と向き合ってきた。夫の継母、父親、二人の兄が長い闘病の末亡くなるまで看護した。さらに、夫人自身もうっ血性心不全による入院経験があった。こうした事実にもかかわらず、ニューヨーク州上訴裁判所は、下級裁判所が考慮した根拠を再度審査したのち、オコナー夫人が自分が話していたことについて本当に理解していたかは「明確で説得力のある」ものではないとの結論を下した。「夫人の発言が、不必要な延命措置による他人の死を見たり聞いたりした不安な経験に対して示される一過性の反応以上のものであったというのは、調査委員を納得させるための憶測以外何ものでもない」という結論が過半数を占めたのであった[1]。

　上訴裁判所のサイモンズ判事はこれに対して痛烈な批判を書いた。そしてこ

のサイモンズ判事と、過半数の意見を書き記したウォットラー主席判事との間
で繰り広げられた論争は教訓的なものとなった。

　両判事とも、オコナー夫人は重度の脳損傷により治療に対する希望を述べる
能力はなかったと捉えていた。しかし、ウォットラー判事は、「飢え、特に渇
きによる死は苦しい死に方だ……オコナー夫人は、意識があり覚醒しており、
痛みを感じることができ、軽度の不快感にすら敏感であるため、きわめて激し
い苦痛を経験することになるだろう」として、経鼻胃管による人工栄養を受け
るべきであると結論づけた。

　一方、サイモンズ判事は、「明確で説得力のある」ものではないという理由
でオコナー夫人の述べていた希望を無視した根拠そのものを批判した。長い人
生経験があり、病気やヘルスケアに豊富な経験のある女性がそうした根拠の基
準を満たせないのなら、いったい誰が満たせるというのだろうか？　オコナー
夫人は「自分に馴染みのある言葉だけを用いて、素人に求められる程度の明確
さでもって表現し、このような状況で人工的な生命維持を受けるのは「ぞっと
する」」と自らの価値観を繰り返し表明してきたのだ。

　サイモンズ判事はウォットラー判事の明白な過ちを否定できるだけの十分な
医学的知識を持ち合わせていなかったようである。ウォットラー判事は「飢
え」や「渇き」といった感情的で紋切り型の単語を使用し、末期の患者には食
べ物や水分の強制が苦痛となることが多いこと――渇きと飢えは鎮痛剤や鎮静
剤などのしかるべき医療と人道的ケアにより緩和可能であること――を考慮し
なかった[2]。ただサイモンズ判事は、事実審裁判所で受理された証言と、ウォ
ットラー判事による歪められた患者描写との間の矛盾点に着目した。

　まず、メアリー・オコナー夫人の病態について事実を明確に理解しておくこ
とが重要である。オコナー夫人は進行性脳卒中で寝たきりとなり、重度の麻
痺で身の回りのことができなくなった 77 歳の未亡人である。……夫人は昏
睡状態でも植物状態でもないが、簡単な質問や指示に散発的に応答できるの
みであり、その応答は適切でないことが多い。医師たちが合意した見解によ
ると、脳卒中による神経学的損傷は不可逆的で、精神的にも身体的にも病態
が著明に改善する見込みはない。……二人の娘の証言によると、二人は母親

が医療センターに入院してから毎日、時には1日2回見舞いに行っており、母親に何らかの意識の徴候がないか注意深く観察したが、二人に話しかけることも、表情や手の動きによって応答することもなかった。……この証言は事実審裁判所および上訴部門で受け入れられ、引用の必要もないほどよく知られた法のもとで、この裁判の行方を決定づけるものである。にもかかわらず、過半数［ウォットラー判事の見解書］は、オコナー夫人の病態を「意識があり覚醒している。痛みを感じることができ、単純な指示に応答することができる。制限はあるが会話を続けることができ、何の痛みも抱えていない。夫人は数回の脳卒中によって自ら摂食できない、あるいは普通にものを食べることができないなど、いくつかの障害に苦しむ一人の高齢者にすぎない」というふうにまったく異なる言葉で描写している[3]。

　サイモンズ判事は、オコナー夫人が「意識がある」または「覚醒している」と述べる信頼に足る証人はいなかったことを指摘した。そして、夫人の嚥下障害は以下のようなものであると主張した。

　身体機能は相当失われている。これは生命維持に透析を必要とする腎機能低下や、呼吸器の補助がなければ呼吸できない状態と似ている。実際、オコナー夫人は食事を要求することすらできない。なぜなら……夫人はその質問が理解できないから。……死が差し迫っているという意味での末期疾患ではないかもしれないが、脳と身体に自然な経過に任せれば死に至るであろう重度の損傷があるため、死に直面している。十分な医学的介入を行っても治癒や改善を得ることはなく、ただ生存するだけの状態を維持することになるだろう[4]。

　サイモンズ判事が単に異議を唱えただけでなく、「ただ生存するだけの状態」という威力のある表現を思い切って持ち出したことは特筆すべきである。判事が、オコナー夫人が娘たちに伝えた価値観を認めようとしただけでなく、実際に双方が主張している社会の基本的価値観、すなわち「命に対する敬意」や「生命の尊厳」といった抽象的な語で表されることの多い価値観をも認めよう

としたことは明白だろう[5]。このスローガンは、明示的であれ非明示的であれ、現に中絶や安楽死に関するあらゆる議論で持ち出されるものである。これはせいぜい「人の命の価値の低下を防ぐにはどんな対策が必要か」という訓戒的な問いとして表現されるにすぎないものであるが、最悪の場合にはホロコーストにやかましく言及することで議論不能に陥らせるものでもある。保守的な人々は、発達中の胎児にまだ意識がなく自我が芽生えていなかったとしても価値ある存在であることに変わりはなく、私たちの尊厳と敬意に値すると主張する際にこの原則を持ち出す。彼らの多くが人生の終末期に対しても同じような主張をする。たとえ永続的植物状態に陥り、もはや利益や権利を持つ人間ではなくなったとしても、人の命そのものが尊く維持するに値するのだと。

　生命の尊厳の原則に関する一つの問題は、これがそれ以上の倫理的対話を許さない倫理的に絶対的なものとして提示されるということである。しかし、正しく理解すれば、この原則は人の命に「適切な敬意」を示すとはどういうことなのかという問いを大きく広げるものである。たとえば中絶の場合、人の命は本質的に価値のあるものであるが、同時に、完全な形態であるほど本質的価値が高くなるため、後期中絶は早期のものに比べ道徳的に問題が大きいという考えは受け入れることができるだろう。あるいは、生命の尊厳の原則を支持する人であっても、適切な養育や世話を受けられない人間を世に送り出してはならないと解釈するかもしれない。生命の尊厳の原則は漠然と単純化されており、答えを提供してくれるものというより、多くの疑問を生じさせるものなのである。

　しかし、生命の尊厳の問題は、新たなナチス時代へと滑りやすい坂を転げ落ちることなくオコナー夫人のような患者の希望を尊重することは可能か、という避けがたい疑問を突きつけてくる。また、これがウォットラー判事の意見の裏に潜んでいたことではないか、これがサイモンズ判事が議論から払拭しようとしていた不安の種なのではないか、と疑う人もいるだろう。

　ウォットラー判事はおそらく、オコナー夫人の希望に関する何らかの根拠に対抗して生命の尊厳の保護を主張するために、夫人の臨床的病態を正しく伝えるわけにはいかなかったのだろう。一方、サイモンズ判事は、夫人の臨床的病態に関する一審裁判所の陳述と夫人の希望に関する証言の両方を、生命の尊厳

の保護に最も矛盾しないものとして受け入れた。というのも、サイモンズ判事
はよくわかっていたかもしれないが、オコナー夫人は独りではないのだ。度重
なる調査で、「ただ生存するだけの状態」として医学的に生命維持されるのは
「ぞっとする」というオコナー夫人の見解が普遍的であることが明らかになっ
てきた。この考えは主だった宗教団体で共有されており、カトリックの 79%、
ユダヤ教の 70%、プロテスタントの 75% が、治る見込みのない患者や不可逆
的に意識不明となった患者の生命維持治療の中止を認めることに賛成している。
さらに、度重なる世論調査によって、アメリカ人の多く（64〜75%）が末期疾
患の患者に致死薬を処方可能とする法律を支持していることが示されている[6]。
意識不明あるいはほぼ意識のない患者に対して人工的に生命維持するよう求め
た事例はごくまれである。第 4 章で見たように、誠実な宗教的信仰によってそ
のように要求される場合もあるが、やはり家族からしてみれば、患者の最善の
利益から自分たちの感情と財政的な考慮事項とを切り離すのは難しいことであ
る。

　サイモンズ判事は自身の異議申し立てで、遺憾を込めて以下のように陳述し
ている。

　　物事が今よりも単純であった時代には、患者の希望や、家族の知る患者の価
　　値観と家族の理解する患者の最善の利益とを根拠に家族の考えるところの最
　　善に基づき、家族とその助言者が生死に関わる決断を下していた。今日の世
　　界の病人は、治癒や修復が不可能であっても延命可能なさまざまな医療機器
　　が待ち受ける病院に送り込まれる。必然的に、それを使用するか否かという
　　決断に他者が巻き込まれることになる。……多数派が採用した要求基準を満
　　たす患者はいたとしても少数で、その状況下で何が「最善」か、という実用
　　的な司法的判断はこの厳密な要件を必ず満たさなければならない。……自己
　　決定の法則を自身の行動に適用していると見せかけている多数派は、裁判所
　　が確認した以下の事実とは反する誤った事実確認と推論に基づき、代替的な
　　判断を下している。患者の指示を却下するに値する訓練も経験もない、親類
　　でもない判事らは、オコナー夫人の希望を覆し、夫人が長年抱いてきた生死
　　の価値観を否定し、夫人にとっての最善の利益だと彼らが考えるものを夫人

とその家族に押しつけたのだ[7]。

　結局のところ、ウォットラー判事とサイモンズ判事の間の議論については、社会が判決を下さなければならない。つまり、医療に延命の義務があるのは、いかなる段階の人間存在なのだろうか？　というのも、この77歳の未亡人が自分が話していることについてわかっていたかどうかを判断する際には、私たちは社会の基礎をなす前提とは何なのかを決定していることになるからである。夫人の発言は、明確で説得力のある根拠として受け入れられうるほど、全般として社会による「生死についての長年の価値観」と一致していただろうか？　それとも、一般社会の価値観とは一致しないために強く疑うべきものだったのだろうか？　ここから、人々は無益性の議論へと突入する。

　これまでの章では、医療従事者は患者に利益をもたらす合理的な可能性のない治療を追求すべきでないという事例を紹介した。そして、医師はたとえ要求されたとしても、そのような無益な治療を提供する義務はないと主張した。実際に、医師は害をなすことを避け、医学的に有益な一連の選択肢の中から患者が選んだ選択肢を尊重し、時にはその要求に No と言う積極的な義務があることを示した。医学には大きな力があるが、その力は無限ではない。医学には大きな義務が伴うが、無制限の義務はない。医療従事者の専門職としての職務は、患者に利益をもたらすことである。それ以上でもそれ以下でもない。

　本章では、医療の義務と限界を定義し、そして医学的無益性についての関連する諸々の基準を決定する上で、患者と社会全体が担う役割について初めて触れる。社会はどのようにこの責務を果たすことができるだろうか？　この異論の多い問題についてコンセンサスを得ることはできるのだろうか？　哲学者のダニエル・キャラハンはその可能性に疑問を抱き、医学的無益性について「医師と一般の人々が共同で適切な基準を開発できるような政治的プロセスは存在しない」と述べている[8]。キャラハンがどのような「政治的プロセス」を思い描いていたのかは定かではないが、彼には、医師と社会全体とが自発的に協力し合い、誰もが認めるような定義に至るとはどうしても考えることができなかった。また私たちの見解でも、無益性の定義に対して、タウンミーティングを通じて資源配分の優先順位を確立したオレゴン州のよく知られた手続きを安易

に適用することはできないと考える。しかしそれでも、政治的プロセスは開始しなければならない。

　世論研究者のダニエル・ヤンケロビッチの指摘によると、参加型民主主義では、時間をかければ彼の言う「公衆の判断」、すなわち「世論調査で得られる通常の世論よりも(1)思慮深く、代替策を比較衡量し、真剣に問題に取り組み、幅広い多様な要因を考慮し、(2)問題の事実的側面や情報的側面よりも規範的、価値評価的、倫理的側面を重視した」特定の形の世論を得ることができる[9]。

　ヤンケロビッチは、人々が自分の見解がもたらす帰結を理解し、比較的安定した一貫性のある判断を下したと思われる世論の例をいくつか挙げている。その一例が死刑である。世論調査によると、1960年代半ば以降、アメリカ合衆国では死刑を支持する人の割合が徐々に増加し、1980年代後半には平均で73%の人々が殺人などの重罪に対して死刑に賛成した。死刑支持者へのインタビューで、彼らは質問に答えあぐね、その質問の持つ意味に気づいていることが示された。たとえば、死刑を制定すると無実の人々が命を落とす可能性があることを認識しているのである。これまでのところ、彼らはそれに気づいていても意見を変えていない。ただ、死刑に相当する有罪判決の誤りを暴露すべく近年、新たなDNA技術が用いられており、これによって世論が変わり始める可能性がある。人々はすでに、死刑が課される可能性のあるさまざまな状況を区別しており、未成年者や知的障害者の犯罪に対して死刑を支持する者は少なくなっている。

　意外にも中絶に関して異論の多い地域でさえ、過去15年間の世論は比較的安定しており、一般の人々が倫理的に重要な区別をしていることが示されている。ヤンケロビッチが引用した1989年の世論調査では、49%が中絶を合法化すべきであるとし、39%は厳しい条件を加え、9%はいかなる状況下でも許容すべきでないと回答した。ヤンケロビッチが公衆の判断が安定していると述べた2002年のギャラップ世論調査は、1975〜2002年のアメリカ合衆国における中絶に対する意識調査であった。この調査では、アメリカ人の過半数が継続的に、中絶は「特定の状況下でのみ」合法化すべきだという意見を持っていることが明らかになった[10]。

　ヤンケロビッチは公衆の判断が徐々に出現することを生物学的プロセスに喩

えている[11]。まずは問題についての気づきから始まり、希望的観測を通した緊急性の感知と選択肢の発見へと移行したのち、知的な立場を取った上でさらにこの立場を道徳的かつ情動的判断で統合する成熟段階に至る。人々のコンセンサスがこのように展開し、「オープンで包括的な道徳的発見と成熟」[12]を反映したものである場合、共通目的の感覚が確立され、地域社会に道徳的な力がもたらされる。

　ヤンケロビッチは、公衆の判断の進化における3つの重要な段階を区別している。第一段階は、意識の発生である。一般の人々が問題について知り、その存在と意味に気づく。公衆の判断の進化の第二段階は、取り組みである。取り組みは、意識が生じたのち、個人が変化の必要性に向き合い始めたときに始まる。医学的無益性の場合、変化には意見と期待の変化に加え、明らかな行動の変容がなければならない。そのためには、医学と科学が達成できることについて広く持たれている期待を社会が修正する必要がある。公衆の判断の進化の第三段階は、解決である。解決は多面的であり、認知的、情動的、道徳的なレベルで生じる。認知的解決を得るには、人々が「曖昧な思考を明確にし、矛盾を解消し、同一の問題の関連する側面に気づかないようにさせている人工的な壁を打ち壊し、関連のある事実と新たな現実を考慮に入れ、提示されたさまざまな選択肢のもたらす帰結を把握する」[13]必要がある。情動的解決は、「人々が自らの相反する感情に対峙し、嫌な現実を受け入れ、問題を先延ばしにして回避したい衝動を克服しなければならないことを意味する」[14]。道徳的解決は、自分自身のニーズと欲求を差し置いても正しいことを行わなければならないという葛藤を伴うものである。

2. あるべき姿

　第3章では、医師や看護師などの医療従事者は、善行の基準を定義しそれに従って行動するものとして信任を与えられているのであり、それゆえ彼らは医学的無益性に関する議論を始める責任があると述べた。これは、医学的無益性の定義が、患者に利益を与えることを含めて、医療や他の癒しに関する専門職の基本的なゴールと矛盾しないものでなければならないということである。こ

のゴールには義務だけでなく制限も含まれている。実際に第5章で私たちは、なぜ無益性の問題と資源配分の問題を切り離して考えることが重要なのかを指摘した。だが、医療従事者に医療行為の基準を提案する権限があるからといって、社会には役割がない、もしくは専門職が決めたことは何でも受身的に受け入れなければならないというわけではない[15]。

　逆に、社会には、医療従事者の働きが人々の役に立ち社会に利益をもたらしているかどうかについての最終決定者としての機能がある。社会がそうでないと判断した場合には、社会がそう表明した上で専門職を規制したり、職業行為を規定する法律を通過させたり、あるいは職業行為を変更すべく影響力を行使することによって、専門職の行動を変えていくことに寄与する。たとえば、終末期疾患で死が迫っている患者に自分の命を絶つために用いうる薬を処方することが、職務に関連したケアの専門職基準に適っているかどうかを最終的に判断するのは一般市民である。オレゴン州とワシントン州では、医師にこの行為への関与を認める市民発議が承認された。モンタナ州では、州最高裁判所が、終末期患者の治療中止に関する先行法令に基づき、医師は、同意した理性のある終末期患者の死を早める手助けをしても法的に免責されると裁定した[16]。

　医学的無益性に関しては、基準を提言したり、対話や議論に参加したりするプロセスが順調に整えられつつある。すでに述べたように、現在の医学組織（米国医師会、米国心臓協会、集中医療医学会、米国胸部学会など）およびヘルスケア施設は医学的無益性について明確に認識しており、この分野における医療従事者の責任を明らかにしている。そして医療コミュニティも医学界も、標準治療のコンセンサスを構築しつつある。

　しかし、いかなる場合でも、特定の介入が無益であると判断することは純粋に実証的な医学知識の範囲を超えるものである。私たちは無益性という語が適用されるあらゆる場面で、顕著な利益が得られる見込みが薄いから無益であると予測するか、もしくは質的アウトカムがきわめて悪いだろうから無益であると判断する。しかし、懐疑論者が指摘するように、医師と看護師が受ける医学の訓練には、倫理問題の専門家になるべく準備させるものは何もない。科学の分野では、どんなアウトカムに質的に価値があり、どの程度の見込みがある利益が受けるに値するのかを教えてはくれない。倫理の領域では、医療従事者も

隣にいる普通の人と何ら変わりないということを想定しなければならない。も
しそうであるなら、なぜ医学的無益性の倫理的側面を評価する上で医療従事者
が患者よりも大きな権限を持つべきでないということにならないのだろうか？
医療従事者が単に特定の介入によって患者にどんな効果がもたらされるかを伝
え、患者自身に、その効果が自分にとって意味を持つほどの利益であるのかど
うかを判断させるべきでないのはなぜなのだろうか？　言い換えれば、医療従
事者でなく患者が医療の終わりを決定すべきでないのはなぜだろうか？

　この疑問については第7章である程度触れているが、ここでは、患者が担う
べき役割とその理由を詳述する必要がある。まず、医学的無益性は、医学的判
断に倫理的要素が含まれる唯一の領域というわけではない。価値判断を医療行
為から切り離すことはできない。しかし、どの医師も看護師も、医療または看
護の専門職全体の基準に縛られているため、倫理的な基準を設定することへの
役割は限られている。臨床現場の一医療従事者ではなく専門職全体が、その専
門職の倫理的価値観や目的を決定するのである。

　医療を実践し医学的ケアの基準を確立するという医療従事者の権限は、社会
によって与えられたものなのだということを踏まえると、医学の権限は絶対的
なものであってはならない。実際、常にその権限は社会が許可を与えているこ
とを条件に成り立っている。結局のところ、専門職は一般の人々の信頼を受け
続けるために社会の承認を得なければならない。もし医療従事者が患者と社会
の利益のために行為することをやめれば、彼らの権限は制限されることになる
し、制限されるべきである。たとえば、医師が人々のために仕えず公費で私腹
を肥やしていると人々が疑えば、医学的権限は制限される。臨床検査室とX
線施設を所有する医師が、こうした営利施設から利益を得る立場にない医師に
比べて有意に多くの臨床検査とX線検査を指示していたことが研究で明らか
になった際、一般の人々は当然憤慨した。政府は、医師が患者の最善の利益を
差し置いて自らの財政的利益を優先することを許さず、医師の所有権に介入し
て規制をかけた。

　医療従事者が医学的無益性の意味についてコンセンサスに至った場合、社会
の人々はこのコンセンサスについて評価し、それが受け入れられるものかどう
か判断しなければならない。医師やそのほかの医療従事者は、一般の人々が認

知的、情動的、道徳的な解決に至るよう代替案を明確に提示し、その結果どのような帰結に至るのかを進んで説明することによって支援することができる。私たちが本書を通して提示する選択肢は二つある。一つは、社会が医療従事者に、有意な利益が見込めない治療であっても患者に提供するよう要請するというものである。この選択肢の帰結として、医師と看護師は専門職の責任についての自らの理解が狭められ、医療とヘルスケアの最終的な目的は患者に利益をもたらすことではなく単に患者の希望を叶えることであると理解するよう強いられることになる。医療従事者に無益な治療を提供するよう求めることは、社会が進んで利益のない治療の費用を負担し、ヘルスケアへの出費が膨らんでいくということをも意味している。

　もう一つの選択肢は、社会が医療従事者に、この領域の専門職基準を設定するという主要な責任を負わせるというものである。これは、医師と看護師に患者を助けることへの誓いを新たにしてもらうことを意味する。患者は医学的に実施可能な選択肢の中から自由に選択肢を選ぶ権利を維持するが、医療従事者が標準治療に何が収まって何が収まらないかを決めるのである。医療従事者に、有益な治療のみを提案し、医学的に無益な選択肢の使用を制限する権限を与えることで、有益性がほんのわずかしかない技術を適用することで生じる高額な出費を避けることができる。その代わりに、限られた医療費における社会の投資が、もっと大きな利益をもたらす分野のほうに回されるだろう。

3. 現状からあるべき姿へ

　患者に行動を呼びかけることで本章を締めくくりたい。ヤンケロビッチは、成功する行動の呼びかけにはいくつかの要素があると述べている。すなわち、望む未来がどのようなものであるかという未来像、その未来に到達するために追求する具体的なゴール、そのゴールを達成するための戦略、そして戦略を遂行するための技術である。

　未来像：私たちのヘルスケアの未来像は患者を中心に据える[17]。そこでは、医療の最終的な目的を病人を癒すこと、人を支援しケアすることとして描いている。こうしたゴールには、単に器官系や身体の一部に生理学的効果をもたら

すような治療では到達することができない。そうではなく、医学的な治療は患者に治療効果をもたらすものでなければならない。心拍や肺呼吸を維持することができても意識を取り戻すことがなかったり、急性期病院を退院することができなかったり、激しく絶え間ない痛みや苦悶が続いたりする場合には、医療のゴールを達成したとは言えない。患者中心の方法では、医療の対象は苦しんでいる人であり、生物学的有機体や機能不全に陥った身体部位ではない。具体的に言うと、人々は、無脳症の新生児や永続的植物状態にある患者を医療技術によって生命維持するよう命じる判決に対して声を上げなければならない。

追求すべき具体的なゴール：最も重要なゴールは、患者と一般の人々が医療従事者に、患者に利益をもたらすという誓約を再確認するよう要請することである。すでに述べた通り、患者を過剰に治療したり、良心に反する行為をする現象が医療従事者の間で広がっていることを示唆するデータがあり、5つの病院の半数近くの医師と看護師（46％）が、重症患者や末期患者に治療を提供する際、良心に反する行為をしたと報告している[18]。患者は、もはやこれを容認したり、個人や家族に多大な犠牲を強いることを甘受したりするべきではない。

患者への利益に専心することを再確認することは、ヒポクラテスの著述で雄弁に語られている医療の最も古い倫理的伝統を誓約することである。ヒポクラテスの医学では、医療のゴールは病人を癒すことであると教えている。これは自然の力とともに支援と治療を実践することで達成される。ヒポクラテスの倫理によると、医療は技術知（テクネー）であり、それは「行うこと」を暗に意味している。何かを行うとき、人は「対象の持つ可能性によって……［また］技術知そのものの可能性によって……義務づけられる」[19]。

未来像の実現に役立つ二つ目のゴールは、社会が医療従事者に対して、さまざまな患者群の治療のアウトカムに関する実証研究を実施し、発表するよう求めることである。治療のアウトカムには、（達成すべき）良好なアウトカムと（回避すべき）不良なアウトカムの両方がある。最終的に、治療のアウトカムに関する知識は、医療の一般的な倫理基準の作成に必要な実証的データとなる。

最後のゴールは、科学と医学が達成しうることについて患者がもっと現実的な期待を持つことである。乏しい医療費による経済的限界だけでなく、医療という経験的実践につきものの技術的および人的限界にも社会は向き合わなけれ

ばならない。医療は人の命を無限に延ばすことはできない。痛みや苦しみを伴う人間の死、病気と障害、死の確実性というものは、単に「できることをすべてやる」ことで打ち勝てるものではない[20]。

　ゴールを達成するための戦略：上述のゴールを達成するのに有効な戦略には、まず、一般の人々の声を通して過剰な治療に懸念を示し、医療従事者すべてに説明責任を要求することが必要である。次に、米国国立衛生研究所やさまざまな公衆衛生サービスを担う機関など、臨床研究に重要な資金提供をしている公共機関に、アウトカムについての厳密なエビデンスに基づく研究を最優先で行うよう要請すべきである。最後に、人々は、医療技術の新たな適用の基盤となる倫理的価値について自ら学ぶ必要がある。反知性的または反科学的精神に依存したり、技術に対する非建設的なバッシングに走るのではなく、医療技術がさまざまな目的に使用可能となった今、一般の人々は、危機に瀕している倫理的価値についていっそう明確に理解できるよう努めるべきである。

　この戦略を遂行するための方策：メディアは、公教育と討論を支援するという専門家としての責任を思い出す必要がある。（医療専門職が、患者の利益より自己の利益を優先した場合に責任を問われるように、メディアも、注目を集め商品を販売するために出来事を無神経かつセンセーショナルに取り上げた場合には追及されるべきである。）責任あるジャーナリズムならば、重要な問題を析出する劇的な事例に焦点を当てることができなければならないが、それだけでなく、重大な誤解を見つけ出すためにも広く行われている議論に目を向けたり、ヘルスケア分野のリーダーや法律家、倫理学者、経済学者などから意見を求めることもしなければならない。

　草の根の市民団体や教育団体も一般の人々を動かすことが可能であり、重要な社会的・倫理的問題に市民が取り組むのを支援する公開討論会やタウンミーティングを通して、価値の明確化を促すことができる。公共テレビ局で放映されていた「アメリカの倫理（*Ethics in America*）」シリーズ[*1]は、思慮深く積極的な市民権を意味する「熟議民主主義」の精神に基づく公教育の最も良い事例である[21]。

　まとめると、私たちは患者の皆さんに以下の事項をお願いしたい。

1. ヘルスケアの専門職全員に、患者中心の医療に専心することを改めて誓うよう要求すること——つまり、病人を癒し、苦しむ人を支援しケアすることを改めて誓うよう要求すること。医療従事者は、善行の原則や患者のために「よいことをすること」に基づいた行為をすることによって誠実さを保つよう促されるべきである。そのために、医師は、法的責任に対する恐れや患者と家族からの「できることをすべてやってほしい」という圧力ではなく、ケアの専門職基準に基づいて決断すべきである。医師は、単に生理学的効果を与えるだけで相応の利益をもたらさない行為によって死にゆくプロセスを長引かせるべきではない。

2. 政府、医学部、病院、その他の施設に対し、人道的な医療の向上に関心を払い、資金を提供するよう要請すること。さまざまな患者集団における治療のアウトカムに関する実証研究と、医療技術の新たな適用に関する価値を明らかにするための学術的倫理研究の両方を重視すべきである。

3. 人の状態は多様にして複雑であり、死は不可避であることを受け入れること。そのためには、最先端の医療や科学技術をもってしても限界があることを認めなければならない。また、現代の医学治療は利益だけでなく、多大な心理的・精神的・経済的負担を強いるものでもあることを認識する必要がある。

第9章

現状とあるべき姿──医療従事者の方々へ

1. 現　状

　未亡人になって７年ほどのドラ・ソウェル夫人（仮名）は、近所を飛び回って、トレーラーパークの最新の噂話に花を咲かせて過ごすのが好きだった。ある日、強い胸の痛みで目を覚まして救急車を呼び、最寄りの病院の救急救命室に運ばれた。それが、病院の集中治療室で亡くなるまで合併症に翻弄された４か月間の旅の始まりであった。入院時の診断は心臓発作で、抗凝固剤による積極的な治療が行われた。冠動脈にカテーテルを挿入して閉塞を開通する冠動脈形成術が試みられたが、心筋を損傷し、冠動脈バイパス術が必要となった。そして、療養中に、ソウェル夫人は胃のストレス性潰瘍から大量出血した。これにより血圧が断続的に低下し、心臓の損傷が進み、腎不全にも陥った。その後、重度の呼吸窮迫症候群を発症し、人工呼吸器に頼らなければ呼吸も血液の酸素化もできなくなった。集中治療室にいる間中、血圧と心拍を常時監視し、電解質バランスを修正し、人工呼吸器を確認して、週２〜３回の透析を行う必要があった。突発的な発熱が続いたため、医師は頻繁に血液培養をオーダーした。この手技には何度も静脈穿刺を必要としたため、静脈を見つけることが徐々に困難になっていった。心臓発作を２回起こしたが、いずれの場合も高電圧の除細動器を使用して心拍を回復した。その間の夫人の意識は不安定で、大半の時間を眠るか苦痛に顔をゆがめて過ごし、気管チューブのせいで話すことができなかった。

　看護師は常に困惑していた。侵襲的介入をするようオーダーされると、夫人

を憐れむ心を侮辱されるように感じた。しかし、看護師がソウェル夫人の管理について医師に相談しようとすると、いつも医師は自分の努力に不服を申し立てられることに怒らんばかりだった。そして「私たちの仕事は彼女を延命することだ」と憮然として答えるのだ。

ソウェル夫人を日常的に診察していた複数の専門医は、治療が「最善の」（つまり、最も積極的な）形で確実に行われるようにした。腎臓専門医は透析スケジュールが彼女の失われた腎機能を置換していることに満足し、呼吸器専門医は人工呼吸器が生命維持に十分な酸素濃度を維持していて、頻回の吸引と時折実施する気管支鏡検査で分泌物が喉に詰まらないようになっていることに満足し、心臓内科医はソウェル夫人が寝たきりではあるものの心臓が最大限に機能していると分析した。そのため、さまざまな専門医が、自分の専門職としての義務を果たせていると考えていた。しかし、ソウェル夫人は集中治療室の病床で苦しみ続けた。問題は、集中治療によって個別の臓器がかろうじて機能を維持できたとしても、機能障害のある臓器の組み合わせによっては、患者をその悲惨な状態から救い出すことができる可能性はほぼ皆無であることを示す実証的なエビデンスがあふれていることであった[1]。

看護師らはついに倫理コンサルテーションを要請した。倫理コンサルテーションのチームは、患者の状態と診療記録を確認したのち、委員会に、患者が集中治療室の外で生存できる合理的な可能性はほぼ皆無であり、よくて何らかの最終的な危機（心停止である可能性が高い）を経験するまでずっと集中治療室にとどまるだろうとの見解を報告した。倫理コンサルテーションチームは生命維持に費やす労力を、安楽を目的としたケアに切り換えることを推奨した。ところがこの後すぐに病院の弁護士と危機管理責任者が倫理委員会の審議を引き継ぐことになった。生命維持治療を中止する決断が患者の友人や世間に知られたら、病院は恥を晒すことになると主張したのである（彼らはニュースの「悪い見出し」になると表現した）。実際、患者の保険が治療費を負担している限り、病院にとっての利益とリスクのバランスは明らかに患者の治療を継続するほうに傾く。倫理委員会はこの点を考慮したのち、現在の治療の継続を勧めるほうに票を投じた。

この事例で明らかになったのは、医療が制御を失っているということである。

身体部位が下位専門領域に細かく分けられ、病院にとっての最大の利益が他の
あらゆるものに優先される。そして、その渦の中で患者中心の医学的治療の概
念が見失われるのである。倫理委員会は危機管理責任者と病院弁護士に取り込
まれ、彼らがこの事例で重視したのは患者の利益ではなく施設の利益であった。
同様に、ソウェル夫人の医療に関与したさまざまな専門医は、受け持ちの臓器
を扱い、患者を一人の人間として見ていなかった。「患者？　それは私の専門
外だよ」と腎臓専門医、呼吸器専門医、心臓専門医、その他の器官の専門医が
公言した。彼らは自らの技術に傾倒するあまり、効果を達成することと一人の
人間に利益をもたらすこととを混同してしまっていた。「患者？　患者は私た
ちの依頼人ではないよ」と、病院の弁護士と危機管理責任者は言い放った。彼
らは施設を守るための防御壁を求めて無益な治療を続けるようグループ全体を
説得した。こうして彼らは倫理学者ルース・マクリンの言う「患者の敵」[2] と
なったのである。

　この利益の一致——そのせいでソウェル夫人に数か月間も無益な治療を強い
ることになった——はどのように起こったのだろうか？　医師たちは当然、自
らの行為の原動力として専門職としての理想を挙げるだろう。「私たちの仕事
は彼女を延命することだ」と彼らは述べた[3]。しかし、ジョン・B・マッキン
レーは、その理想主義的な宣言の中に利己的な穏当でない性質を見ている。
「専門性が高まるにつれて、学生と臨床医は特定の行為や技術に依存した訓練
を受けるようになるだろう。そのため彼らが生計を立てていくための条件は、
こうした行為や技術をある程度存続させることである。それゆえ、一部の専門
医が特定の介入方法に手放しで執心することや、それをほかの方法に代えたり、
ときには評価されたりすることにさえ強く抵抗するのは理解できる」[4]。

　言い換えれば、単に理想主義を狭く解釈しただけでなく、あまりにも利益重
視の技術に偏っていたため、専門医が「特定の介入方法に手放しで執心」する
ようになるのだ。これはつまり、あらゆる問題を釘と見なしてハンマーを叩く
ようなものである。自分の専門分野が人工呼吸器や腎透析装置の操作、あるい
は緊急冠動脈形成術の施行であれば、患者の臓器の機能が低下し始めたとき最
初に思いつくのが自分の専門技術を行使することであるのは想像に難くない。
視線を上げてソウェル夫人の全体的な状況を見る英知を備えた稀な専門医だけ

が、異なる方法を選択するだろう。こうした専門家は、皆の努力を結集しても患者に利益がないことが明らかである場合には、役に立たない技術を推し進めるのではなく、積極的な介入を控え、同僚にも同じことを促すだろう。

　それでも、医療従事者は一般に（病院の弁護士や危機管理責任者を含め）、善行の原則に基づいてあらゆる専門職としての行為を実践すること、すなわち患者の最善の利益となることしか行わないことを社会から委任されているが、彼らは時に、ソウェル夫人の事例で見られたように、あからさまに異なるニーズに従うことがある。

　第6章では、ラッシュ長老派セントルークス医療センターが永続的無意識状態となった赤ん坊サミー・リナレスの生命を維持する人工呼吸器の中止を拒否した背景には、偽善があったことを示した。病院当局は赤ん坊を殺害するという非道な行為に加担できなかったという言い分を長々と唱えた一方で、もし父親であるリナレス氏が裁判所命令を得ていたなら人工呼吸器を外すのは容易だっただろうと述べた。同様の偽善的な信心深さの例として、グレースプラザ介護施設が挙げられる。同施設はジーン・エルバウム夫人の夫に対し、重度の認知症を患う夫人から生命維持の栄養補助チューブを取り外すことができなかったと通知し、望んでいないサービスの費用を請求した。その理由は、「患者の希望にかかわりなく、生命維持を継続することの利益が最優先される」というものであった。しかし、そのまさに同じ通知の中で、院長は「ニューヨーク州の法令により、支払いのない患者には退院の措置が取られることをご承知かもしれません」と警告していた[5]。言い換えれば、彼らが「最優先」に生命維持にこだわることは、支払いを延滞した女性を追い出して他の場所で死なせることへの障壁とはならなかったのだ！

　私たちがたとえ医療従事者の理想主義的な主張を受け入れるとしても、医師が自らの治療上の主張をすべて裏づけることができない、すなわち、自らの治療が患者の利益になるという実証的なエビデンスを示せないというますます恥ずかしい事態となっている。デヴィッド・エディは医師および医療政策の専門家として、「私たちは未だに、医療行為のアウトカムを知るために個人的な観察と、大量の臨床的判断が混ざった管理不能な一連の臨床結果に依存している。こうした方法は、ひとえに現代の医療行為の評価にはそぐわない」と指摘する。

実際、米国議会技術評価局は、医学文献を調査したのち、現在使用されている医学的治療のうちランダム化比較試験によって裏づけられているものは10〜20% しかないとの結論を出している。その結果として、「私たちは個々の転帰に確信が持てず、医療行為のパターンは実に多様で、その大半が不適切なもののように思われる。ほとんどの処置はエビデンスに乏しく、歯止めのきかないコストの増加が認められる」[6] とエディは述べる。

デヴィッド・グライムス医師は、「技術の愚行」と題した辛辣な論説の中で、「新たな技術を採用して普及させる前に、有効性や妥当性について厳密なエビデンスを求め」ていないとして同僚を批判している。私たちは救命技術に注目してきたが、患者の利益に関する倫理基準はあらゆる医学的治療に適用されることを強調したい。不妊症における性交後の精子生存検査、電子胎児モニタリング、出産時の会陰切開、骨髄移植前に腫瘍細胞を除去する化学的・免疫学的・物理学的方法、眼の屈折障害を矯正する根治的角膜切除などといった広く普及している種々の診療技術や、その他の新規もしくは注目すべき技術を残らずレビューした後、グライムス医師は誇張気味に「いったい何という手技、診療に手を染めてしまったのか。私たちの時代の愚行であり、瀉血と同列ではないのか？」と問うている。グライムス医師が観察したように「「新規」は「向上」の同義語ではない。この混同が、科学的基準の低さと相まって、資源を浪費し、努力を無駄にし、場合によっては患者を傷つけたり死なせたりするのだ」[7]。

スティーブン・シェーンバウム医師は、上記の事例の患者（ソウェル夫人）に対して行われた処置が、1980〜1990年の間に全体的に激増したと指摘する。冠動脈バイパス術の件数は2倍以上、経皮経管的冠動脈形成術の件数は9倍以上に増加した。シェーンバウム医師は、「この現象によってアメリカの人々のアウトカムが著明に改善すると期待する人もいるかもしれない」と言う。だが、女性や黒人など、このような処置を受けない傾向が高い集団のほうが、生存する見込みが高いか、または少なくとも同等であったと彼は指摘している[8]。

とはいえ、重病患者とその擁護者は、「新規の介入法を適用し続けなければ、医学はどのようにして新たな治療法を見出し、状況を打開できるようになるだろうか？」と嘆く。ここで私たちは、医療専門職、米国食品医薬品局（FDA）

などの政府機関、そして社会全体、特に特定疾患と闘う活動家が、実証的にすでに無効であることが知られており無益と見なされるべき治療と、期待はできるが裏づけとなるエビデンスが十分とは言えないため実験的と見なされる治療との間の重要な区別ができていないことが多いことを認めなければならない。

　医師であり倫理学者でもあるスティーブン・マイルズは、証明されていないが理にかなっている治療法について適切な注意喚起を行っている。

　私たちの社会は、技術の進歩が悲劇的な問題を解決すると信じている。起業家と研究者は、明示的にまたは非明示的にそのような気休めを約束する。重病患者の多くは、医学の進歩を創り出すことや、最も不確かな利益を最初に手にすることに関与したいと考えている。実証されていないエイズ治療薬の臨床使用を解禁した際の政府の手続きにまつわる近年の論争から、こうした価値の力がうかがえる。妥当性が確認されていない療法（利益重視の非保険適応のがん免疫療法など）の私費による支払いを認めると、無益性の定義が危うくなる上、進歩そのものへの公平なアクセスに関して複雑な問題をもたらすことになる[9]。

　この混乱が、新たに登場する治療法は失敗よりも成功する可能性のほうが高いという、社会の楽観的だが誤った信念に起因しているかもしれないことを指摘したい。その結果として、夜のニュース番組の2分枠で目にしただけのような新薬や新しい装置を試そうという興奮と圧力が常に生じる。しかし、新しいものは成功する可能性が高いというこの想定は、冷静な実証データで否定されている。重要な例を一つ挙げるとすれば、米国製薬工業協会は、化学合成した5000種の物質のうち250種類のみが動物実験段階にたどり着き、5種類がヒトで研究され、1種類のみが最終的に食品医薬品局の承認を受けられると報告している[10]。つまり、各開発段階で大半の新薬が却下されるということである。さらに、食品医薬品局の承認を受けてもそこで終わりというわけではない。食品医薬品局による承認後であっても、1975～1999年の間に、10%を上回る薬剤がそれまで予測されていなかった新たなブラックボックス警告[*1]の提示を強いられたり、一連の有害事象のせいで販売中止になったりした。その後の

1998〜2005 年には、死亡および重篤な健康被害の報告率が 2 倍以上に増加した[11]。

　医師であり研究者でもあるトーマス・チャルマースの推定によると、医学史上全体を見渡しても、肺炎に対するペニシリンの発見、悪性貧血に対するビタミン B_{12} の発見、糖尿病性アシドーシスに対するインスリンの発見、そして、おそらくもう 1 つか 2 つの稀な例外を除いて、毎年登場する 1000 種類の新規治療法のうち確実に奏効するのは 1 種類以下である。その大半は効果が限定的であるか疑わしいか、あるいはほぼ無視できるかであり、場合によっては害をもたらすものもある[12]。

　それゆえ患者には、効果が期待される治験薬または手技に関する進行中のランダム化比較試験への参加機会を医師に求める権利があることは明らかだが、利益が実証されていないか、あるいは奏効しないことを示す確実な実証的エビデンスがあるものを療法として要求する権利はないということを強調したい。（本書では、語源が「取り扱う（handle）」や「対応する（deal with）」である「治療（treatment）」と、語源が「治癒（cure）」である「療法（therapy）」とを区別している。）繰り返すが、利益が実証されていない薬剤や手技は、客観的で前向きなランダム化比較試験で利益または無益性が示されるまでは、実験的なものと見なされるべきである。正式な臨床試験の外部にあって実証されていない治療を受けている場合、その患者は誤解を生じさせるような実験に参加しているということであり、そうした治療を提案する医師は患者にそのことを説明する必要がある。患者はこの場合、患者を対象としたすべての真正の研究を監視する施設内人対象研究審査委員会から保護を受けることができない。

　ただ現状は、チャルマース医師が以下で報告しているように、この通りとは限らない。

　残念ながら、ある医師が心躍るような新たな療法があると判断した場合であっても、通常、選択すべき用量と患者が定かでないため、すぐには比較対照試験を始められないと感じる。そこで、連続登録患者を対象とした予備試験を実施する。これによってその医師は、以下に述べる 3 つの理由のうちの 1 つから、その後も決してランダム化比較対照試験を実施することができない。

1つ目は、医師は非比較対照試験で示された薬剤の有効性を非常に好ましく感じたため、倫理的な理由から試験を実施することができず、「優れた結果」を仮報告として論文発表する。比較対照試験を実施すべきであるとの結論に至ったが、その薬が奏効すると確信しているため実施しなかったのである。奏効例の欠如や患者の転帰不良を受けて、10年後になってようやく他の研究者が、同じく非比較対照試験を実施して非奏効を報告するか、ついに比較対照試験を実施するようなことが多い。2つ目の可能性は、治療に効果がないように見えるためにさらに多くの患者にその治療を実施することができないことから、療法の起案者が比較対照試験を実施できないというものである。しかし、治療そのものではなく、治療を受ける患者の選択が間違っていたという可能性も十分にありうる。思い切った「最後の頼みの綱」のような療法の場合には特にそうである。……いずれにせよ、療法に効果が期待できないので比較対照試験は非倫理的と考えられる。3つ目の可能性は、その療法が他の療法と類似しているため、研究者がその療法と標準治療に差がないことを証明するためにわざわざ時間をかけて比較対照試験を実施するようなことはしないというものである。……この罠を回避する唯一の手段は、最初の患者たちをランダム化することである[13]。

前述した通り、ミルドレッド・ソロモンらの報告により、医師の大半が末期疾患の患者にはふさわしくないと考えられる治療に関与したことがあり、良心の呵責があったにもかかわらず治療を強行したという驚くべき実態が明らかとなった[14]。オバマ政権の医療改革案に関する討論の中で、エビデンスに基づく医療を歪曲して汚名を着せ、有効性に関する研究を「年寄りの電源を切る」と描写する政治家がいたのは見苦しいものだった。

看護師は権力のヒエラルキーにおける彼らの立ち位置のせいで、特にこの認知的・道徳的不協和に苦しんでいる。「道徳的苦悩」と描写されるこの不協和は、間違っていると認識している仕方で行為することを強要されたときに受ける情動的苦痛である。ソウェル夫人のケアに携わった看護師は特に立場が弱かった。彼らは毎日患者のベッドサイドで、患者の悲惨さや悪心、失禁を目の当たりにした。しかし、治療に対して不安を抱いていたにもかかわらず、患者に

静脈点滴ルートや経鼻胃管、人工呼吸器を装着し、心肺蘇生の介助をせよという命令に従ったことに責任を感じていた。看護師らは、ソウェル夫人のケアのプロセス全体を通して、患者の状況を変えるにはあまりに無力であると感じていたに違いない。医師には特定の手順に従うよう命令され、病院当局は看護師の懸念を無視したからである。

　看護師であり研究者でもあるジュディス・M・ウィルキンソンは、病院看護師 24 名ほどを対象にインタビュー調査を行い、ほぼ全員が少なくとも週に 1 回この種の道徳的苦悩を経験していたことを明らかにした。こうした経験により怒りや不満、罪悪感が生まれ、そのために提供するケアの質が低下したと考える看護師もいた。看護師の道徳的苦悩に関する事例の大半は、患者に苦痛を与える行為や、患者の人間性を否定するような対応方法に起因していた。ケアした患者に関するコメントをレビューするだけでも苦悩が伝わる。その例を以下に挙げよう。

　　100 歳の男性でした。本来であれば安らかに旅立ち、最後の日々をこのように過ごす必要はなかったでしょう──彼には褥瘡、つまり開放創がありました。人工呼吸器をつけられ、昏睡状態のままで永久に放置されたのです。

　　彼女の身体を清拭しながら泣いたことを覚えています。たくさん血が出ていました。彼らは静脈内注射ほか諸々の処置を始めようとしていました。彼女の身体からは血がにじみ出て、呼吸の停止とともに嘔吐し始めました。黒い液体……が彼女の口から出てきました。腹部が膨満して張りつめていました──おそらく血でいっぱいだったのです。病態は悪そうでした。何らかの尊厳を持って亡くなることができたらいいのに、とただ感じていました[15]。

　医師はどうして患者に利益のない治療を施し、そのやり方を頑なに追求するのだろうか。ここでもチャルマース医師の見解を引用したい。彼によると、1969 年にはすでに、経口血糖降下薬は、活性のないプラセボやインスリンに比べて糖尿病患者を死に至らせる可能性が高いという警告を得ていた。当時優勢であった考え方は、血糖値を低下させることで糖尿病患者の心血管疾患の発

生割合が下がり、救命につながるというものであったが、前向き臨床研究の結果はまったく逆で、薬剤が死亡リスクを高めていると考えられた。この結果は大きな論争を巻き起こし、さらに研究が必要であるという見解ではほぼ合意に至った。しかし、研究が実施されることはなかった。「一方、「倫理的な医療行為」の結果として、経口薬の総売上高が大幅に伸びた。結論として唯一考えられるのは、薬剤が最初に導入されたときに複数の研究を同時に開始させておくべきだったということだ。そうすれば、倫理的問題が克服できないほど大きくなる前に、療法に関する疑問に答えることができただろう」[16] とチャルマース医師は述べている。

しかし、これは「効果」と「利益」が混合したもう一つの事例にすぎず、おそらく医師に対するトレーニングの結果として生じた問題である。医師のトレーニングでは、患者が人として受ける利益とは別に、各身体部位（心臓、肺、血糖など）への効果に重点を置く傾向がある。初期の研究に基づき、糖尿病専門医は血糖管理を厳密に実施することで、心血管疾患、失明、腎不全等の合併症を予防し、患者の健康状態を改善させ延命させることが可能であると考えた。彼らは、生理学的効果（血糖降下）を作り出すことが、患者に利益（合併症予防と延命）をもたらすことと同じことであると考えた。しかし実際には、チャルマース医師の警告の数年後、いくつかの研究によって、血糖管理を厳密に実施しても心血管に関する有害なアウトカムは減少せず、死亡率は増加したか、あるいは変化がなかったことが確認された。さらに、2型糖尿病では重度の低血糖を生じるリスクが増加した[17]。

効果と利益に混同が見られ、有害で致死性すらあると証明されたもう一つの事例は、医師らが数件の非比較対照試験の試験結果に基づき、軽率に、赤血球成長因子エリスロポエチンの処方を開始したときに発生した。この試験では、薬剤によってがんや慢性腎疾患の貧血患者の血中濃度が「正常」範囲になったと示されていた。ここでも、血液に対するこの生理学的効果は有益だと考えられたのである。残念なことに、入念にデザインされた臨床試験を実施し、介入群とプラセボ群を比較したところ、この治療は患者への有害性（脳卒中、心臓発作、入院、死亡など）が有意に高いことが明らかとなった[18]。

2. あるべき姿

　医学分野の批評家たちは、現在の医師の専門職としての現状にしびれを切らし、医師が十分な倫理的責任を果たしているかどうかについて強い疑念を抱きつつある。たとえば、スティーブン・シェーンバウム医師は以下のように述べている。

　　専門職としては、アウトカムのデータがきわめて少なく、診療でもほとんど使用しないというのは非常に気がかりなことだ。……私たちは *primum non nocere*［何よりまず、害を与えないこと］について語るが、行為に対しては明らかにバイアスがかかっている。私たちは、患者の転帰が良好なときは患者と家族とともに喜び、転帰が不良なときは患者に共感し、患者とのやり取りと仕事の両方から個人的な満足を得るが、確かなデータには見向きもしないという現実から逃れることは難しい。要するに、私たちは確かなエビデンスがなくても医療ゲームを楽しむことを学習していて、このプロセスではアウトカム——統計面では不明であることが多い——が二の次となっている[19]。

　シェーンバウム医師は、同僚のマッキンレー医師と同じく痛烈な告発をしている。

　　主要産業の成長が私たちの診療を支えている。血管造影検査——PTCA［経皮的冠動脈形成術］およびバイパス術——を支える産業には、医療機器会社から教育組織までさまざまなものがある。教育組織は、最終的に彼らの生み出した製品に依存することになる病院と外科施設に対し、この手技の意思決定と実施に関与する全階層の職員を訓練する。こうした会社や組織は戦うべき手ごわい勢力である[20]。

　臨床診療ガイドラインの進化は、患者が医学的な助けを求める際にもっぱら頼るのが、「行為に対するバイアス」から、医療の介入によって利益が得られ

るか否かの直接的な検証へと移行したことが可視化されたものである。ただ、このようなガイドラインはせいぜい、ある特定の介入に関して蓄積されたエビデンスを検討し、勧告を裏づけるエビデンスの批判的評価とともに、合意声明と推奨すべき一連の診療行為とを提供する専門家パネルの成果物にすぎない。最悪の場合には、近年のマンモグラフィー検診に関する論争で見られたように[21]、実証的データよりも自己の利益と理念を優先するような産業界、医学専門分野、疾患関連の活動家団体からやってきた代弁者による、バイアスのかかった演説になってしまう。

　最良のガイドラインとは、大規模な患者集団を対象に実施された研究から情報を収集・分析し、個別患者のケアの改善を模索する技術評価の考えに基づくものである。それでもなお、あら探しをする人々は、患者の見解ではなく統計学者の科学的見解を反映したものだとしてこうした研究の多くを非難してきた。たとえば、米国心臓協会が出版した一般向けの小冊子では、冠動脈性心疾患患者の死亡率が報告されているが、ジョージ・ダイアモンドとティモシー・デントンの言う「生存者の窮状──障害度と生活の質」についてはどこにも記されていない。ダイアモンドとデントンはこう続ける。「同様に、技術評価の多くが生活の質や幸福といった患者志向の「主観的」なアウトカムではなく、身体的徴候や検査反応といった医師志向の「客観的」なアウトカムに基づいている。確かに客観的なアウトカムのほうが研究者にとっては評価しやすいが、おそらく患者個人にとっては主観的なアウトカムのほうに意義がある」[22]。

　米国内科学会によると、「事が良好に運んだ場合──明らかに一部はそうであるが──ガイドラインは多忙な医師にとって、現在の医療手技とアウトカムに関する研究と見解とを豊富に収集、解釈し、要約する最善の手段であると考えられる」[23]。しかし、同学会は、諸専門医学会、保険会社、医療内容審査者、患者擁護団体、管理医療団体など、ヘルスケアに携わるほぼすべての団体が多忙な中でガイドラインを執筆していると警告した。このようなガイドラインが想定している目的は、最善かつ最適な患者ケアを提供することだが、団体によっては、手技の正当化、償還、費用削減対策、事業推進、その他の私的利益のほうに関心がある可能性がある。そのため、医師は、専門家パネルに勧告の背景情報、たとえば十分に比較対照されたランダム化試験に基づくのか、厳密さ

の点で低いエビデンスに基づくのかなどを提供するよう求めることが重要である。また、各身体部位に対する効果に評価項目の焦点と目標を置くのではなく、患者にとっての利益に置くよう要求することが同じく重要である。

　ブルース・G・チャールトン医師は、このエビデンスに基づく医療への需要を生命倫理の領域内で大きくなりつつある公衆衛生指向と関連づけている。彼の指摘によると、生命倫理は従来、医師と患者の関係を制御する道徳律に関するものであったが、公衆衛生ではこの関係を地域社会全体の文脈の中で、社会の健康を増進する科学的基準として捉えている。チャールトンによると「公衆衛生の分野では、何か手を打たなければならないと言うことは通常、真実ではない。なぜなら、有益性を示す良好な科学的エビデンスがなければ、何もしないほうが良いからだ。治療効果の科学的エビデンスは、大規模に医療現場に導入される前に確立されるべきである」（原文ではイタリック体）[24]。同じ論理は小規模の場合にも当てはまる。患者個人に何か利益があるという科学的エビデンスがなければ、その患者に対しては何もしないほうが良い。

　医師やその他のヘルスケアの専門職の中には、王様の衣裳を着ずに公衆の面前に立つことに不安を覚える者がいることは驚くことではない。私たちは本当に自分自身を批判的に見ることができるのだろうか？　もちろん、私たちの中にはそうした者もいる。私たちが何かをする前に、もし人々が私たちの衣装——スパンコールやつぎあて——に注目するのだとしたら、恥ずかしさなんてどうでもよいということがわかっているからだ。社会は、真実を隠そうとする陰謀を感じた場合、怒りで正しく反応する。そして、そうした懐疑論は一般に有益であるが、不合理な反応を引き起こす場合もある。医療の場合、こうした疑いが、文字通り何千人もの患者に不必要な苦痛と早すぎる死をもたらしてきた。なぜなら患者たちは、医療専門職のことも、容赦なく宣伝される多数の似非がん療法についての警告も信用しなかったからである。

　現代医学が病人にきわめて有効な治療をもたらすことは論をまたない。その一方で、医師の行為の大半は習慣、社会通念、権威から生じたものであり、最も価値のある特性——裏づけのある実証的エビデンス——を欠いている。幸い今日の医療は、「エビデンス、入念にデザインされたケアのプロセス、真の意味でのインフォームド・コンセントに基づく世界へと、秩序立った移行をする

こと」[25]の必要性を認識しながら大きな変化を迎えている。

　また、医師が患者との関係や医療のゴールについて再検討している徴候が見られる。時には、こうした問いが驚くべき結果をもたらす場合もある。私たちは他の研究者とともに、医師たちがさまざまな生命維持治療に関して、患者が何を望んでいるのかを予測するのが不得手であることを見出した[26]。医師だけではない。夫や妻も、自分の伴侶が何を望んでいるのかを予測するのがあまり得意ではない[27]。しかし、さらに懸念されるのは、医師は自らの価値観を患者に投影する傾向があることがわかったことである[28]。ジョン・ウェンバーグ医師が率いる別の医師グループによると、前立腺摘除（がん治療における前立腺の外科的除去または肥大症状緩和のための部分的除去）に直面している患者に、質問への回答と患者の証言を紹介する対話式の動画を見せたところ、外科医の助言のみを聞いた患者に比べ、手術への同意率がはるかに低かった[29]。

　ウェンバーグ医師らは、この教育的方法論を用いて、患者からインフォームド〔情報を与えられた上での〕・コンセント〔同意〕を得るために多大な努力を払った。しかし、さほど情報を与えられていない患者はどうだろうか？　実際、彼らは、厳密に裏づけされた臨床データではなく、熱意でもって自分の商品を売ろうとする医師やヘルスケア産業界のリーダーによる利己的な宣伝努力——たとえばロボット支援前立腺手術について生じているような——の影響を受けている。著しい成長を遂げているこの技術のために、病院は、がん患者に優れた転帰をもたらすという明らかなエビデンスもないまま 120 万ドルの機器と 14 万ドルの年間サービス契約（患者への請求を獲得する強力なインセンティブ）に出資しなければならない。ロボット支援外科手術を受ける患者は、おそらく入院期間が短く、合併症も少ないかもしれないが（メディケアの症例に基づく一括払いを受領する営利目的の病院にとって利益となる）、インポテンスと失禁を経験する可能性が高い（こうした転帰を重視する患者にとってはあまり利益がない）。それにもかかわらず、「医師と医療センターがその治療を宣伝するため、患者はそれを要求し」、「フォリアドゥ（共有精神病性障害）」を発症する、とハーバードのマイケル・J・バリー医師は報告している[30]。したがって、医師には、患者に対して明確で客観的な情報——不確実な事実を含めて——を提供する責任があることは明らかである。これを怠った場合は非良心的であると私たちは考え

る。医師は情報を提供することに加えて、患者の価値観だけでなく、特に利益が問題となる場合には、医師自身の個人的および専門職としての価値観が患者の「自由意志による」選択に与える影響に対しても敏感であるべきである。

　医学の脱神話化に対する一般の人々の反応はどのようなものだろうか？　一部の人々は、どれほど役に立たない治療であっても、求めた治療に対して制限を設けられることを頑なに拒むことを私たちは知っている[31]。しかし、ケアをたくさん受けることが常に良いケアであるとは限らない。実際のところ、時には害をもたらす場合もある[32]。上述したように、50 歳未満の女性に対するマンモグラフィーでの乳がん検診の議論が良い例である。30 年にわたる研究によって、リスク因子のない若年女性に検診を実施しても救命につながるエビデンスはないことが明らかになっている。しかし、擁護者の中には、とにかくヘルスケア計画に X 線検査を含めることが若年女性にとって有益であると主張する者がいる。米国乳がん団体同盟の事務局長を務めるエイミー・ランガーの声明は、問題が一つの医学的価値から一つのシンボル的意味合いへと、いかに簡単に政治的に操作されてしまうかの好例である。「あなたの目の前にいるのは、乳がんについてほぼ何も知られていないことに強い憤りと不満を感じている非常にパワフルな女性たちの集まりだ」とランガーは訴える。彼女は見当違いの怒りの中でデータを無視しつつ、さらにこう続ける。「有効性が証明された唯一の介入ツールを取り上げようとする政府やその他の団体を女性たちは支持しない。その介入は十分ではないかもしれないが、私たちが持っている中で最善のものだ」[33]。このアプローチは善意に基づくものではあるが、誤解を招くものである。リスク因子のない若年女性にマンモグラフィーを行うことは、利益よりも害のほうが大きい恐れがある。なぜなら「陽性」所見の大多数は偽陽性であるため、乳房生検等の追加検査を受ける女性は余計な不安を感じることになるからである。これ以上に懸念されるのは、初期報告では、リスク因子を持たない若年女性に年 1 回のマンモグラフィーを実施することで、それによる放射線曝露ががんのリスクを上昇させる可能性すらあることが指摘されている点である[34]。

　一般に、オープンで誠実な精査のプロセスは粗野な抗議活動を引き起こし、特定の関心事や拙劣な政治活動に扇動されることによって、社会に良いことよ

りも害悪のほうが多くもたらされることがある。しかし、私たちの回答は、第一に、社会には医療のあらゆる側面について情報を与えられる権利があることを強調すること、第二に、意見の自由市場に楽観的な見通しを持ち、長い目で見れば公の議論によって教養ある社会が思慮深く価値ある選択ができるようになるのだと期待することである。

　法学のアラン・マイゼル教授は、一般の人々のコンセンサスが、無意味な積極的治療に代わって、限界を受容し思いやりを重視する医療的アプローチを支持する方向に発展していると見ている。「生命維持治療の差し控えが合法となる状況についてのコンセンサスが少なからず広く受け入れられるようになったが、それは、立法者がしばしばその見解を反映させる判事や議員、それに一般の人々の間に広く賛同者を得たからであった」と指摘する[35]。

　実際、こうした形跡は大衆紙でも見ることができる。たとえば、ニューヨーク・タイムズは以下のように肯定的に報じている。

医学研究者はすでに、たとえば冠動脈バイパス術から利益を得るのはどの患者かについてのガイドラインを作成することで、効果がないか有害な処置を減らそうとしている。保険者もまた「マネージド・ケア〔管理型医療〕」によって医学的に不要な手技を省き、入院日数を短縮する試みをしている。

　ふさわしくないケアを排除することは単なる分別である——資源配分の問題ではない。効果がないという理由ではなく、考えうる利益に対してコストが大幅に上回るという理由で支払いを拒否することが大きな分かれ目となるだろう[36]。

　たとえ国が出費を抑制しようとしていたとしても、資源配分が倫理的に必要または妥当であるとすべての専門家が同意するわけではない。ランド社のロバート・ブルック医師らが実施した多くの処置——冠動脈バイパス術、血管形成術、子宮摘出術、胆嚢手術——の成績に関する研究によると、国内全体の医療ケアの4分の1から3分の1は、ふさわしくないか、考えうる利益と同等のリスクを伴うものであった。「私たちは資源配分について語る前に、このすべてを乗り越えていかなければならない」とブルック医師は述べている[37]。

　一方、ニューヨーク・タイムズの医療ライターであるジェーン・E・ブロディは、「患者と家族は、もはや生きる価値はないように思われる患者の延命にこだわる医療の思いやりの欠如に対して、怒りと不満を感じることが多い」[38]と述べた。

　こうして見ると、実証的エビデンスで無益性が示されている治療を試みようとする義務に対して、医療従事者が先頭に立って倫理的な限界を確立しなければならないのは明白である。デイビッド・マービス医師は、医療は一般の人々が簡単に手に入れることのできない高度に専門化された知識体系に基づいていると指摘し、医師らに「声を揃えて」発言しようと説く。マービスは、「専門職が行うことを一般の人々が完全に理解することはないが」、社会は、医師が人々に最善の利益をもたらす行為をすると信じており、医療施設には「医学教育の基本的な基準だけでなく、倫理規定、医師に期待される診療基準、相互評価の基本的な仕組み」を確立することを期待していると述べる。さらに、医師は「自分の管理下にあることしか患者に施すことはできない」[39]と警告している。

3.　これからどこへ向かうのか

　私たちは本書の冒頭で、医学的な論説では無益性という語が積極的に使用されているが、批評家の中にはこの概念に異議を唱え、「つかみどころがない」、「居心地が悪い」、「危険である」、あるいは「公共的価値の明白な意味合い」に欠けると評する人がいることを述べた[40]。このような反論が広まると、さまざまな分野の第一人者が長い年月をかけて築き上げてきた、医師には無益な治療を提供する義務がないという主張が台無しにされてしまう[41]。医学的無益性を曖昧な概念としてのみ解釈し、抽象的な形で引き合いに出さなければならないのだろうか？　それとも、診療に役立てられるように十分に具体性を備えた定義を確立することができるだろうか？

　すでに述べた通り、無益性の概念に対する反対意見の多くが、この概念が擁護しにくい動機の隠れ蓑になるのではないかという恐れに起因している。たとえば、この概念を受け入れることによって廃れたはずの医療パターナリズムの

乱用が復活しないだろうか？　患者の自律や意思決定の共有における近年の進歩が逆戻りしないだろうか？　治療の無益性を宣告する力は、医師に、価値がないと見なした患者を無視する都合の良い言い訳を与えないだろうか？　神経質なヘルスケア提供者が、致死的な伝染性疾患患者を回避するよう誘惑されてしまわないだろうか？　無益性が医療費削減の不正な根拠にならないだろうか？

　私たちは無益性の概念がこのように台無しにされる可能性を重々承知しているが、それは専門職集団とヘルスケア施設が明確なガイドラインを構築できな・・かった場合に起こりやすいのだと考えている。無益性を厳格に定義して初めて、私たちは患者と家族を概念の乱用（有益な治療の提供を拒否することと無益な介入の中止を拒否することの両方）から守ることができるのである。たとえば、無益性（明らかな治療効果がないことを意味する）と資源配分（治療効果は認めるが利用可能性とコストに見合うかどうかに疑問がある）を区別することが特に重要である[42]。私たちの経験では、資源配分は無益性と最も混同されやすい概念である。というのも、医師は、有効な治療手段がないことを患者と家族に認めるのを苦痛と感じるのと同じように、有効な治療を選択的に割り当てることで平等主義的な理想を壊してしまうのを避けたいと感じているからである。

　さほど前のことではないが、いわゆる全脳死基準に基づいて統一された死の定義が確立される前に、死の定義が不確定であった時期が存在した。幾度となく行われた公開討論や専門家による議論、医学界、哲学界および法曹界による声明の発表を経て、大半の州が米国統一脳死法を採択した[43]。無益性の定義が法令レベルで扱われる可能性は低いが（無益性という概念は臨床現場と治療の複雑な多様性に本質的に左右されるため、そのように扱われるべきでもない）、私たちは、専門職団体が医学的介入に関する「ケアの基準」を発展させていくことと併せて、特定の医学的介入による治療の無益性について定義することを提案したい。

　私たちは、実証研究によって有意な臨床的効果をもたらす治療のデータを収集するのと同じように、そのような効果をもたらさない治療にも注意を払うべきである[44]。集中治療室で重篤な症状を示す小児と成人に使用する臨床予測モデルの開発は、医師が生存者と非生存者をさらに正確に予想し区別することを可能にする最近の重要な医学的進歩の一つである。このように、種々の臨床評

価項目と検査評価項目を採用したモデルには、APACHE スコア（急性期生理学的パラメータ、年齢、合併する慢性疾患評価）、SOFA スコア（多臓器不全評価法）、PRISM（小児死亡リスク）などがある[45]。ここに挙げた予測モデルは数千人の患者による経験をもとに開発され、少なくとも6か国の数多くの集中治療室で検証されたものである。近年では、研究者らが疾患の動的性質を考慮に入れ、予測の正確性を高めるために評価システムに時間軸を加えている。

　懐疑論者は、重篤な患者を対象とする評価システムを使用することで全体の確率は得られるものの、ある特定の患者に対する無益性を予測する検出力はなお限定的だと主張する。しかし、医師は数値スコアのみに基づいて無益性を予測するわけではない。多くの病態は克服できないため、医師はいずれかの臨床段階で、積極的治療を行っても現実的に効果が得られる可能性はないと合理的な結論を下すことが多い。評価システムでは、治療の転帰を絶対的な確実性をもって予測することはできないが、その見込みについて価値ある情報が得られる。このような情報からすでに、有効な治療の適用についてだけでなく無益な治療の中止についても扱うケアの基準を確立するための実証的基盤が得られている[46]。

　医師にとっては診療実践ガイドラインとして、裁判所にとっては専門職基準として役立つケアの基準が利用可能になれば、医師は、患者と家族に無益な治療を求められても、法・倫理・地域社会の支持を得て、その治療を拒否する決定をすることができるようになるだろう。

4.　現状からあるべき姿へ

　これまで、事態の現状とあるべき姿との間には大きな隔たりがあることを強調してきた。ここでは、現状からあるべき姿を実現するための実務的な課題について考えてみよう。本書を通して、無益な治療が行われないよう医療行為を変えていくには、医療専門職が医学的無益性の定義について意見を一致させる必要があることを強調してきた。ここで私たちは、結局のところ社会全体が、いかなるものであれ無益性の定義を理解して承認し、本書で提案する倫理的含意を受け入れるか拒否するかしなければならないという重要な点をつけ加えた

い。

　効果と利益を区別するには、その適用のために、実証的データだけでなく、患者にとって効果がいつ利益または害になるかという倫理的評価も必要となる。実証的な診療行為に目を向けることによって、さまざまな集団における種々の介入のアウトカムについて情報を得ることができる。当初、医師やその他のヘルスケアの専門職が、この分野における専門職基準を作成する責任を負っていた[47]。このような専門職は当然、彼らが奉仕する一般の人々に対して説明する義務があるが、最終的には一般の人々が、特定のアウトカムが人にもたらす利益の見込みや質が倫理的に受け入れられるものなのか、あるいは無益なのかについて、同意するかどうかを決めなければならない。

　この点に関して、私たちが米国心臓協会に、病院外で心肺蘇生等の延命治療を実施する救急医療サービスについての専門職基準を修正するよう求めた際に生じた議論が参考になる[48]。当時の米国心臓協会の基準では、緊急呼び出しに対応する救急隊員は——たとえ無益性が明らかであったとしても——断頭、死後硬直、組織の分解や変色など、被害者が明らかに死の徴候を示していない限り心肺蘇生を実施する義務があった。他の医学領域では、患者が死亡していなくても無益な治療を中止する決断が下されることを私たちは指摘した。なぜ心肺蘇生の実施については、患者中心の医学的無益性の概念——つまり、心肺蘇生を実施すれば患者が回復する、少なくとも意識が戻る可能性があるか否か——に従って決めることができないのだろうか？

　米国心臓協会は「医師は患者や代理人に依頼されても無益な療法を提供する義務を負うべきではない」ことを認めつつも、「厳密性が低く客観性も低い」、「意味が曖昧な無益性」と呼べるようなものは受け入れられないとした。医学的無益性の「厳密性が低く客観性も低い」適用に反対するものとして米国心臓協会が示した事例は、残念ながら、医療がいかにしてその道を見失ってしまったかを露呈するものである。米国心臓協会によると、永続的植物状態にある若年患者には、たとえ意識が戻らなくても、血液循環が回復すれば長期生存できる可能性があるため常に心肺蘇生を実施する必要がある。また米国心臓協会によれば、「適切にデザインされた研究における特定状況下で生存者が一切報告されていない」場合以外は心肺蘇生を差し控えるべきではない[49]。すでに述べ

たように、幸いにも最近、従来の米国心臓協会ガイドラインに取って代わる可
能性のある理にかなったガイドラインが提唱された[50]。

　このような事例から、厳密や曖昧などの語が、不正確で誤解を生むことは明
らかである。永続的無意識状態となった肉体を維持するために心肺蘇生を行う
べきかどうかという議論は、基準が厳密か曖昧かの問題ではなく、そのような
転帰が医療のゴールとして適切かどうかという問題である。患者を中心に考え
たときの利益に焦点を当て、意識がない生物学的存在を維持するというゴール
を除外する厳密な基準を設定することもできる。同様に、「適切にデザインさ
れた」研究において「生存者が一切報告されていない」場合以外、救急隊員や
医師は心肺蘇生を実施しなければならないという要件には、不条理さとともに
隠れた価値表明が含まれている。第 1 章ですでに指摘した通り、いかなる状況
下であっても、生存者がゼロになるという絶対的確信を持つことはできない。
さらに、「適切にデザインされた」研究という表現にはどのような価値の想定
が隠されているのだろうか？　100 症例、1000 症例、100 万症例を扱った後に
結論づけることを意味するのだろうか？　どこかの時点で、（私たちの望む）常
識が介入して「もう十分だ！」と言うだろう。しかしそうなると、客観的で
「厳密な」基準とは一致しなくなり、医療専門職は社会の支持を受けて、治療
は十分に試みたものの意図した利益が患者にもたらされないことが示されたと
認めることになる。

　興味深いことに、弁護士は（医師以上に）先陣を切って、医学的無益性に関
するケアの基準を確立することにより、裁判所のその場しのぎで寄せ集めの判
断による法的混沌を回避しようと模索する場合がある[51]。裁判所は、医療専門
職が遵守すべき診療基準と法的義務の定義に関して、専門職集団と施設の意見
を参考にすることから、無益な治療への要求を無効にしたいと考える医師や
人々を保護し、安心させるためには、医学的無益性に関する公表された施設の
方針が重要になるだろう。さもなければ、「法的システムは医師を巻き込みな
がら失態を演じ続けることになる」と法学のマーシャル・B・カップ教授は述
べている[52]。

　「なぜ病院は無益性に関する方針を採用すべきなのか」と題する法学のレビ
ュー論文の一節で、ランス・ステル教授は以下のように言う。

病院は、無益な治療の差し控えと中止について、施設のケアの基準となりうる明確かつ合理的な施設基準を採用することを検討する必要がある。この基準は、無益性に基づいて介入を差し控えたり中止したりすることについて、患者または代理人と迅速かつ明確なコミュニケーションを取ることを求めるものでなければならない。これを行わなければ疑惑や不信感が生まれ、医学の誠実さが損なわれることになる。基準がない場合、あらゆる対応について医学的に不当な要求に従うことを強いられていると感じている医師は、症例によっては自分の決断を戦略的に隠蔽するか、半分程度の対応しかしないかもしれない[53]。

　私たちは皆、医療従事者も一般人も、いつかどこかで患者となり、医学的無益性を支配する定義と倫理原則の対象となるため、私たち全員が無益性に関する定義や関連する倫理原則の構築に必然的に利害関係を持っている。そのため、ヘルスケアの専門職は、医学的無益性の意味と倫理的含意について、患者と一般の人々全体を教育する責任がある。

　特に、社会と医療専門職は、基準や制限は一切設ける必要がないと考えて「単に金銭的な問題である」とする立ち位置に惑わされてはいけない。むしろ、どんなに極端で馬鹿げていることでも誰かが対価を支払う限り、医師や他の癒しに関する専門職は何らかの対応を取るものだと期待されるようなことがあってはならないと強く言わなければならない。第5章で指摘したように、ニューヨーク・タイムズは、ある無脳症の（脳の大部分が欠損した状態で生まれた）赤ん坊に対する適切とは言えない延命治療を中止しようとした病院について、「赤ん坊の治療を求める裁判所の命令が倫理の議論を喚起する。いったいどの段階で治療はその費用分の価値を持たなくなるのだろうか？」という記事を組んだ際に、無益性に関する討論をこのような単純な形で解釈したようである。最古の職業〔売春のこと〕のように、市場以外に基準がないことを支持するのが、ヘルスケアの専門職の望むことなのだろうか？

　無益性の量的要素を提示するため、私たちは、直近の100症例で治療が患者に利益をもたらさなかった場合に治療は無益であった（95%信頼区間の上限＝3%）と結論づけるのは妥当であるという一般常識的な考えに医師が同意するか

どうか尋ねることで、医療の不確実性の問題を克服しようと試みた[54]。この基準は、p<0.01 で表される伝統的で保守的な医学的推論における統計学的有意水準と一致するため、他の医師が実証的な考えに基づいて無益性を検証した場合、別々に似たような量的な閾値に到達していてもおそらく驚くべきことではない[55]。

　私たちは、無益性の量的要素が実際にどのように理解されているかは、おそらく地域社会や病院によって異なるだろうと考えている。というのも、複雑で重篤な病気を抱えた患者が心肺蘇生の実施後に退院できる見込みは、小さな地方病院と都会の大きな指導病院では必ずしも同じとは言えないからである。さらに、心肺蘇生後に生存した患者の特徴（疾患、年齢、性別など）の組み合わせがどの病院も同じということはない[56]。しかし、これは無益性の定義そのものが異なるという意味ではないし、専門職基準から免れるために医学的無益性を曖昧に定義すべきだという意味でもない。

　私たちは単一の普遍的な診療ガイドラインとしての「無益性に関する国の方針」を期待しているわけではないが、国中の医療専門職が医学的無益性の意味と倫理的含意に関する問題に取り組んでおり、ケアの基準のコンセンサスを確立しつつあることは見て取れる。たとえば、地域社会レベルでは、サンディエゴ生命倫理委員会を構成するサンディエゴの 11 の地域病院──主な大学病院、退役軍人病院、いくつかの大規模な健康維持機構（HMO）、陸軍病院、カトリック系病院など──の代表が集まり、1 年間の議論の後、利益を基礎とした無益性に関する方針モデルを採択した。州レベルでは、カリフォルニア州医師会は米国医師会に対して、「ヘルスケア施設すべてが、規模にかかわらず、医学的無益性に関する方針を定めるべきである」と宣言した1996 年の米国医師会医療倫理綱領の裏づけとして、明確に定義した「利益のない治療」方針の採択と推奨を促した。最近では 2009 年に、米国医師会は 003 決議「終末期の無益な医療の制限」、つまり「米国医師会が、医師（MD/DO）が終末期の無益な医療を行わないまたは中止する方法、また、そのような決断が明確で説得力のある法的・倫理的基準を持つケアの基準内で誠実に行われた際には、その医師（MD/DO）が責任を免除される方法を、医師（MD/DO）主導で作成することを可能とする米国議会の法律制定を求める決議」[57] を採択したことで重要な一歩

を踏み出した。

　連邦レベルでは、米国ヘルスケア意思決定統一法（Uniform Health-Care Decisions Act）により、「ヘルスケア提供者または施設は、医学的に効果のない医療、またはヘルスケア提供者や施設で一般的に受け入れられている医療の基準に反する医療を要求する個別の指示または医療上の決定に従うことを拒否してもよい」[58]とされ、一層の支持が得られた。さらに、疑問が生じないよう「本項目で使用した「医学的に効果のない医療」とは、いかなる意味のある利益も患者にもたらさない治療のことである」[59]と説明している。

　ここに挙げた専門職団体では、医学的無益性が、患者に利益をもたらす合理的な可能性のない治療を指すということで一致している。先に示唆した通り、年齢や性別、疾患などの変数は全病院で確実な予測因子であるとは言えないが、大半の施設では信頼できる可能性が高い。そのため、心肺蘇生の差し控えおよび中止に関する具体的なプロトコルは、ケアの専門職基準が満たされている限り各施設で調整することが可能である。

　医学的無益性の量的および質的要素はいずれも、身体の一部を変えるにすぎない治療の効果と、患者が享受することができ、急性期病院への完全な依存から逃れられるようにする治療の利益との間の違いを際立たせている。質的な無益性については、最小限の利益をももたらすことのできない治療を無益と考える。質的に無益な治療も量的に無益な治療も、いずれも〔医師が〕患者に対して〔それを提供する〕道徳的義務を負わされるものではない。反対に、医師には無益な介入を中止または差し控える積極的な義務がある。

　このことへの合意が日々強まっていることに勇気づけられるが、それでも、医学的無益性についての単一の定義に基づく普遍的な合意は未だに存在しないことを私たちは認識している。しかし、私たちの観察では、この合意がないことで、医療従事者が治療を行うか行わないかの決断を正当化できなくなるようなことはなかった。コンサルテーションやカンファレンスの際に、適切とは思えないところで無益性が言及されるのを耳にすることがある[60]。全員が無益性のことを思い描いている場面でこの単語が出てこないこともある。医学界は意見を一致させて、医学的無益性の定義を公的な評価の場に提案することができるだろうか？　一つの回答として言えるのは、裁判所はそのような展開を望ん

でおらず、それどころか引き続き、その場しのぎの感情に駆り立てられた判決[61]や、（無脳症の赤ん坊の治療を裁判所が命じたときのように）障害を持つアメリカ人法、1973 年リハビリテーション法、緊急医療措置および分娩に関する法律（病院が患者を「放り出す」ことを予防するための法案）[62]などの連邦制定法を奇妙に解釈した上で判決を下し続けるだろうと予測される。そしてそれは医師と患者をさらに手に負えないほどの混乱の只中に巻き込むものである。

　そのため、まずは医学界の中でコンセンサスを得て、その後、最終的には社会全体から承認を得るという目標に向けて、具体的な基準やガイドラインを提示することによって率先して行動を起こす責任が医療専門職にはある。少なくとも病院は、無益性に関する方針が利益を重視したものなのか「尊重できる他の何か」であるのかを一般の人々に明確にすべきである。たとえば後者は、退院不可能または永続的無意識状態の患者に対して生命維持治療を継続するという家族の希望に沿った病院の意向であるかもしれない。しかし、病院にとってそれが空虚で意味のない立場などではなく、熟考した上での道徳的立場であるのであれば、病院は、無益性に関して利益を重視した方針をとる病院からそのような患者を受け入れ、道徳的原則に基づいた行為をするべきであると私たちは論じてきた[63]。

　まとめると、私たちは医療従事者に以下の手続きを取ることをお願いしたい。

1.　無益性という語が診療において広く用いられていることを認識し、今日よりも一貫して明確な形で使用することに同意する。

2.　公開討論や合意形成を通して概念の具体的な意味を探る。まず、医学的無益性とは、最小限の量的および質的閾値を超えた利益を患者にもたらすことがなく、医療のゴールを達成できない治療を意味するという一般的な考えから始める。次いで、最小限の確率や最小限の利益の質とは何であるのか、医療専門職が合意できるかどうかを判断する。

3.　（採用すべき）良好な治療のアウトカムだけでなく（回避すべき）不良な治療のアウトカムについても報告する研究発表を奨励し、この無益性の定義を診療に導入する。このような実証研究は、臨床的状況におけるケアの専門職基準（診療ガイドライン）を定義する基盤を形成するだろう。

4. 一般の人々（議会や政府機関を含む）に向けた情報としての施設の方針、また裁判所に向けたガイドラインとして、このケアの基準を公にすることで社会全体を教育し、総意を得ることに努める。

第 10 章

肝心な点——医学的無益性

1992 年 10 月、ヴァージニア州の病院で一人の赤ん坊が生まれた。彼女の脳、頭蓋、および頭皮のほとんどは失われていた——無脳症と呼ばれる状態だ。この状態は超音波診断によって出産前に確認されており、ベビー K として知られるその赤ん坊は、決して意識を持たず、考えたり、見たり、聴いたり、あるいは他の何であれ、外界と相互作用することはできないことが明白であった。医師はベビー K の母親に次のように説明した。無脳症の小児に対して医師ができることは、亡くなるまでの間、敬意をもって、毛布で包み水分を与えるくらいのことであり、そしてそれは大抵の場合、生まれてから数日の間のことである、と。しかしながら、新生児が呼吸不全の兆候を見せ始めるとすぐに、母親は、人工呼吸器の使用と心停止の場合の心肺蘇生措置を含む、あらゆる積極的な生命維持治療の実施を要求した。母親の要求に屈して、医師はベビー K の生命を維持するためにできることをすべて行った。

この治療の 1 か月後、この病院はベビー K を、母親の願いに対してより共感的な別の病院へ移送しようと試みた。しかし、この乳児を受け入れようとする病院は当該地域に一つもなく、赤ん坊はその代わりに近くにあった介護施設のベッドに居場所を与えられることになった。ベビー K は 2 年半後に亡くなったが、それまでの間、呼吸困難のために何度も病院へ再入院していた。その度に、そうした治療は不適切だと医師たちが主張し続けていたにもかかわらず、母親の強い主張で、赤ん坊に対して人工呼吸器の使用および他の生命維持治療が行われた。

問題を病院の倫理委員会を通じて解決しようという試みが失敗した後、病院

は裁判所に対して、病院はそのような治療の提供を要求されるものではないという宣告を求め、「［無脳症の赤ん坊の］極めて限定的な余命のゆえに、また彼らの状況に対するあらゆる治療は無益であるがゆえに」ケアの基準は痛みを和らげることに限られる、と論じた[1]。しかしながら、第4巡回区控訴裁判所の段階まで上がることになった一連の裁判所の決定において、支持されたのは積極的な生命維持治療の継続を求める母親の要求だった[2]。裁判所はいくつかの連邦法に言及し、ベビーKへの治療の拒否は障害を持つアメリカ人法、1973年リハビリテーション法、そして緊急医療措置及び分娩に関する法律（EMTALA: ひとえに病院が支払い能力のない患者を「放り出す」のを予防するためのもの）を侵害するだろうと述べた[3]。

　この事例は医療のゴールと法的システムの構造の間に存在する非常に大きなギャップを示すものである。とりわけ、この事例の分析において裁判所が用いた言葉が、医学的治療の効果と利益の区別に失敗することから生じる茶番劇について詳細に示している。

　たとえば、裁判所の決定は（そして米国小児科学会や集中医療医学会の側の弁護士から病院を支持する形で送られた法廷助言文書でさえ）ベビーKの「呼吸における苦痛」について繰り返し言及していたが、この表現はその赤ん坊が苦痛を含めたあらゆる感覚を経験する能力を持っていなかったことを理解し損なっているという証左である。その赤ん坊を呼吸器につなげることは、その肺が空気を出し入れするのを手助けするが、赤ん坊はこの治療の効果から何ら利益を得ることはないのである。同様に、障害を持つアメリカ人法は、「あらゆる個人は、障害に基づいて、財、サービス、施設、栄誉、優位性および親切さの完全で平等な享受において差別されることがあってはならない」[4]と明記している。「享受（enjoyment）」という語を用いている以上、物事を楽しむ（enjoy）ことは言うにおよばず、そもそも経験する能力を欠いた人物に対してこの法律を適用することを議会が想定していなかったことは明らかである。

　ベビーK判決は医療制度全体に激震をもたらした。アメリカ合衆国の小児病院の新生児科医および倫理委員会委員長を対象にしたある調査では、この判決に対する不信、さらには憤慨があり、しかしまた、訴訟の恐れからこれと同様のことをするよう病院の執行部からおそらくは強制されることになるだろう

というほとんど満場一致の認識があったことが明らかになった[5]。皮肉なこと
に、のちの判決において第 4 巡回裁判所自身が、ベビー K 判決は「特定の緊
急の医療状態に対して緊急医療措置及び分娩に関する法律が要求する治療を確
実なものにすること」にのみ関連しており、「緊急医療措置及び分娩に関する
法律が［集中治療室の］外部の文脈における医学的および倫理的決定を規制す
るものとして解釈されることは妥当ではありえない」[6]と裁定した。すなわち、
裁判所はベビー K 判決の適用を、集中治療室の状況における、病院が困窮し
た患者を「放り出す」のを防ぐ場合に明確に限定し、そのルールは一般的な
「医学的および倫理的決定」に介入することを意図したものではないとして医
師たちを安心させたのだった。しかしそれでも、その判決は、思いやりのある
終末期の治療のための方針を作り上げようと試みている多くの病院に対し、暗
い影を投げかけることとなった。

　医療費が高騰しかつ技術が増大するこの時代において、医学的無益性という
概念をめぐる激しい議論が生じていることは、おそらく驚くべきことではない
のだろう。医師たちは、いま彼らが行っていることをすべて行うべきなのだろ
うか？　特に、彼らは医療のゴールを達成する見込みが無視できる程度でしか
ないような治療を試みるべきなのだろうか？　いったい何が医療のゴールなの
だろうか？　私たちはそのような治療を失敗させているものが何であるのかに
ついて同意できるのだろうか？　医師はそのような状況下で何をすべきであり、
また何をすべきでないのだろうか？　これらの問題を探求するためには、医師
患者関係へと、最も根源的なやり方で立ち還らなければならない[7]。

1.　医学的無益性なるものは存在するのだろうか？

　オックスフォード英語辞典で無益性の語を引くと、次のような意味であるこ
とがわかる。「本質的な欠陥のために、杜撰かつ無益にも、望んだ結果になら
ないこと」。では、医学的無益性の場合における「望んだ結果にならないこと」
とは何のことであろうか？　すでに第 1 章で指摘したように、医学的無益性と
いう語は非常に多くの意味を持ちうるものであり、つかみどころがなくて定義
できないと主張している人もいる[8]。

　医学的無益性の定義の一つの提案として、無益性は患者の目的を達成する見込みに依拠すべきだ、というものがある。言い換えれば、患者は医師に対して自らが希望するあらゆるアウトカムを要求する権利があり、そして医師は、治療について、それによって患者の求めるものを提供することができる限りは、無益であるとの判断を下す権利を持たない〔とこの定義は述べる〕。この見方は、自律尊重の原則が医療における他のあらゆる原理や価値に優先すると主張するものであるが、最も強く提起されたのは1960年代のことで、それ以前の強固な医師のパターナリズムの時代に生じた〔医師の〕職権乱用に対する応答として発展した、患者の自律を求める運動から出てきたものであった。自律を事態の正面中央に据えるアプローチは、パターナリズムに対する待ち望まれた矯正手段であったが、しかしこれにも欠点がないわけではない。

　医師には、たとえば手足を切断するなど、まったく無駄な手術を求める患者の望みに従う義務はない。他の生命倫理学者たちが述べているように、「医師のパターナリズムから意思決定プロセスにおける患者の参加への強調点のシフトは、医師に対して自らの判断を捨て去らせる指令ではない。また、それは患者の自律の崇高さが完全無欠の域に達した合図となるべきものでもない」9)。もし患者の目的がステロイドを用いてボディビルディングの世界チャンピオンになることだとしても、医師がこのボディビルダーの要求に応じる倫理的な義務はないし、法的に許されてもいない。また、外科医には、頻発する腹部の痛みは虫垂炎によるものだという患者の心配を取り除くために予防的に虫垂切除を行う義務はない。これらは、患者の目的を達成するという医師の義務に対して課せられている限界と禁止の、多くの事例のうちのほんの一握りである。とりわけ重要な一つの限界は、人生が毎週のテレビドラマのように捉えられるこの時代において、医師には患者に奇跡を与える義務はないということである。

　医学的無益性の定義についてのまた別の提案は、受け入れられない延命の見込みに焦点を当てる。この立場によれば、医師はある治療について、たとえ永久に意識は戻らないとしても、それが延命につながる限り、無益であると述べることはできない。この主張をなす人々はおそらく、延命に対する医師の義務は医療の古典的な伝統によっては支持されないことに気づいていない10)。古代ギリシャ・ローマでは、特にヒポクラテス派の著作の中にあるように、医師の

義務は健康を回復し苦痛を軽減する生来の生命力を手助けずることとして描かれていた。生と死は自然のサイクルと見なされていた。したがって、延命のためのあらゆる試みは、医療の適切なゴールとは考えられていなかったのだ。実際のところヒポクラテス派の医師は、インチキであるという汚名を避けるために、超自然的な力を求める声を突っぱねていた。医療の実践において宗教が支配的な役割を演じ始めたのは何世紀も後、中世の後期に入ってからのことであり、科学者たちが科学を自然に逆らって行使される力と見なしはじめたのは17 世紀後半に入ってからで、延命する義務が導入されたのは何世紀も後になってからのことである。しかし、神学者も科学者も、さらには近代以前には他の誰であっても、今日のように命がたくさんの形を——現代の医学的処置の転帰としての、健康と死の間にあるたくさんの状態を——取ることを想像してはいなかったということを心に留めておくことは重要である。遷延性植物状態、すなわちナンシー・クルーザン、カレン・アン・クインラン、そしてテリー・シャイボといった患者たちの永続的な無意識を表す状態（いまでは永続的植物状態と呼ばれている）は、1972 年より前には、医学の教科書に載っていなかったどころか、そもそも言葉自体が作り出されていなかった[11]。したがって、医療のゴールは生命を維持することであるという主張は意味が曖昧であり、この〔医師という〕専門職の歴史的伝統においてルーツが疑わしいものである。

　また一つ別の提案では、医学的無益性の定義を、身体に対するあらゆる生理学的効果を達成する、その見込みが受け入れられないものであること、と定めている。この提案によれば、ある治療が身体の何らかの部分の機能、たとえば血液を送り出す、食物を消化する、尿を作り出す、空気を流すといった機能を維持するものである限り、患者に意識があるかどうかや、患者が末期状態の最後の瞬間にあるかどうかにかかわらず、医師はそれを無益だと見なすことはできない。これは時として「価値中立的」な定義として提示されることがある[12]。この定義を真剣に擁護する人々が存在することは、現代医学がどれだけ道に迷っているのか、専門分化と技術によってどれだけ断片化されてしまっているのかを示すものである。狭い生理学的基準を医学的無益性の定義の基礎として選ぶことは「価値中立的」なことではなく、むしろ価値をめぐる選択であり、それも、私たちの意見では、医療専門職における患者中心の伝統からおよそでき

うる限り遠く離れた選択である。

　医学的無益性について私たちが支持する定義は、医学的介入は患者を助けることをそのゴールとする、という基礎的な考え方からスタートする。患者に対する治療によって得られる利益の見込みあるいは質が受け入れられないくらい低い介入は、無益である。ここで傍点を付された言葉の両方が重要である。患者は臓器の寄せ集めではないし、ただ欲求を持つ個人でもない。むしろ患者は（この語［英語の patient］が持つ「苦痛を受ける」という意味からして）、医師の持つ癒し（「完全にする（to make whole）」という意味における）の力を求める人間である。効果と利益の間の関係は、癒しのプロセスおよび医療のゴールにおいて中心的なものである。医師の責務は単に身体のどこかの部分に効果を及ぼすことではなく、一つの総体（a whole）としての患者に利益を与えることである。今日の医学は多数の効果を達成する能力を有している。ほんの少し挙げるだけでも、血圧を上げたり下げたり、心拍を速めたり遅めたり、細胞を破壊したり、臓器を移植したりといったことができる。しかしこれらの効果のいずれも、患者が最低でもそれらの価値を認めることができない限りは利益とはならず、永続的植物状態の場合のように永続的に意識が戻ることのない患者には、そのようなことができる状況にいたることは不可能である。さらに言えば、病気および治療に対して完全に（プラトンが半神の医師アスクレピオスによるものとした言葉を用いるならば）「占領されている」以上の、何か最低限の人生の目標を達成する可能性を患者に与えることができない場合には、効果は利益ではないのである。

2.　理論上の医学的無益性

　医師は無益な治療を試みるよう義務づけられてはいないという原理は、臨床医学の歴史を通じて存在してきただけでなく、現在において幅広い専門職団体から承認を得てもいる[13]。医学的無益性の定義に至るための少しばかりの苦闘によって、一時的にせよ満足感は失われてしまうがゆえに、何人かの人々はこの言葉をすっかり捨ててしまうべきだと訴えるようになった[14]。これは馬鹿げたことである。医学的無益性が医療上の議論において活発に用いられる理由はまさに、それが医療の実践に不可欠の意味を伝えていることにある。すなわち、

治療の中には医療のゴールの達成に失敗するものもあり、医師はそれらを試み
るよう義務づけられてはいない、ということである。専門職に対してのみなら
ずまた社会に対してもこのことを明らかにすることが重要である。医療は大き
な力を持つが、無限の力を持つわけではない。医療専門職は重要な義務を持つ
が、無限の義務を持つわけではない。この言葉の正確な意味の探求に失敗すれ
ば、私たちは曖昧さの中に取り残され、多くの人々が恐れるようなまさに〔医
師の〕職権乱用が助長されることになる。医師は、同僚あるいは社会を前にし
てその言葉を正当化することができるのでない限り、医学的無益性を思うまま
に引き合いに出すべきではない。求められているのは概念を精査することであ
って、概念を隠すことではない。

3.　医学的無益性の神話的な力

　すでに見たように、古代ギリシャにおける *futtilis* は上部が広く下部が狭い
宗教的な器のことであった。その独特の形状のため、この器はひっくり返りや
すく、それゆえ儀式の場を除いてはいかなる用途にも用いられなかった。哲学
者ドン・ポステマの指摘するところでは、医学的無益性について議論する上で
私たちはこの言葉の語源を知り、言葉としての意味だけでなく神話的な力も持
つ語であることを思い出すべきである[15]。したがって、たとえばあと数時間し
か生きられないがん患者に対して心肺蘇生を試みるような、無益な治療に対す
る非現実的な期待や非合理的な要求が、時に神秘的で儀式的なものへのニーズ
の表現になっている、ということはありうる。私たちの生きる現代においては、
こういった行為はほとんど宗教的なセレモニーとなっている。実際のところ、
かつて患者がまだ奇跡を求めていた頃には、彼らは教会に向かい神に祈ったの
だ、ということを指摘することは極端なことではない。今日では彼らは病院を
訪れては医師に対して奇跡を要求している。したがって、次のことを繰り返し
強調しておくことは重要である——医師は奇跡を生み出すよう義務づけられて
はいないし、これまでそうであったこともない。

4. 無益性とは区別されるもの

無益という語は以下のようなさまざまな類義語からは区別されなければならない。たとえば不可能（月まで歩いていくことは無益ではなく、不可能である）、信じがたい（試験管の中だけで完全に生育された乳児を生み出すことはいつの日か可能になるかもしれないが、今日では信じがたい）、あるいは稀有（珍しいことに加えて、無益性は運用上の概念も持っている —— 成功は稀有であり、それゆえ試みられている治療は義務的なものであるべきではない）。また無益であるとは希望がないということと同じでもない。希望を抱くことも希望がないことも、客観的な事実に対する心理的な反応である。私たちの個人的な気質を考えると、仮に私たち全員が偶然にも特定の治療において同じだけの小さな成功の見込みに直面した場合、非現実的なまでの楽観から侘しいほどの絶望まで、私たちはそれぞれ異なる反応を経験するだろう。そして医師は、たとえ、希望を抱くことが医療の中で心理学的に見て重要な助けであると見なしているとしても、事実を不正確に伝えて患者を欺くことの正当化として希望を持ち出すべきではない。患者を安心させる方法には、もっと適切で、そしてもっと思いやりのあるものが存在する。

5. 量的および質的な医学的無益性

第1章で論じたように、医学的無益性についての私たちの定義には量的な側面と質的な側面の両方が含まれる。私たちは量的な側面について、ヒポクラテス全集の中にある文章を引いた。「利用可能な治療法に対して病気があまりに手強いときは常に、医師はそれを医療によって乗り越えられるなどと、間違っても期待してはならない。……無益な治療を試みることは、狂気と結びついた無知を表明することである」[16]。私たちは医学的無益性の質的側面をプラトン・アリストテレスの時代まで辿ることができる。プラトンの『国家』の中にそのような記述が見出される。「内部のすみずみまで完全に病んでいる人々に対しては、アスクレピオスは養生によって彼らの惨めな人生をいたずらに長引かせようとはしなかった……。……病気に占領されてしまい仕事のことを顧み

ないような生は、生きるに値するものではない」[17]。

量的な無益性

　医学的無益性の量的な側面は医療の実践に固有の不確実性と結びついている。すべての医学部生は「可能性がないわけではない」と学ぶ。そしてカール・ポパーのような科学哲学者は次のことを指摘する。たとえ出来事 B を出来事 A の後に続けて見ることが 100 回、1000 回、あるいは 100 万回あったとしても、同じことがもう 1 度起こるという完全な確信を得ることは決してできない。しかしながら、合理的な観察者としての私たちは、観察のある時点で結論を引き出し始めざるをえない。同じように、何度見ても出来事 A の後に続けて出来事 B が生じることが 1 度もなかったならば、やはり完全な確信を得ることはできないが、それでも私たちは A に続いて B が起こる見込みについてある時点で結論を引き出し始める。このような種類の常識的な経験的理由づけが、私たちの日々の活動の基礎を形作っている。

　より具体的には、それが、医療における臨床上の実践の基礎となる。古典的な例で言えば、B 型肝炎やインフルエンザといった病気を防ぐワクチンの有効性は——ほとんどすべての治療におけるのと同じように——経験的な観察に依拠している。その接種があらゆる患者において病気を予防するという絶対の確信を得ることはできない。そして実際のところ、まれにワクチンに対して深刻なアレルギー反応を起こす患者もおり、そういった人はワクチンを利用しないほうがより状態がよかっただろうことはほぼ間違いがない。それゆえ、「絶対の確信があるのか？」と問いただしてくる人に対する答えは常に「ない」である。しかし、これはそもそも正しい問いではない。正しい問いはむしろこうである。ある治療を無益だと見なすことに私たちが合意するまでに、いったい何度、どれだけの失敗を重ねなければならないのか？

　医療においては、私たちの日々の出来事と同じように、実証的なエビデンスが行動の基礎となる。不確実性にがんじがらめになってほとんど見込みのない治療でさえ医師に強制してしまうような事態を乗り越えるためには、無益性の常識的な定義以上のものは何一つとして必要ないと私たちは提案する。おそらく私たちのほとんどは、もしある治療がこれまでの 100 の事例においてうまく

いかなかったならば、もう1度それを試したところでうまくいかないだろうことはほぼ確実であるということに同意するだろう。（統計学者たちは95％の信頼区間の上限は3％であると算出することができる。）この提案は「客観的」あるいは「価値中立的」な定義ではなく、むしろ、完全な確実性を得ることが不可能でありかつ治療上の利益が目的であるような場面での合理的なコンセンサスを求めるものである。もし私たちがそのような治療を無益であるとすることに同意できるならば、それを提供することは医師の標準的な義務には含まれないことになる。医学界、あるいは社会全体は、よりいっそう大きな（あるいはよりいっそう小さな）勝算を好むかもしれないが、しかし結局のところ私たちの全員が、医学的無益性の何らかの経験的概念を受け入れるか、さもなければ常識というものをすっかり捨て去ってしまうかしなければならない。

　医学的無益性についてのコンセンサスは作られつつあるのだろうか？　興味深いことに、私たちの最初の提案が公刊された1990年とほぼ時を同じくして[18]、研究者たちは脳出血に対するステロイドの使用からさまざまな臨床的状況（多発転移がん患者や極度の未熟児など）での心肺蘇生まで、生命維持治療の経験的なアウトカムの報告をすでに始めていた[19]。すべての研究において、研究者たちは、ある特定の回数を試みた後に失敗した場合にはその治療は無益なものと見なされるべきだと断言した。印象的なのは、失敗の回数が元々の論文で私たちが提案したのと同じ幅に収まった後に、治療を無益だと見なすという決定がそれらの研究者によって独立になされたことである（彼らはその時点では他の人からの推奨を受けていなかったし、私たちが提案した定義も知らなかった）。別の言い方をすれば、量的な医学的無益性の閾値について、医学界の専門職の意見には収斂が見られるということである。

質的な無益性

　医療のゴールは単に身体にある効果をもたらすことだけではない。それは患者に利益を与えるものでもなければならない。私たちの主張は、第1章で紹介し、本書を通じて議論してきたように、永続的無意識状態の患者はいかなる治療からも利益を得ることが決してなく、あらゆる効果についてその価値を理解する能力を失っている、というものである。それゆえ、永続的植物状態にある

患者に対して提供されるあらゆる生命維持治療は、定義上無益である。私たち
はまた、プラトンがアスクレピオスのものとした概念についても言及した。す
なわち、もし治療が、病気に「占領されて」しまってそれ以外のいかなる人生
の目標も達成することができない状態から患者を解放することができない場合
には、そのような治療もやはり無益なものと見されるべきである。たとえば、
もし患者を生かし続けるために医師にできることが、急性期病棟の中でのみ利
用できる技術によって患者を持ちこたえさせることだけであるならば、そのよ
うな転帰は成功と見なされるべきではない。それはむしろ、医療のゴールを達
成し損なっているのだ——医療のゴールとは、最低でも、人が病院の外で生き
ることを可能にするのに十分なだけの健康を患者に取り戻させることであるべ
きである。それを達成できないような治療は、私たちの定義に照らせば、質的
に無益なものである。

　私たちの提示したアウトカムについての尺度が、上に引いた研究者たちのも
のと整合的であることに注意してほしい。生命維持治療が、ある特定の人数の
患者がその治療を施された後、生存して退院するという結果をもたらすことが
できなかった場合、それらの治療は無益だと見なされるべきだと彼らは独立に
結論したのだ。元々の論文においては、私たちはもっと制約の強い〔無益性の〕
定義を提案していた——すなわち、集中治療室に閉じ込めるもの〔という定義〕
である。私たちの思索の発展は、コンセンサスの探究が進んでいく段階的な方
法の、一つの良い例である。最終的に医学界および社会全体は、明示的に定義
された諸概念——集中治療への依存からの解放か、あるいは病院からの退院か
（あるいはおそらく他の何か）——の両方についての批判的な熟慮を行い、そして、
〔治療によってもたらされる〕さまざまなアウトカムのうちで医療の倫理的な目的
を表しているのはどれなのかを決定しなければならない。

6.　量的な医学的無益性に関する一つの類推的議論——プラセボ

　経験的なコンセンサスを得ているということに加えて、量的無益性を支持す
る、一つの説得力のある類推的議論がある。私たちのほとんどは薬の強力なプ
ラセボ効果のことをよく知っており、いくつかの研究では30 パーセント近く

に達すると観察されている。この現象が医学的無益性の文脈で持つ含意について検討してみよう。もし医師の義務に限界がなかったならば——すなわち、医師は過去にうまく作用したことがあったか、あるいは将来たぶん作用するだろうと見込まれるあらゆる治療を提供するよう義務づけられているとするならば——その場合、効果の確かな治療がなければ医師はプラセボを投薬するよう倫理的に義務づけられていることになるだろう。しかし、医師は利益のある治療を利用できないときにはいつでもプラセボを投薬するよう倫理的に義務づけられてなどいない。もちろんこれには十分な理由がある。もし患者が、医師は常に何がしかを処方するのだと知れば〔適切な薬を処方しているとは限らないのだとすれば〕、信頼の完全な崩壊が起こるだろう。患者は、いつ自分の状況に対して特に必要な治療を受けているのか、いつプラセボを処方されているのか、確信を得ることは決してないだろう。皮肉なことに、あらゆる薬において、プラセボ効果から得られる利益は消え去ってしまうだろう。

7. 倫理的含意と医師の義務

　患者を助けるという倫理的目標を何らかの最低限の量的および質的な閾値まで達成することができないとき、という観点からの無益性の特定の定義を提案することに加えて、私たちはまた（第7章において）次の問いについても検討した——無益な治療に直面した際の医師の倫理的義務とは、いったいどのようなものなのだろうか？[20]　私たちはこの問いに対して向けられる可能性のある3つの応答について考察した。

　医師は無益な治療の提供を控えることを許されるべきだが、控えるように義務づけられてはいない。これは私たちの退ける見解だが、この見解の下では医師にとっての倫理的な含意は治療的中絶と類似したものになるだろう。中絶は社会によって倫理的にも法的にも容認されているが、個々の医師には個人的な道徳的選択の問題としてその処置を避けることが許されている。しかしながら注意しなければならないのは、中絶の実施を拒否することと永続的無意識状態の患者を際限なく生かし続ける権利を要求することの間には重大な違いがあるということである。前者では、医師の決定から生じる帰結は患者に関すること

に限定され、そしてその決定よりも倫理および法のほうが無条件に優先されるので、医師は患者の法的要求に応じる施設へ患者を紹介する必要がある。後者では、治療を継続するという医師の決定は、空間、機材、消耗品、他の患者、および病院で働く大勢の人々に影響を及ぼす。それは施設全体に関わる帰結を持つのである。それゆえに、私たちはヘルスケア施設に対して無益性に関する方針を作成するか、あるいはそういった方針を治療の差し控えおよび中止について定めている現行の方針に組み入れるかすることを勧めている。そのような方針は医師、看護師、および他の医療従事者、まだ同じく地域コミュニティからの意見を反映するべきである。ひとたび方針が整えば、個々の医師がベッドサイドで無益性に関する判断を一方的に下すことが許されることも、また期待されることもなくなり、その代わりに制度化されたガイドラインに従う責任を持つことになるだろう。

　著者のうちの一人（シュナイダーマン）は、1998 年にある会議を計画し、地域の病院から主要な大学病院まで幅広く、カリフォルニアの 26 の病院から 74 名の参加者を招待した[21]。会議の目的は医学的無益性についてコンセンサスが得られているのかどうかを確認することにあった。2 つの病院を除くすべての病院が、無益性に関する固有の方針を持ち、さらにそのような方針を持つ 24 の病院のうち 2 つを除くすべての病院が、生理学的な効果ではなく患者にもたらされる利益の観点から無益な治療を定義していた。この後者の（多数派の）病院グループは、明確な「多数派の基準」の基礎を提供している。しかしなお、私たちの多元的な社会と調和する「尊重すべき少数派」のための余地は残される。とはいえ私たちの判断では、他の病院が無益だと見なすような生命維持治療を患者に対して継続することを医師に許可している「尊重すべき少数派」の病院は、一つの倫理的立場を取ってきたのであり、そのような患者の転院を受け入れようとするはずである。これによって間違いなく、患者とその愛する人たちは、長く、費用がかかり、感情的に疲れ果てる裁判所での論争を免れるだろう。

　医師は無益な治療の提供を控えるよう促されるべきだが、控えるように義務づけられてはいない。これもまた私たちの退ける見解だが、この見解の下では医師にとっての倫理的な含意は永続的植物状態にある患者の生命を維持するこ

とと類似したものになる。専門職の権威はかねてよりそのような患者を医学的
手段によって生き続けさせたりしないよう推奨してきたが、医師たちはそのよ
うな推奨に従うよう義務づけられているわけではない。上述のように、この基
準に固執する施設は「尊重すべき少数派」のケア基準の下で運営されるのにふ
さわしいだろうし、「多数派の基準」に従う病院から転院する患者を受け入れ
ようとするはずである。

　医師は無益な治療の提供を控えるよう義務づけられるべきである。この最後
の見解は、私たちが第7章および本書全体を通じて擁護するものであり、この
見解の下では医師にとっての倫理的な含意は、HIVに感染した患者を治療す
ることと類似したものになるだろう。〔集団としての〕医療専門職は、そのよう
な患者を治療する義務をそのメンバーに無条件に課してきた。それは単なる推
奨ではなく宣言であり、医師は個人的な道徳的異議のみによって手を引いてよ
いわけではない。上述のように、医学的無益性をめぐる州全体の会議に参加し
たカリフォルニアの病院の大多数は、無益性についての方針の中でこのケアの
基準を受け入れていたのであった[22]。

例外と注意点

　私たちは可能な限り厳密な形で、医学的無益性が持つ倫理的含意を定義し描
写しようとしているが、しかし医療の実践というものが私たちに、ある種の例
外や注意点を認識するよう要求することも私たちは認めている。

　もし医師が無益な治療を差し控えることを許されたり、促されたり、あるい
は要求されたりしているとして、このことは、医師が〔治療そのもののみなら
ず〕そのような治療をめぐる議論を差し控えるという特権を享受していること
を意味するのだろうか？　言うまでもなく、医師は患者に対して、実施するつ
もりのないたくさんの検査および治療のすべてについて説明したりはしない。
しかしながら、治療と情報の間には重要な区別が存在する。状況や患者の精神
状態次第で、患者は、治療を要求する資格のない場合であっても情報を要求す
る倫理的な権利を持つことがありうる。この点に関して、医師は、医療上のケ
アをめぐる特別な状況に置かれている患者が抱く懸念を予想し認識すべきであ
る。医師は頭痛を訴えるすべての患者と脳外科手術の可能性について話し合う

必要はない。他方で、集中治療室にいる患者は、周りに目をやれば右でも左でも（あるいはテレビの中でも）心肺蘇生が実施されているのを見ているのであり、それが治療上の一つのありうる選択肢であることに気づいている。

　そのような状況においては、心肺蘇生が実施されるべきかどうかについて、医師には患者に情報および何らかの議論を提供する義務がある。ある治療が医学的に無益だという意思決定は、患者の状況、予後、そして治療上の選択肢の観点から、何がなされることになるのかについて患者と議論し、また情報を与えるという義務を医師に免除するものではない。しかし、医師が患者に対して実際のところ次のように述べるようなやり取りを引き起こしてしまうのは間違いであろう。「現時点で、あなたの病気の治療において心肺蘇生を実施することは無駄だと思われます。あなたは実施してほしいですか？」。他の生命倫理学者たちが指摘するように、そのようなコミュニケーションは無意味な、それどころか矛盾してさえいるメッセージを送るものであり、患者の側に困惑と不信をもたらす[23]。患者が自律を行使するのを助けるどころか、実際には患者を惑わせ、自律の完全な行使を妨げるのである。

　終末期の疾患を患う患者が、ベッドサイドへと急ぐ遠方の愛する人の最後の来訪のために心肺蘇生の実施を求めている、という場合はどうだろうか？　心肺蘇生を実施しても患者の生存を集中治療室において１日かそこら維持するにすぎず、それ以上のチャンスはまずないと医師が確信している場合でさえ、医師が例外として患者のこの短期的な目標を受け入れたいと考えるであろうことは明らかである。しかしながら、この限定された思いやりに基づく行為を、制限のない義務に基づく行為から区別することが重要である。深刻な火傷を負った患者や多発転移がんの患者が治療を求め、それが小さな延命をもたらすであろう事例において、医師は容易に思いやりに基づく例外を設けることができる（明確かつ限定された目的と、医師の義務に対する小さな例外）。しかし永続的植物状態の事例において、長期の延命の要求に応じるよう医師に義務づけることは、数十年に渡る無益な治療につながるだろう。医学的無益性を認めることは患者の価値を貶めることになるのではないか、という懸念を示す人々〔の考え方〕とは反対に、それぞれの患者をただ一つの状況に置かれたただ一人の人格として見る機会を医師に与えることは、個人の価値を高め、そして、不適切な尺度

の無益で考えなしの追求ではなく適切な医学的尺度の利用を促すのである。

医学的無益性を定義することの重要性

　あらゆる論争的な議論の初期段階において、人々は自分が対処している問題を視野の外によけておきたいと思うかもしれない[24]。医学的無益性の明確な定義の探索には、いかなる定義が現れてくるかにかかわらず、重要な、問題発見的な価値がある[25]。

　まず第一に、無益性をめぐる議論はすでに思考のいっそうの明瞭さを生み出している。とりわけ医学的無益性を資源配分と区別することにおいてそう言える。第5章において詳細に論じたように、医学的無益性は、ある治療が個別の患者に対して治療上の利益を一切もたらすことがないことを示す。資源配分は、ある治療が利益をもたらすことを明確に認めており、その上で問題は、有限な資源を、利益を得られるたくさんの患者の間で公平に配分する方法へと移っているのである。資源配分において、主たる関心は医学的に適格な患者に対して適用される倫理的な基準および優先順位を設定することにある[26]。

　オレゴン州はそのような種類の資源配分の問題に取り組んだ最初の州の一つであり、貧困者に対してヘルスケアの保険を提供するために作られた公的プログラムであるメディケイド・プログラムのための方針を開発した。しかしながら、当初のオレゴンヘルスプランにおいては、実際のところ、金銭的な切り捨てラインの下にある治療のいくつかが、無益な治療として表示されていた——それらは患者に対して一切の治療的利益を提供しないのだ、と。厳密に言えば、それらの〔無益な〕治療を資源配分のカテゴリーの下に入れるのは適切ではない。というのも、たとえどれだけ安価あるいは容易に入手可能であったとしても、それらの治療を試みることに意味はないからである。他方で、資源配分上の決定がまさになされなければならないのは、心臓移植や人工透析およびその他の、高価でそして〔医学的無益性とは〕別の点において制限のある治療である。というのもそれらの治療は、必要とする患者に対して明確な利益をもたらすものだからである。この区別をいっそう明確にするために、さらに次のように言うことができる。無益性をめぐる決定は特定の患者のベッドサイドで下されるが、資源配分をめぐる決定は、患者・治療・状況といった諸々のカテゴリーと

関わり合いながら、資源の正しい配分を保証することを目指して、必然的に政策レベルでなされるべきものである。

　医学的無益性の明確な概念を探求することの第二の価値は、そうすることによって、医学に対する熱狂が私たちに見落とさせてきたような種類の情報を厳密に調査していくことに、よりいっそう積極的になるよう促されるということにある。私たちが注目しているのは、成功した治療だけでなく成功しなかった治療についても報告するような臨床試験および後ろ向き研究の出版である。これが「エビデンスに基づく医療」が意味するものである。医療の実践にとっては両方の種類のデータが重要である。それら双方が、医師および社会の選択のためのガイドラインを与えてくれるのだ。

　第三に、医学的無益性の明確な概念の探求は、医療専門職が社会にとっても受け入れられるようなコンセンサスを達成することができるのかどうかを見極めるよう私たちに義務づけるだろう。すでに論じたように、量的な無益性についてはコンセンサスが存在し、また医療界全体に広がっていっているという証拠があるように思われる。今日の米国統一死亡判定法を導いたのは、まさにこの、重要な倫理的問題へと医学的な注目が払われるプロセスであった。

無益性を超えてケアの倫理へ

　この『間違った医療』第 2 版において私たちは、医学的無益性の概念に断固として反対する人々が、特定の救命治療を用いるかどうかという点にあまりに狭く焦点を当てていることへの懸念を繰り返し述べている[27]。このことが、重要な領域を無視することにつながってきた——人生の最後の数日にある患者の苦痛を軽減し、福祉を増進し、そして尊厳を支えるという医師の義務が無視されてきたのだ。公的な場においてもベットサイドにおいても、「生命維持装置を外す」という決定を超えて議論が拡張され、医師と看護師の相互作用を改善することへのより活発な注目がそこに内包されることで、「できることが何もない」医師が看護師に——おそらくその医師にとっては注意の及ばないところにあった——「看護的なケア」を託して去ることがないようにすることを、私たちは強く主張している。「できることをすべてやってほしい！」と要求する患者とその家族は、本当はこう述べているのかもしれない。「私を見捨てない

で！」と。

　私たちはまたヘルスケアの専門職に対して、すでに進行中のプロセスを継続するように呼びかけてもいる——私たちの〔それぞれが〕所属する施設に対して、死にゆく患者の周りに家族のメンバーが集まることができるような、それも、今日のほとんどの集中治療室を特徴づけているような非人間的で効率性中心的な空間とは正反対の、親密さと尊厳とを最大化するような状況においてそうできるような部屋や空間を用意するように働きかけるというプロセスは続けてほしい。

　最後に、私たちは国民保健医療制度改革におけるあらゆる新しい展開が、安楽を目的としたケアおよび緩和ケアのコストを、各家庭内か病院内かにかかわらず十分に保険償還するだけでなく、医師に対し、安楽を目的としたケアは終末期の患者のケアにおいて期待され価値を認められたものであるという強いメッセージを送るものになることを願っている[28]。悲しいことに、オバマ政権の間の米国議会でのヘルスケアをめぐる議論において目にしたように、多くの政治家や宗教的過激派が、終末期に人道的なケアを促進するという試みについて不正確に論じ軽蔑してきた。彼らは、患者と終末期の計画について話し合う医師に対してメディケアによる償還を行おうという提案を、政府の命令による「デス・パネル（死の委員会）」だとして口汚く攻撃したのだった。

　これから先なすべき多くの仕事があることが、実証研究によって示されている。最近の二つの論文によって、介護施設の高齢の患者たちが、より適切な終末期のカウンセリングとサポートの代わりに無益な治療を受けていたとの報告がなされた。透析を開始した3702人の介護施設居住者の健康記録を全国的に調査したある研究では、透析の開始に前後する期間において、日常的な活動の遂行能力に顕著な低下が見られた。居住者たち——その平均年齢は73歳であり、しばしば腎機能の低下に加えて別の深刻な健康上の問題、たとえば糖尿病、心疾患、がんなどを抱えている——は、受けることになった透析治療から利益を得ていなかった。著者たちの結論は、医師はこのような人々について自動的に透析を開始すべきではなく、その代わりに「ケアの目標に取り組み、苦痛を軽減し、そして日常生活の自立性を維持するために努力する」ことを目標にすべきだというものである[29]。

　進行性認知症を持つ高齢の介護施設居住者を対象にしたまた別の研究は、それらの患者において高い死亡率が見られ、またしばしば感染、食事上の問題、および苦痛の兆候を示したのちに亡くなっていると報告した。著者たちは、これらの人々の中でも、死の直前の3か月間のうちにあった多くの居住者が「利益があるかどうか疑問であるような過酷な〔治療的〕介入に耐えていた」ことを発見した。同時にまた著者たちは、「医療における代理人が、予後が厳しくまた臨床上の困難が見込まれることに気づいたとき、居住者たちは人生の最後の日々においてそれらの介入に耐えられそうになかった」と記した。彼ら自身が得た根拠と医学論文からの複数の研究結果に基づいて、著者たちは次のように結論した。進行性認知症を持つ患者の余命は終末期の疾患、たとえば転移性の乳がんやクラスⅣの（最重症の）うっ血性心不全を持つ患者の余命と共通点がある。すなわち、「認知症は終末期疾患であるという考え方は、その死のほとんどは破壊的な急性イベント（たとえば心筋梗塞）や他の終末期の疾病（たとえばがん）、あるいは慢性の状態にある心臓の機能不全（たとえばうっ血性心不全）によって引き起こされているのではない、という私たちの発見によってさらに裏づけられている」[30]。

　私たちは次の点でこれらの著者らと同意見である。すなわち、医師と患者家族は、体力が衰え認知機能に問題を抱えた高齢の患者が死に近づいているならば、まるで治癒が可能であるかのように彼らに接するのではなく、むしろ彼らの痛みを和らげるべきである。

　私たちの提案に従うならば、医療の実践のあり方を変えること、および医療サービスへの償還のあり方を改革することだけでなく、医学的無益性の概念と現実について、医療の倫理的なゴールと合わせて、一般の人々を教育しそれに関与させることもまた、必要となるだろう。

実験と治療を区別する

　私たちがここで、またより早くは本書の初版（1995年）において提起している議論に従えば、ある治療がひとたび無益であると示されたならば、もはや患者に対して実施されるべきではないことは明らかである。ある治療が患者グループに対して利益をもたらすかどうかについて不確実性がある場合には、治療

は倫理的な観点から実施されうるが、それはあくまで実験的トライアルの文脈においてのみであり、合理的な仮説、施設内審査委員会の承認、および患者が治療ではなく実験に参加しているということを認めるインフォームド・コンセントが必要となる。たとえば、多発転移がんのために入院してベッドから動けない患者に対して試みられる心肺蘇生が無益であることは今では知られており、そのような介入は実施されるべきではない。この状況で患者の胸部に電気ショックを加え、何度も強く押し、空気を吹き込むことを続けても、彼らにとって利益にはならず、倫理的に擁護されない。その上、このような状況において心肺蘇生を試みることは、より良い他の選択肢を探して前に進むという責任から医療が目を背けることを許してしまう。この状況においては、心肺蘇生を試みる前に、新しい技術あるいはより厳密な指標のいずれかが、見込みのある仮説として打ち立てられるべきである。あるいはその代わりに、安楽を目的としたケアを重視する明確に定義された方針が適切に設定されるべきである。

8. 効果が明らかでない治療に対する患者の権利

　ここで提起された議論から、私たちが、患者はもしその疾患が深刻であり、またその利益が明らかな治療がもはやどれも利用可能でない場合には、自らの望むあらゆる治療を受ける権利を持つ、という主張に反対していることもまた明らかだろう。がんおよびアルツハイマー病のために行動する運動家は時にこの議論を用いて、米国食品医薬品局（FDA）を説得し、その認可方針を、不注意な消費者を保護しようとするものから、利益をもたらすことが明らかになる前に治療上の理由から薬の出荷を早めるものへと変更させようとする。予後の厳しい状況に打ち勝つことを切望してやまない患者とその家族に対しては私たちも気の毒に思うのだが、私たちはまた患者に危害を加えることを避ける責任も認識している。このように方針が改定されれば、その結果として、大勢の患者が苦しむことになるのは避けられない。注意深い臨床試験によって治療における効力が確定される前に疑わしい薬を認可することは、有益な薬の発見を遅らせるだけである。というのも、それによって将来の臨床試験に患者を募集することはいっそう難しくなるからである。不運なことに、初期時点での有望さ

を実現すると判明する薬はほんの一握りである。それゆえ、医学的な保護の下で〔つまり医者の勧めで〕提供された薬なら利益をもたらしてくれるに違いないと考えるよう仕向けられた多くの患者にとっては、それを埋め合わせるほどの利益のないままに有害な副作用を経験する見込みのほうが、実際には大きいのである。

第 11 章

医学的無益性——私たちはいまどこにいるのか？

　『間違った医療』第 1 版の出版前、私たちの医学的無益性についての元々の
論文において、私たち 2 人は哲学者で生命倫理学者である同僚のアルバート・
R・ジョンセンとともに医学的無益性の定義を紹介し、その倫理的な含意につ
いて議論した[1]。ヒポクラテスの時代の前から医学的無益性という概念は知ら
れ、尊重されてきたにもかかわらず、現代のハイテク医療の時代に教育を受け
た多くの臨床家にとって、突如としてこの概念が生まれ、物議をかもしている
ような印象を与えることを私たちは理解していた。その論文で、「私たちは自
分たちの提案へ批評や反論が寄せられることを——実際に招くことを——認識
している」と述べた。それ以降、また 1995 年に書籍が出版されてから、私た
ち 3 人は医学的無益性の概念に関しての数々の批判に対応してきた[2]。この最
終章「医学的無益性——私たちはいまどこにいるのか？（Where Do We Stand
Now?）」において、私たちは Stand という語を 2 つの意味で用いている。すな
わち「医療コミュニティにおける医学的無益性の現状はどのようなものか？」、
そして「医学的無益性の概念に関する私たちの今の見解はどのようなもの
か？」という 2 つの意味である。以下のページでは、私たちが受けた主な反論
と、それに対する私たちの回答をまとめる。それによって読者がそれらのやり
取りを吟味し、読者自身がどのような立ち位置にいるかを検討するための機会
を提供したいと考えている。

1. 反論と回答

反論 1：医学的無益性は、患者に対する医師の力を強化し、患者の自律についての近年の着実な進歩を後退させようとするものではないか？

この議論の根底にあるのは、医師も患者も「誰が何を決めるのかをめぐる医師患者間の戦い」から逃れられないという基本的な仮定である[3]。この支配権争いにおいて、医師（ほとんど失うものがない）は、専門的知識と治療技術の支配権を握っている。それに対し、患者は自らの命がどうなるかもわからず、通常はほぼ専門的知識も治療方法の決定権も持っていない[4]。このような主張をする人は、治療が無益であると宣言する医師の力を支持することは、医師患者間の話し合いにおいて、医師に対して患者が持ちうる唯一の力（交渉力）を退ける「切り札」や「不意打ちの一言」を与えることだと考えている[5]。しかし他の人々と同様に私たちも、医学的無益性について判断する力は、医師の善行義務、つまり利益をもたらす治療のみを提供するという義務には不可欠な要素であることを指摘してきた[6]。この力は、個々の医師の恣意的なその場の判断に属するのではなく、入手できる最善のエビデンスに基づき、標準的なケアの基準を確立する専門職全体に属するものである。私たちの見解では、医師による権力の乱用は、医学的判断を控えて患者の非合理的な要求に従うことではなく、むしろ専門職基準に従って、オープンにかつ責任を持って判断していくことで解決される[7]。

明らかに、〔患者の〕希望やニーズの中には、インフォームド・コンセントの範囲を超え、医師の治療義務の限界を超えるものが存在する。たとえば重度のうつ病患者を治療する医師が、もし患者が自身の借金を整理できれば、その患者のうつ症状はかなり良くなると判断するとしよう。医師は患者の苦悩に対して同情的になり、援助を勧めようとさえするかもしれないが、もちろん誰も患者の経済状況の改善を医療の果たすべき義務として要求したりはしない。むしろ医師は、患者がもはや治療の利益を少しも享受できない状況で、ただ臓器の機能維持のために実施可能なあらゆる治療を行うプレッシャーにさらされることのほうが多い。手段は目的と混同され、効果は利益と混同され、そして実施

可能な治療技術は医学的治療義務と混同される。私たちの経験では、無益な治療の要求は、しばしば患者の意思を尊重しての訴えではなく[8]、（緩和ケアなどの）他の献身の表明がより賢明かつ適切であるようなときに、むしろ「できることをすべてやる」という義務感を満足させることで患者をケアしていることを示そうとするという、見当違いの努力を表している[9]。もしくは、それは患者、家族、医療従事者が、人生の最終章として避けられない死に向き合い、受け入れることができないことを意味している。

　反論２：無益性の定義について、専門職や社会によるコンセンサスは未だ達成されていない。

　批評家の中には、複雑な倫理的課題を解決するペースが遅いことにしびれを切らし、「無益性」を定義してそれを用いる努力自体が無益である、と結論づける人もいる[10]。複数の研究において、質的・量的な無益性について、医師の間でその閾値が一致しないことが示されている[11]。

　しかし世論調査において長年の経験を積んだ人たちによれば、コンセンサスの形成は段階的な進化プロセスであるという。まず一般の人々が問題を認識することに始まり、問題と向き合うことで理解へと進み（医学的無益性の場合には、医学と科学が成しうることへの非現実的な期待が変わっていくことが必要である）、最終的に認知的・感情的・道徳的なレベルでの解決につながる[12]。全脳死という基準による死の統一的な定義について、全国的な合意に至るまでに約 20 年を要したことは、覚えておくべきである。これに比べれば、無益性の議論はまだ始まって日が浅い。

　医療専門職が無益性についての自分たちの概念を一般の人々に押しつけようとしていると懸念する人に対しては[13]、どんな専門職も価値や基準を表明していることを強調したい。ヘルスケアにおいても、さまざまな専門職が診療基準を進歩させ、さらにそれらの価値を議会や裁判所で吟味してもらうことで、社会に対して自分たちの価値をオープンに繰り返し提示すべきである[14]。社会が専門職基準を受け入れるか拒絶するかの判断は、立法化、法的許可、それに判決を通じて行われる。

　この数年間で、病院、州議会、そして専門職と市民のワーキンググループが、

コンセンサスに基づく無益性についての方針を発展させてきた（第3章を参照）。専門職レベルでは、米国医師会が、1966年に医療倫理綱領で「ヘルスケア施設すべてが、規模にかかわらず、医学的無益性に関する方針を定めるべきである」と宣言した。米国医師会はさらに医学的無益性についての方針は、「個別の症例ごとの適正な手続き」に従うべきであり、医師、家族、施設にとって何が無益な治療を構成するのか、許容できる範囲はどこまでかについて真摯に熟慮し協議する試みから始めるように言明した。米国医師会はまた、もし無益な治療を許容する方針の施設への転院「が不可能であれば」、制限のある施設「はその治療を提供する必要はない」と結論づけた。のちの2009年には、「医師（MD/DO）が終末期の無益な医療を行わないまたは中止する方法を、医師（MD/DO）主導で作成することを可能とする」議会立法を要望することで、米国医師会は当初の宣言をさらに発展させた。そして、「そのような決断が明確で説得力のある法的・倫理的基準を持つケアの基準内で誠実に行われた際には」、医師は法的責任を問われないよう求めた。

　州議会のレベルでは、テキサス州が1999年に事前指示法を制定し、無益な治療を中止する前に意見の不一致を解決する一定の手順を策定した。最終的に、意見の相違が解決せず、10日以内に患者を受け入れる他の病院が見つからず、そして未合意の治療を実施可能な受け入れ先病院が確保できる合理的な見込みがないと裁判官が判断した場合には、その治療は「民事・刑事訴追を免責され、治療チームにより一方的に中止されうる」[15] とした。この医師、施設、倫理委員会への「法的な免責基準」は、アメリカ合衆国におけるこの種の先駆であった。

　連邦レベルでは、米国ヘルスケア意思決定統一法（1994年）において「ヘルスケア提供者または施設は、医学的に効果のない医療、またはヘルスケア提供者や施設で一般的に受け入れられている医療の基準に反する医療を要求する個別の指示または医療上の決定に従うことを拒否してもよい」ことが示された[16]。同法はさらに、「医学的に効果のない」医療とは「いかなる意味のある利益も患者にもたらさない治療」[17] を意味することを明言した。この法令はすでに6州以上で採択されている。これらの出来事は、すでに専門職および社会は医学的無益性についての問題を吟味し、理解し、そして解決する過程にあることを

示唆している。

　反論3：無益性は価値観に根ざした判断であり、医療がそれを用いることは、いわゆる価値中立的もしくは厳密に生理学的に定義された無益性に限定しない限り不適切である。

　あら探しをする何人かの人々は、何が「生理学的な無益性」を構成するかについて合意できていないにもかかわらず、狭義の生理学的な定義のみが「価値中立的」であるから倫理的に正当化可能であると主張する[18]。生理学的な無益性は価値中立的であるという主張とは反対に、私たちは、それは必然的に価値判断を伴っていると主張する。つまり、それは医療のゴールを臓器機能、身体部位、そして生理学的な活動の維持であると決めつけており、その決めつけは患者中心の医療のゴールから著しく逸脱している[19]。実際、私たちが第9章で記したように、この効果と利益の間における混乱は、患者の転帰（つまり心血管死や糖尿病死）ではなく、代理指標である検査値（たとえば赤血球や血糖）を重要視する（そしてその値から誤った結論を引き出す）という一般的な混乱の一部とも見ることができる。このような視野の狭さは、医師が治療の価値を見誤る原因となりうる[20]。

　反論4：経験的な治療データを特定の患者に確実に適用できない以上、医学的無益性は役に立たない概念である。

　研究者がどれだけ多くの患者群についてのデータを収集しても、医師がそのデータを固有の臨床的特徴を持つ個々の症例に絶対的確実性を持って適用することは不可能である、という議論がしばしばなされる[21]。しかし、哲学者のカール・ポパーは次のように指摘している。「真知（エピステーメ）――絶対に確実で論証可能な知識――という古い科学的理念は、幻想であることがわかった。科学的客観性の要求は、すべての科学的言明を永遠に暫定的なものにとどまらざるをえなくさせる。たしかに科学的言明は験証（裏づけ）できる。しかし、すべての験証は、それ自身がまた暫定的であるところの諸言明と相関的である。我々の主観的な確信体験、主観的信念においてだけ、われわれは「絶対に確実」でありうるにすぎない」[22]。

　上記の指摘は、無益性の判断を下す際に、経験豊富な臨床医による判断がなぜ常に必要不可欠なのかを説明している。しかしその判断は、この点では臨床データを個々の患者に適用しなければならない他の医学的判断と何ら違わない。たとえばうっ血性心不全の治療において、個々の患者に処方される治療薬、用量、用法は、他の大勢の患者のサンプルから収集されたデータを用いて決定される。経験豊富な医師はすべての患者が同様な反応を示すとは限らないことを知っている。それゆえ、医師はその症例を「［その患者の］個別の臨床状況を考慮せずに」安易に分類するわけではない[23]。とはいえ医師はどこかを、つまり実地の経験を起点としなければならない。第1章で述べたように、無益性についての実地の経験はすでに収集され使用されている。たとえば、私たちが発表した医学的無益性の定義の中で、量的無益性を定義するために行った提案に従い、院外心肺蘇生の実施の差し控え基準を規定する際にも用いられている[24]。エビデンスは存在するはずだが不十分という実験的治療とは対照的に、無益な治療は今まで、実証的に有意な尤度や利益の質について示すことに失敗してきた[25]。

　私たちの無益性の量的な閾値は「恣意的」で「裏づけがない」と主張する人たちがいる[26]。実際には、私たちの主張は、臨床試験の統計的評価の際に用いられる正当化と同様である。この正当化の手続きは、結論については、治療の観察結果が20分の1（p = 0.05）の可能性で有意でない、もしくはより慎重に、100分の1（p = 0.01）の可能性で有意でないという帰無仮説（差異なし）との比較で行う。言い換えれば、たとえ大規模な研究でも、治療が有益である（無治療や代替治療より良い）と断言することは不可能である。そのため、観察結果の合理性を検証する必要がある。合理性の概念は、人の命に関わる他の主要な社会領域である裁判所でも受け入れられている。刑事裁判の陪審員は、その証拠が完全に疑いがない状況ではなく、合理的な疑いを越えた説得力を持っている状況で、被告人が有罪であり死刑に相当すると判断を下すだろう。

　したがって適切な問いは、治療が効かないことを確信できるかどうかではなく、治療が効かないと合意するために、どれだけ治療の失敗を確認するべきか、ということである[27]。私たちの量的な閾値が「客観性という幻想」をもたらしたという主張[28]に対して、私たちは100症例で成功が1回未満という基準は

合理的であると提案してきた。100 症例の経験は、多くの医療の領域で達成可能である。より高いまたは低い基準、もしくは臨床的に異なる状況に応じて異なる基準を選択する人もいるだろう。しかし「絶対に確実」に至る以前のどこかの点で、線を引かなければならない。

　私たちの提案と対照的に、米国心臓協会の心肺蘇生および救急循環器治療のガイドラインでは、「適切にデザインされた研究における特定状況下で心肺蘇生の後に生存者が一切報告されていない」場合にのみ、その治療を無益と見なすべきであると宣言している[29]。しかし、私たちが第 9 章で述べたように、このガイドラインはどの時点で「生存者なし」と結論できるかを示す量的な閾値を提示できていない。米国心臓協会は「適切にデザインされた研究」が何十、何百、何千、それとも何百万人もの対象者を含むべきかどうかについても示していない[30]。同様に、プレンダーガストは、私たちが提案した閾値について反論した後、続けて次のように述べている。「エビデンスによって利益がないことが示されている場合には、自律〔尊重の原則〕によって医師が患者の要求に応じることは必要とされない。エビデンスが明確で説得力がある場合には、自律は重要ではない」[31]。しかし、プレンダーガストは「明確で説得力がある」ことを定義するために彼が用いている閾値を自らは見極められていない。

　最後に私たちは、ある治療を無益性のためもはや試みるべきでないと推奨する（お互いの結論を知らない調査者により出版された）いくつかの研究が、私たちの元々の提案とほぼ同様の比率でのコンセンサスを示したことに言及しておく[32]。懐疑論者はそもそもコンセンサスに達すること自体を疑うが、医学的無益性についての専門職の間の合意はすでに形成され始めているように思われる。その好例は、実証的なアウトカムに基づき、私たちの提唱した合理的な量的推奨に沿った一次救命処置のガイドラインが出版されたことである[33]。

　至極当然であるが、成功した治療介入について記述した膨大な数の文献に比して、無益な治療介入について発表された研究の数は非常に少ない。研究者は常にポジティブな結果を発表したがる。しかしそれは、そのような研究が行われていないことを意味しない。実際、ネガティブな臨床アウトカムのデータを、管理医療団体や保険会社が蓄積し始めており、それらの知見によって、多くの従来からの治療について、その有効性（さらにはその治療費）に対し異議が申し

立てられ始めている。そのような努力に対して、一部の政治家は恐ろしい単語
——資源配分——を持ち出して、（効かないため）非常に割高な治療の適用を含
む不合理な資源配分はすでに存在しないかのように反対してきた。そして悲し
むべきことに、多くの医療専門職の反応も、それを彼らの自由への侵害と見な
して抵抗するというものだった。これは的外れである。私たちの意見では、こ
のようなデータの収集に、専門職はもっと責任を持つべきである[34]。

　例外としては、ある医療研究者たちによって行われたさまざまな臨床的状況
での患者予後について分類した重要な調査がある[35]。批評家の中には、成功す
る見込みが100分の1未満だと確信を持って言える無益な治療はほとんどない
と述べる人もいる[36]。私たちはこれを、さらなる研究を促す刺激材料であると
見なしている。私たちは、量的な評価システムの継続的な発展と洗練を促して
いるだけではない。経験を積んだ臨床家のための基準は量的な評価システムに
限らないことも私たちは指摘している。臨床的な状況の中には、量的な指標が
なくても定義可能なものもある。たとえば、ある種の先天奇形、染色体異常、
神経系の変性、進行した呼吸器疾患は、決して回復しない。そうした解剖学的
な特性は治療の利益を否定する。病気の臨床経過のある一時点（あるときはご
く早期、またあるときはかなり後）において、多くの医師は、ケアの専門職基準
によってある治療が無益であることに気づくのだ。

　反論5：医学的無益性は私たちの多元的な社会を弱体化し、中でも信仰の自
由な実践を脅かす。

　宗教と医療のゴールは互いに複雑に絡み合っており、それゆえ医学的無益性
は、信仰の自由な実践を阻害すると主張する人がいる。ポストは、新約聖書の
教義の約5分の1が身体的または精神的な病気の治癒や死者の復活についての
記述であり、「プロテスタント教会の主流においてさえ、奇跡的な治癒につい
ての信念が存在する」ことを主張した[37]。

　信仰と現代の西洋医療は、治癒という目標をそれぞれ異なった方法で達成し
ようとする、お互い独立した活動と見なされるべきである、というポストの主
張は説得力がある。聖書の物語では、治癒は通常医学的な治療を通じてではな
く、手をかざすことによってなされるものである。その結果「目の見えない人

は見え、足の不自由な人は歩き、重い皮膚病を患っている人は清くなり、耳の
聞こえない人は聞こえ、死者は生き返」る（ルカによる福音書 7: 22〔『新共同訳聖
書 —— 旧約聖書続編つき』（日本聖書協会、2009 年）116 頁（新約）〕）。医師たちにつ
いては、たった 1 回のみ聖書に記載があり、「十二年このかた出血が止まらず、
医者に全財産を使い果たしたが、だれからも治してもらえない女がいた」と、
彼らがいかに治療に失敗したかが書かれている。その女の出血は、イエスの衣
服の一端に触れるやいなやたちまち止まったのであった（ルカによる福音書 8:
43-44〔同 120 頁（新約）〕）。対照的に、医療者はヒポクラテスの時代から、その
技術の限界を認めざるをえなかった。聖書の教義によれば、医療が宗教の深遠
さに匹敵することは望めない。聖書の中では、啓示、信仰、そして奇跡による
回復（死者がよみがえることも含む）が祈念される。多くの患者にとって奇跡は
祈りの重要な目的かもしれないが、しかし診療のゴールとしてそれを医師に強
制するべきではない。実際、「奇跡」の意味はまさに、「人間にはできないこと
も、神にはできる」（ルカによる福音書 18: 27〔同 145 頁（新約）〕）という前提に立
っているのだ。

　私たちは、患者、家族、そして宗教的信仰の徒が、有意義な宗教的・文化的
活動への参加を選択することに何の異論もない。むしろ、私たちはそのような
活動に敬意を払い推奨する。しかし、アメリカ合衆国の教育者が宗教的原理主
義者の求めに応じて天地創造説を教育する義務がないように、西洋医学の実践
者は、神による治癒を求める人に応じて、個人や専門職としての実践基準に反
して行為することを期待されるべきではない[38]。

　これまで述べてきたように、私たちの提案は、アメリカ合衆国の病院におけ
る診療の「多数派の基準」を定義するための基礎を提供するものである。また、
本書を読み終えた後で、読者は私たちがどれだけ強くこの多数派の基準を擁護
しているかを確信するはずだが、そのことは多数派の基準を独断的なルールと
して、すべての医療機関に強制しようとしているということを意味しない。む
しろ、私たちは宗教上のものを含む、あらゆるよく吟味された理由により、他
の病院が無益と見なした生命維持治療の継続を医師に許可することを選ぶ「尊
重すべき少数派」の病院が存在する余地がこの国にあることを支持する。この
尊重すべき代替基準を認めることは、私たちの多元的な社会と矛盾しない。私

たちはカトリック系の病院が——処置を求める患者を「多数派の基準」の病院に紹介する限りにおいて——合法的な中絶処置を拒否できることを認める。しかし、私たちが以前の章で論じたように、もし「尊重すべき少数派」の病院が、医学的無益性について単に無方針なのではなく一定の倫理的な立場をとるならば——たとえば永続的無意識状態の患者に生命維持治療を行うことを是認するならば——、その病院はその原則に基づいた立場をとり、「多数派の基準」の病院からそのような患者の転院を受け入れることをいとわないはずである。上述のように、これによって家族は、長く、費用がかかり、感情的に疲れ果てる裁判所での審理を免れるだろう。

反論6：最終的に資源配分や資源配置が医学的無益性を決定づけるので、医学的無益性は不要な概念である。

批評家の中には、無益性の議論は、資金や資源の有限性について巻き起こりつつある議論に避けがたく埋もれていくだろうと予想する人たちがいる[39]。私たちは、別の章（第5章）で、無益な治療と資源配分された治療の間の区別、および医療の正義と社会的な正義の間の区別について議論した[40]。要約すれば、資源配分というのは、有益な治療を患者間で分配することであり、無益性というのは個々の患者にとってある治療が利益となるか否かということである。医師は患者に対する医学的な利益に基づいて、有限な医療資源の分配についての限定的な倫理的権限を持つが、限りある資源を分配する上で、医学的でない基準の妥当性を決定する倫理的権限を持つのは社会だけである。

はっきり言うが、私たちは、費用抑制戦略を不正に隠蔽するために、医師が無益性を用いることを認めない[41]。そのような欺瞞は、医師の主張する専門職としての誠実さを見せかけのものにしてしまう。しかしもし医療専門職が内面的な専門職としての価値観を持たない地位にまで後退し、単に患者、家族、もしくは保険者が支払いに応じるものを何でも提供するようになれば、もはや、癒しに関する専門職——すなわち病人を助け奉仕することに専心する集団——であると主張することはできない。むしろ医療は、他者の欲望を単に満たすだけの「最古の職業」〔売春のこと〕と大差ない営利事業になってしまう。

「無益性という言葉が急速に発展した後には同じように急速な衰退が続くは

ずである」[42]と力説する批評家たちは、ヒポクラテスの時代、すなわち医師が「病気に圧倒された、医療の力が及ばないことがわかっている患者の治療を拒否」する権限を与えられたときから医療の本質であり続けた概念を葬ることになる[43]。端的に言えば、医療はいつでも望まれた目標を達成できるわけではない[44]。私たちは医療専門職が、「無益性という言葉」を追放するのでなく、その言葉をより深く吟味し、その言葉に埋め込まれた診療のルーツを見出すよう推奨する。ヘルスケアの中核をなす、たとえば治す（heal；「完全にする」）や患者（patient：ラテン語の「苦しむ」が由来）のような語は、医療のゴールは心拍を再開させるといったような、単に手段——その手段が患者を治すという目標につながるのでない限り——を達成することではないことを示唆している[45]。同時に私たちは、患者や家族との会話の中で、気配りを示し、患者を決して見捨てることはないことを保証し、患者の安楽と尊厳を保つためにできる限りのことを行うつもりであると伝えることが極めて重要であると認識している。無益性は対話を遮るために繰り出されるべきものではなく、むしろ、いかに医師や医療チームが患者を手助けできるかについての前向きな話し合いの文脈の中で用いられるべきものなのである。

2. 次のステップ

　先に進むための次のステップは何だろうか？　まず私たちは皆、ヘルスケアについての議論の中で医学的無益性は避けて通れるようなものではないことを認めるべきである。医学的無益性は、医療の限界とゴールを定める上で実質的な意味を持ち、重要な役割を担っている。そして、医学的無益性は、広範に用いられているからこそ、明快かつ責任を伴う形で用いるべきだと私たちは主張する。課題は、この語を明確で一貫した形で、医療のゴールを反映する仕方で用いることである。この語の乱用は、無益性を管理する施設の方針が曖昧だったり欠けていたりする状況で起こりやすい。そうした基準が無いままだと、医師は、命に危険の及ぶ感染に暴露される不安といったことから、不快な患者を避けることや、高額な治療の提供への反対といったことまで、さまざまな正当化できない理由で、無益性という語を持ち出すかもしれない[46]。

　次に、医師や他の医療従事者は、ポジティブな（採用すべき）治療アウトカムだけでなく、ネガティブな（回避すべき）治療アウトカムについても研究し公表することによって、無益性の議論を主導するべきである。医療の実践には、何が有効に働くかについての知識だけではなく、何が有効でないかについての知識も必要となる。最近の（混乱した政治家や利益指向の治療薬や機器メーカーの反対を押し切って成立した）医療改革における明るい兆しは、「有効性調査」への財源が組み入れられたことである。

　第三に、医療専門職や医学界が全体として、教育や開かれた議論に携わる契機となるよう、本書のような書籍や論文の形で、この先も問いが投げかけられることを歓迎する。私たちは最小限の量的・質的な閾値を超えて何の利益も患者にもたらさないものとして無益な治療を定義するような、医学的無益性に関する患者中心の説明を提唱する。その後に微調整の段階となる。医療専門職、そして究極的に社会は、最小限の可能性や最小限の利益の質についてどこで線引きすべきか合意できるのだろうか？　言い換えれば、ある治療を無益だと見なすことに私たちが合意するまでに、いったい何度、どれだけの失敗を重ねなければならないのか？

　第四に、実証研究の継続と並んで、ケアの専門職基準の原則を形づくるための合意形成を推奨する。このようなケアの基準は、一般の人々への情報提供のために、また裁判所へのガイドラインとして、医療センターや医療機関による施設方針としてオープンに表明されるべきである。この最後の点はとても重要である。現状では、私たちが警告してきたように、合意されていない基準に基づいて場当たり的でしばしば気まぐれな決定がなされる環境のもとで、いまだに多くの医師が診療を行い、多くの患者が治療されている。患者や患者の家族は時として、医師個人の見当違いな治療義務についての理解のため、または性急で誤った判決の結果として、非人間的で不要な治療にさらされることを余儀なくされている。多くの医師は、心ない積極的治療の継続以外では法的に無防備となる不安から、「防衛医療」を行っていることを認めている。結果として、彼らは「できることをすべてやる」こと以外に、ほとんど何の指針も法廷に提供していない。

　私たちは、医学的無益性についての議論を通して、医師患者関係の再考が促

され、医療の持つ力と限界についてのより現実的な理解が育まれることを望ん
でいる。またそのことによって、患者の望み、家族の希望、そして医療におけ
る倫理的な目的のよりよい調和につながることを期待している[47]。

原　注

第 1 章

1) *Cruzan v. Director, Missouri Department of Health*, 110 S. Ct. 2841 (1990).
2) Multi-Society Task Force on Persistent Vegetative State, "Medical Aspects of the Persistent Vegetative State," *New England Journal of Medicine* 330 (1994): 1499-1508, 1572-79. この記事は包括的な改訂を示し、専門用語を区別することを推奨している。タスクフォースは植物状態を「視床下部と脳幹の自動機能の完全または部分的維持によって睡眠と覚醒のサイクルを伴った、自己と周囲への認識が完全にできない状態」と定義する。タスクフォースは、そのような状態が最低一か月続いたときに参照される臨床診断名である遷延性植物状態という診断と不可逆性という予後予測がなされる永続的植物状態とを区別している。永続的植物状態は、「不可逆な状態であり、その定義は他のすべての医学における診断と同様、可能性を基礎とし絶対なものではない」。タスクフォースは遷延性植物状態における患者は「臨床的に高い程度の確実性をもって不可逆であるという診断がなされたときには、永続的な植物状態になることがある。たとえば、再度意識が戻る可能性が非常にまれな場合」と表明している。本書を通して、我々は植物状態を言及するにあたり、タスクフォースの推奨と一致する形で言及する。

より最近では、永続的もしくは最小無意識状態と臨床的に診断された少数の患者において、テニスボールを打つとか家の中を歩くというような心的イメージを思い浮かべるよう促すと、機能的核磁気共鳴画像法（fMRI）によって、脳が活動していると検出される領域が確認されることを研究者が発見した。M. M. Monti, A. Vanhaudenhuyse, M. R. Coleman, et al., "Willful Modulation of Brain Activity in Disorders of Consciousness," *New England Journal of Medicine*, accessed February 3, 2010. 付随する論文の中で、アラン・H・ロッパーは「この脳の活性化は驚きかもしれないが、これは必ずしも意識的な経験を明らかにしているわけではない」とコメントする。ロッパーは次のように指摘する。「臨床的に検知できない意識への研究は簡単に拡大解釈と感覚論に陥る。……第一にこの研究において、脳の活性化はごくわずかな患者にしか検知されていない。第二に、活性化は外傷性脳障害の患者においてしか検出されておらず、全脳の虚血や無酸素（たとえば心停止後の）の患者では検出されていない。第三に、皮質の活性化は「思考の流れ」（ウィリアム・ジェームスの言葉）、記憶、自

己認識、内省、経験の統合、記号による表現、もしくは——重要なことに——不安、絶望、人の窮地に気づくことなどが内的に経験されていることを示すものではない。どんな人であってもその人の内面で起こることの質を判断することなしに、私たちが意識がなくましてや十分な同意能力がない人と交流しているかどうか確認することは不可能である。さらに言えば、この研究をすべての無反応な患者の継続的な適正ではない生命維持治療を正当化するために使おうとしている人は、結果の解釈のピントがずれている」。A. H. Ropper, "Cogito Ergo Sum by MRI," *New England Journal of Medicine*, accessed February 3, 2010.

3) *Cruzan v. Harmon*, 760 S. W. 2d 408 (Mo. 1988), *cert. granted sub nom.; Cruzan v. Director, Missouri Dept. of Health et al.*, 106 L. Ed. 2d 587, 109 S. Ct. 3240 (1989).

4) *In re Torres*, 357 N. W. 2d 341 (Minn. 1984). 何年か後の、2001 年、カリフォルニア最高裁判所は「明確で説得力のある」というその定義を過去のミシガンの決定に倣った。*In re Martin*, 538 N. W. 2d 399, 411 (Mich. 1995). 「患者の過去の声明が明確に、重大で、よく考えられたものであり、まさにこのような状態もしくは、現在の状況と非常によく似た状態において、治療を拒否するという一貫性のある決定を示している場合に限り、治療は拒否されるか、中止されるべきである」。*Conservatorship of Wendland*, 26 Cal. 4th 519 (2001), no. S087265. 言葉からわかるように、両裁判所とも、一般人が持っている終末期における自らの「正確な状態」を予想するような先を見通す力がいかに小さいものかということに気づいていなかった。

5) *Cruzan v. Harmon*, 760 S. W. 2d 408 (Mo. 1988), *cert. granted sub nom.; Cruzan*, 106 L. Ed. 2d 587.

6) J・クルーザンとの個人的な会話から。

7) G. J. Annas, "The Long Dying of Nancy Cruzan," *Law, Medicine, and Health Care* 19 (1991): 52-59.

8) Multi-Society Task Force on Persistent Vegetative State, "Medical Aspects of the Persistent Vegetative State"; J. L. Bernat, *Ethical Issues in Neurology*, 3rd ed. (Philadelphia: Lippincott Williams & Wilkins, 2008), p. 295; S. Haidinger and G. Binder, "Prevalence of Persistent Vegetative State / A pallic Syndrome in Vienna," *European Journal of Neurology* 11 (2004): 461-66; J. C. Lavrisjen, J. S. van den Bosch, R. T. Koopmans, and C. van Weel, "Prevalence and Characteristics of Patients in a Vegetative State in Dutch Nursing Homes," *Journal of Neurology, Neurosurgery, and Psychiatry* 76 (2005): 1420-24.

9) 観察者の中には、このような態度の変化は、とりわけ経皮内視鏡的胃瘻造設術（腹壁から直接胃の中に栄養チューブを留置する方法）の導入といった技術の進歩が原因であると考える人もいた。この手技は局所麻酔下で簡単に行うことができ、患者にとってより快適なものである。しかしながら、このような因果関係についての議論には

説得力がない。なぜなら、永続的植物状態にある患者は痛みを感じる能力がないか、もしくはあらゆるチューブを抜くこともできないし、経鼻胃管を通して栄養されることによって容易に生かされ続けることができたからである。態度と技術は、同時かつ、互いに依存し合って発展したというほうがありうる話なのだ。

10）　しばらくの間、不可逆的な昏睡、脳死、脳機能の不可逆な停止、Coma dépassé〔不可逆な昏睡のフランス語〕などの用語は、脳波検査で脳の活動が検出されない患者として存在する、永続的無意識状態と死の間のあいまいな状態を記述するのに使われてきた。興味深いことに、呼吸と循環を人工的にサポートする機械の中止基準に国際的な同意がないにもかかわらず、米国医師会の雑誌 JAMA は 1969 年に以下のような報告書を出すことができた。「誰もどのような法医学的困難を克服することができなかった。法的な考えなどほとんど誰も探さなかった」。D. Silverman, M. G. Saunders, R. S. Schwab, and R. L. Masland, "Cerebral Death and the Electroencephalogram: Report of the Ad Hoc Committee of the American Electroencephalographic Society on EEG Criteria for Determination of Cerebral Death," *JAMA* 209 (1969): 1505-10. 診断上の表記である「遷延性植物状態」が 1972 年に初めて造られた。B. Jennett and F. Plum, "Persistent Vegetative State after Brain Damage: A Syndrome in Search of a Name," *Lancet* 1 (1972): 734-37.

11）　N. Dubler and D. Nimmons, *Ethics on Call* (New York: Harmony Books, 1992).

12）　Hippocratic Corpus, "The Art," in *Ethics in Medicine: Historical Perspectives and Contemporary Concerns*, ed. S. J. Reiser, A. J. Dyck, and W. J. Curran (Cambridge: MIT Press, 1977).

13）　D. W. Amundsen, "The Physician's Obligation to Prolong Life: A Medical Duty without Classical Roots," *Hastings Center Report* 8, no. 4 (1978): 23-30.

14）　A. A. Lyons and R. J. Petrucelli, *Medicine: An Illustrative History* (New York: Abradele Press, 1987), p. 291.

15）　N. S. Jecker, "Knowing When to Stop: The Limits of Medicine," *Hastings Center Report* 21, no. 3 (1991): 6.

16）　D・W・アムンセンとの個人的な会話から。

17）　R. D. Truog, A. S. Brett, and J. Frader, "The Problem with Futility," *New England Journal of Medicine* 326 (1992): 1560-64.

18）　J. D. Lantos, P. A. Singer, R. M. Walker, et al., "The Illusion of Futility in Clinical Practice," *American Journal of Medicine* 87 (1989): 81-84.

19）　P. Helft, M. Siegler, and J. Lantos, "The Rise and Fall of the Futility Movement," *New England Journal of Medicine* 343 (2000): 293-96.

20）　E. D. Pellegrino, "Decisions at the End of Life: The Abuse of the Concept of Futility," *Practical Bioethics* 1 (2005): 3-6.

21) Lantos, Singer, Walker, et al., "The Illusion of Futility in Clinical Practice."

22) M. Angell, "The Case of Helga Wanglie," *New England Journal of Medicine* 325 (1991) : 511-12.

23) H. Brody, "The Power to Determine Futility," in *The Healer's Power* (New Haven: Yale University Press, 1992), p. 179.

24) Ibid.

25) J. T. Noonan, "An Almost Absolute Value in History," in *The Morality of Abortion*, ed. J. T. Noonan Jr. (Cambridge: Harvard University Press, 1970), pp. 51-59.

26) P. Singer, *Animal Liberation* (New York: Harper Collins, 2009)〔シンガー『動物の解放改訂版』戸田清訳、人文書院、2011 年〕.

27) N. S. Jecker, "Medical Futility: A Paradigm Analysis," *HEC Forum* 19 (2007) : 13-32.

28) D. Hume, *A Treatise of Human Nature*, ed. L. A. Selby-Bigge (New York: Oxford University Press, 1978), p. 73〔ヒューム『人間本性論』第 1〜3 巻、木曾好能・石川徹・中釜浩一・伊勢俊彦訳、法政大学出版局、2019 年ほか、281 頁〕.

29) K. R. Popper, *The Logic of Scientific Discovery* (New York: Basic Books, 1961)〔ポパー『科学的発見の論理』上・下、大内義一・森博訳、恒星社厚生閣、1971・1972 年　347-348 頁〕.「確実性という偶像」に関連して、ポパーは次のように述べる。「真知（エピステーメ）——絶対に確実で論証可能な知識——という古い科学的理念は、幻想であることがわかった。科学的客観性の要求は、すべての科学的言明を永遠に暫定的なものにとどまらざるをえなくさせる。たしかに科学的言明は験証（裏づけ）できる。しかし、すべての験証は、それ自身がまた暫定的であるところの諸言明と相関的である。我々の主観的な確信体験、主観的信念においてだけ、われわれは「絶対に確実」でありうるにすぎない」。

30) L. J. Schneiderman and A. M. Capron, "How Can Hospital Futility Policies Contribute to Establishing Standards of Practice?" *Cambridge Quarterly of Healthcare Ethics* 9 (2000) : 524-31.

31) J. D. Lantos, S. H. Miles, M. D. Silverstein, and C. B. Stocking, "Survival after Cardiopulmonary Resuscitation in Babies of Very Low Birthweight: Is CPR Futile?" *New England Journal of Medicine* 318 (1988) : 91-95; A. L. Kellermann, D. R. Staves, and B. B. Hackman, "In-Hospital Resuscitation Following Unsuccessful Prehospital Advanced Cardiac Life-Support: 'Heroic Efforts' or an Exercise in Futility?" *Annals of Emergency Medicine* 17 (1988) : 589-94; M. J. Bonnin and R. A. Swor, "Outcomes in Unsuccessful Field Resuscitation Attempts," *Annals of Emergency Medicine* 18 (1989) : 507-12; D. J. Murphy, A. M. Murray, B. E. Robinson, and E. W. Campion, "Outcomes of Cardiopulmonary Resuscitation in the Elderly," *Annals of Internal*

Medicine 111 (1989): 199–205; K. Faber-Langendoen, "Resuscitation of Patients with Metastatic Cancer: Is Transient Benefit Still Futile?" *Archives of Internal Medicine* 151 (1991): 235–39; W. A. Gray, R. J. Capone, and A. S. Most, "Unsuccessful Emergency Medical Resuscitation: Are Continued Efforts in the Emergency Department Justified?" *New England Journal of Medicine* 325 (1991): 1393–98.

32) C. Sasson, A. L. Kellermann, and B. F. McNally, "Prehospital Termination of Resuscitation in Cases of Refractory Out-of-Hospital Cardiac Arrest," *JAMA* 300 (2008): 1432–38.

33) Plato, *Republic*, bk. 3, trans. E. Hamilton and H. Cairns (Princeton: Princeton University Press, 1980)〔プラトン『国家』上・下、藤沢令夫訳、岩波文庫、1979 年、258 頁。訳文は変更した〕.

34) D・ポステマとの個人的な会話から。

35) Ibid.

36) A・R・ジョンセンとの個人的な会話から。

37) D. Rothman, "Strong Medicine: The Ethical Rationing of Health Care," *New York Review of Books* 39 (1992): 33.

38) R. Dworkin, *Life's Dominion* (New York: Vintage Books, 1994), p. 28〔ドゥオーキン『ライフズ・ドミニオン——中絶と尊厳死そして個人の自由』水谷英夫・小島妙子訳、信山社、1998 年、41 頁〕.

第 2 章

1) M. Nussbaum, "Transcending Humanity," in *Love's Knowledge* (New York: Oxford University Press, 1990), p. 365.

2) Ibid.

3) Ibid.

4) D. Callahan, *The Troubled Dream of Life* (New York: Simon and Schuster, 1993), p. 61〔ダニエル・カラハン『自分らしく死ぬ——延命治療がゆがめるもの』岡村二郎訳、ぎょうせい、2006 年、61–62 頁〕.

5) H. Brody, "Assisted Death: A Compassionate Response to a Medical Failure," *New England Journal of Medicine* 327 (1992): 1385.

6) K. Lebacz, "Humility in Health Care," *Journal of Medicine and Philosophy* 17 (1992): 291.

7) L. J. Schneiderman, "Exile and PVS," *Hastings Center Report* 20, no. 3 (1990): 5. 最小あるいは完全に意識がないということについては、第 1 章の注 2 を参照。

8) J. M. Kriett and M. P Kaye, "The Registry of the International Society for Heart Transplantation: Seventh Official Report, 1990," *Journal of Heart Transplantation* 9

(1990): 323-30; Kriett and Kaye, "Eighth Official Report, 1991," ibid. 10 (1991): 491-98; P. M. Park, "The Transplant Odyssey," *Second Opinion* 12 (1989): 27-32; K. Rolles, "Summary of Clinical Data: Liver Transplantation," in *Organ Transplantation: Current Clinical and Immunological Concepts*, ed. L. Brent and R. A. Sells (London: Balliere Tindall, 1989), pp. 201-5; D. Azoulay, M. M. Linhares, E. Huguet, et al., "Decision for Retransplantation of the Liver: An Experience- and Cost-Based Analysis," *Annals of Surgery* 236 (2002): 713-21; J. F. Markmann, J. S. Markowitz, H. Yersiz, et al., "Long-Term Survival after Retransplantation of the Liver," *Annals of Surgery* 226 (1997): 408-18; J. A. Powelson, A. B. Cosimi, W. D. Lewis, et al., "Hepatic Retransplantation in New England: A Regional Experience and Survival Model," *Transplantation* 55 (1993): 802-6.

9) W. Cather, *Death Comes for the Archbishop* (New York: Alfred A. Knopf, 1951), p. 170 〔ウィラ・ギャザー『大司教に死来る』須賀敦子訳、河出書房新社、2018 年、156 頁〕.

10) J. Itami, "A Director Boasts of His Scars, and Says He Is Right about Japan's Mob," *New York Times,* August 30, 1992, p. E7.

11) ノーベル賞受賞者のジョゼ・サラマーゴは、小説 *Death with Interruptions* (New York: Harcourt, 2005)〔原題はポルトガル語で *As Intermitências da Morte*〕の中で、茶目っ気たっぷりのウィットを持って次のように嘆いている。「過去に非常に多くの人々が不当にも姿を消したのは、単に前世代が嘆かわしいほど意志が弱かったことのせいなんじゃないかなぁ」(p. 6)。〕

12) *The Compact Edition of the Oxford English Dictionary* (New York: Oxford University Press, 1971), s. v. "compassion."

13) F. W. Hafferty, *Into the Valley: Death and the Socialization of Medical Students* (New Haven: Yale University Press, 1991), p. 38.

14) J. Kilner, "Who Shall Be Saved: An African Answer," *Hastings Center Report* 14, no. 3 (1984): 19-22.

15) Epsrus, Letter to Menoeceus〔『エピクロス──教説と手紙』出隆・岩崎允胤訳、岩波文庫、1959 年、「メノイケウス宛の手紙（2 死）」67 頁の訳文を参照した〕.

16) N. S. Jecker and L. J. Schneiderman, "Is Dying Young Worse Than Dying Old?" *Gerontologist* 3 (1994): 66-72.

17) D. M. Studdert, M. M. Mello, W. M. Sage, et al., "Defensive Medicine among High-Risk Specialist Physicians in a Volatile Malpractice Environment," *JAMA* 293 (2005): 2609-17.

18) L. J. Schneiderman and J. E. Fein, "The Limits of Dispute Resolution," *Hastings Center Report* 31, no. 6 (2001): 10-11.

19) G. J. Annas, "Faith (Healing), Hope, and Charity at the FDA: The Politics of AIDS Drug Trials," in *AIDS and the Health Care System*, ed. L. O. Gostin (New Haven: Yale University Press, 1990), p. 194.

20) Nussbaum, "Transcending Humanity," p. 365.

第3章

1) M. Z. Solomon, L. O'Donnell, B. Jennings, et al., "Decisions near the End of Life: Professional Views on Life-Sustaining Treatments," *American Journal of Public Health* 83 (1993): 19.

2) *Barber v. Los Angeles County Superior Court*, 195 Cal. Rptr. 484, 147 Cal. App. 3d 1006 (1983).

3) President's Commission for the Study of Ethical Problems in Medicine and Biomedical and Behavioral Research, *Deciding to Forego Life-Sustaining Treatment* (Washington, DC: U.S. Government Printing Office, 1983), p. 44.

4) Solomon et al., "Decisions near the End of Life," p. 19.

5) D. Humphry, *Final Exit* (Eugene, OR: Hemlock Society, 1991).

6) T. M. Pope, "Medical Futility Statutes: No Safe Harbor to Unilaterally Refuse Life Sustaining Medical Treatment," *Tennessee Law Review* 71 (2007): 1-81.

7) Ibid.

8) *Texas Health and Safety Code Annotated*, sec. 166.046.

9) E. D. Pellegrino, "Futility in Medical Decisions: The Word and the Concept," *HEC Forum* 17 (2005): 308-18.

10) T. M. Pope, "Involuntary Passive Euthanasia in U.S. Courts: Reassessing the Judicial Treatment of Medical Futility Cases," *Marquette Elder's Advisor* 9 (2008): 229-63.

11) Pope, "Medical Futility Statutes."

12) Ibid.

13) G. D. Lundberg, "American Health Care System Management Objectives: The Aura of Inevitability Becomes Incarnate," *JAMA* 269 (1993): 2554-55.

14) "Remaking America's Health-Care System,"*The Lancet* 374 (2009): 57.

15) P. Farmer and N. Gastineau Campos, "New Malaise: Bioethics and Human Rights in the Global Era," in *Bioethics: An Introduction to the History, Methods, and Practice*, ed. N. S. Jecker, A. R. Jonsen, and R. A. Pearlman, 2nd ed. (Sudbury, MA: Jones and Bartlett, 2007), p. 297.

16) R. Abelson, "Weighing Medical Costs of End-of-Life Care," *New York Times*, December 23, 2009.

17) Council for the American Recovery and Reinvestment Act (ARRA), *Report to the President and the Congress on Comparative Effectiveness Research*, www.hhs. gov/recovery/programs/cer/execsummary.html, accessed December 31, 2009.

18) A. I. Mushlin and H. Ghomrawi, "Health Care Reform and the Need for Comparative-Effectiveness Research," *New England Journal of Medicine* 10 (2010): 1056-58.

19) H. P. Selker and A. J. J. Wool, "Industry Influence on Comparative-Effectiveness Research Funded through Health Care Reform," *New England Journal of Medicine* 361 (2009): 2595-97.

20) The Multi-Society Task Force on PVS, "Medical Aspects of the Persistent Vegetative State, I," *New England Journal of Medicine* 330 (1994): 1499-1508.

21) J. L. Bernat, *Ethical Issues in Neurology*, 3rd ed. (Philadelphia: Lippincott Williams & Wilkins, 2008), p. 295; S. Haidinger and G. Binder, "Prevalence of Persistent Vegetative State/Apallic Syndrome in Vienna," *European Journal of Neurology* 11 (2004): 461-66; J. C. Lavrisjen, J. S. van den Bosch, R. T. Koopmans, and C. van Weel, "Prevalence and Characteristics of Patients in a Vegetative State in Dutch Nursing Homes," *Journal of Neurology, Neurosurgery, and Psychiatry* 76 (2005): 1420-24.

22) D. Callahan, *Setting Limits: Medical Goals in an Aging Society* (New York: Touchstone, 1988), p. 171.

23) R. A. Rettig, "The Policy Debate on Patient Care Financing for Victims of End-Stage Renal Disease," *Law and Contemporary Problems* 40 (1976): 200.

24) G. A. Puckrein and K. Norris, "Medicare End Stage Renal Disease Program: Why We Must Have a Paradigm Shift in Health Care," *National Minority Quality Forum*, December 10, 2007; D. L. Shelton, "Older Transplant Patients, Donors," *Los Angeles Times*, September 20, 2009, p. A4.

25) J. K. Iglehart, "The American Health Care System: The End Stage Renal Disease Program," *New England Journal of Medicine* 328 (1993): 371.

26) U.S. Preventive Services Task Force, "Screening for Breast Cancer: U.S. Preventive Services Task Force Recommendations Statement," *Annals of Internal Medicine* 151 (2009): 716-26; G. Kolata, "Mammogram Debate Took Group Off Guard," *New York Times*, November 20, 2009, p. A22.

27) R. Rosenthal, "One Siamese Twin Survives An Extraordinary Separation," *New York Times*, August 21, 1993; "Twin Who Survived Separation Surgery Dies," *New York Times*, June 10, 1994.

28) R. M. Dworkin, "The Price of Life," *Los Angeles Times*, August 29, 1993, p. M1.

29) A. Taunton-Rigby, Genzyme's senior vice-president of therapeutics, quoted in

"New Drug Standard: Economic Value," *New York Times*, January 18, 1993, p. C3.

30）A. Pollack, "A Fortune to Fight Cancer: Cost of Drugs Is Soaring, Defying Reform," *New York Times*, December 5, 2009, p. B1.

31）K. Faber-Langendoen, A. L. Caplan, and P. B. McGlave, "Survival of Adult Bone Marrow Transplant Patients Receiving Mechanical Ventilation: A Case for Restricted Use," *Bone Marrow Transplantation* 12 (1993): 501-7.

32）G. D. Rubenfeld and S. W. Crawford, "Withdrawing Life Support from Mechanically Ventilated Recipients of Bone Marrow Transplants: A Case for Evidence-Based Guidelines," *Annals of Internal Medicine* 125 (1996): 625-33.

33）S. C. Schoenbaum, "Toward Fewer Procedures and Better Outcomes," *JAMA* 269 (1993): 794-96.

34）T. S. Kuhn, *The Structure of Scientific Revolutions* (Chicago: University of Chicago Press, 1970)〔トーマス・クーン『科学革命の構造』中山茂訳、みすず書房、1971年〕.

35）D. Oken, "What to Tell Cancer Patients: A Study of Medical Attitudes," *JAMA* 175 (1961): 1120-28.

36）D. H. Novack, R. Plumer, R. L. Smith, et al., "Changes in Physicians' Attitudes toward Telling the Cancer Patient," *JAMA* 241 (1979): 897-900.

37）あがめられている医師のアドバイスは名誉ある伝統に基づくものだった。オリバー・ウェンデル・ホームズは次のように書いている。「あなたの患者が持つ、あなたが知っている真実のすべてを知る権利は、あなたのサドルバッグの中の薬のすべてを知る必要ほどもない。……患者は彼にとって良いことしか知るべきではない。……希望、この世のすべての希望を自分の仲間である生き物から奪うことはひどいことである」。In "The Young Practitioner," *Medical Essays*, vol. 9 of *Writings of Oliver Wendell Holmes* (Boston, 1891), p. 388.

38）G. J. Annas, *The Rights of Patients: The Basic ACLU Guide to Patient Rights* (Totowa, NJ: Humana Press, 1992)〔ジョージ・J・アナス『患者の権利』谷田憲俊訳、明石書店、2007年〕.

39）Rettig, "Patient Care Financing for Victims of End-Stage Renal Disease."

40）N. S. Jecker, "The Role of Intimate Others in Medical Decision-Making," *Gerontologist* 30 (1990): 65-71; H. H. Hiatt, "Protecting the Medical Commons: Who Is Responsible?" *New England Journal of Medicine* 293 (1975): 235-41; G. Hardin, "The Tragedy of the Commons," *Science* 162 (1968): 1243-48; J. Hardwig, "What about the Family?" *Hastings Center Report* 20, no. 2 (1990): 5-10; N. S. Jecker, "Being a Burden on Others," *Journal of Clinical Ethics* 4 (1993): 16-20.

41）L. J. Schneiderman and R. M. Kaplan, "Fear of Dying and HIV Infection vs. Hepatitis B Infection," *American Journal of Public Health* 82 (1992): 584-86.

42) W. Cather, *Death Comes for the Archbishop* (New York: Vintage Books, 1990), p. 16〔ウィラ・ギャザー『大司教に死来る』須賀敦子訳、河出書房新社、2018年、240頁〕.

第4章

1) N. S. Weiss, J. M. Liff, C. L. Ure, J. H. Ballard, G. H. Abbott, and J. R. Daling, "Mortality in Women Following Hip Fracture," *Journal of Chronic Disease* 36 (1983): 879-82; C. W. Miller, "Survival and Ambulation Following Hip Fracture," *Journal of Bone and Joint Surgery* 60-A (1978): 930-34; B. L. White, W. D. Fisher, and C. A. Laurin, "Rate of Mortality for Elderly Patients after Fracture of the Hip in the 1980s," ibid. 69-A (1987): 1335-39; S. R. Cummings, D. M. Black, and S. M. Rubin, "Lifetime Risks of Hip, Colles', or Vertebral Fracture and Coronary Heart Disease among White Postmenopausal Women," *Archives of Internal Medicine* 149 (1989): 2445-48.

2) S. H. Miles, "Informed Demand for 'Non-beneficial' Medical Treatment," *New England Journal of Medicine* 325 (1991): 512-15.

3) Ibid.

4) Ibid.

5) R. E. Cranford, "Helga Wanglie's Ventilator," *Hastings Center Report* 21, no. 4 (1991): 23-24.

6) Miles, "Informed Demand for 'Non-beneficial' Medical Treatment."

7) M. A. Rie, "The Limits of a Wish," *Hastings Center Report* 21, no. 4 (1991): 24-25.

8) E・H・カセムとの個人的な会話から。See also T. A. Brennan, "Ethics Committees and Decisions to Limit Care," *JAMA* 260 (1988): 803-7.

9) A. Goodnough, "Court Voids Law Keeping Woman Alive," *New York Times*, September 24, 2004, p. A1.

10) Ibid.

11) C. Baranauckas, "Florida Judge Overturns Law in Right-to-Die Case," *New York Times*, May 6, 2004.

12) Pope John Paul II, "Address of John Paul II to the Participants in the 'International Congress on Life-Sustaining Treatments and Vegetative State: Scientific Advances and Ethical Dilemmas,'" March 20, 2004. このスピーチの4点目で、法王は「水と食べ物を提供することは、常に生命を維持する自然な方法であり、医学的行為ではない」と述べた。Congregation for the Doctrine of the Faith, "Responses to Certain Questions of the United States Conference of Catholic Bishops Concerning

Artificial Nutrition and Hydration," August 1, 2007, and "The Revision of Directive 58 of Ethical and Religious Directives for Catholic Health Care Services," December 16, 2009. 全容は、the National Catholic Bioethics Center (NCBC), www.ncbcenter. org で入手可能である。

13) O. C. Snead, "The (Surprising) Truth about *Schiavo*: A Defeat for the Cause of Autonomy," *Constitutional Commentary* 22 (2005): 383-404.

14) N. Daniels, *Am I My Parents' Keeper?* (New York: Oxford University Press, 1988), p. viii.

15) J. J. Paris and F. E. Reardon, "Physician Refusal of Requests for Futile or Ineffective Interventions," *Cambridge Quarterly of Health Care Ethics* 2 (1992): 127.

16) M. Angell, "The Case of Helga Wanglie: A New Kind of 'Right to Die' Case," *New England Journal of Medicine* 325 (1991): 511-12. See also A. M. Capron, "In re Helga Wanglie," *Hastings Center Report* 21, no. 5 (1991): 26-28; F. Ackerman, "The Significance of a Wish," ibid. 21, no. 4 (1991): 27-29; S. M. Wolf, "Conflict between Doctor and Patient," *Law, Medicine, and Health Care* 16, nos. 3-4 (1988): 197-203; T. A. Brennan, "Silent Decisions: Limits of Consent and the Terminally Ill Patient," ibid., pp. 204-9.

17) Paris and Reardon, "Physician Refusal of Requests," p. 128.

18) A. S. Brett and L. B. McCullough, "When Patients Request Specific Interventions," *New England Journal of Medicine* 315 (1986): 1349.

19) E. Pellegrino, "Ethics in AIDS Treatment Decisions," Origins 19 (1990): 539-44; D. W. Brock and S. A. Wartman, "When Competent Patients Make Irrational Choices," *New England Journal of Medicine* 322 (1990): 1595-99.

20) J. R. Zuckerman, letter to editor, *New York Times*, August 22, 1992.

21) R. M. Veatch and C. M. Spicer, "Medically Futile Care: The Role of the Physician in Setting Limits," *American Journal of Law and Medicine* 18, nos. 1-2 (1992): 17.

22) L. J. Schneiderman, K. Faber-Langendoen, and N. S. Jecker, "Beyond Futility to an Ethic of Care," *American Journal of Medicine* 96 (1994): 110-14.

23) U.S. Department of Health and Human Services, Agency for Health Care Policy and Research, Clinical Practice Guideline, *Acute Pain Management: Operative or Medical Procedures and Trauma* (Rockville, MD: Agency for Health Care Policy and Research, 1992); S. Hauerwas, "Care," in *Encyclopedia of Bioethics*, ed. W. T. Reich (New York: Free Press, 1978), 1: 145-50; A. R. Nelson, "Humanism and the Art of Medicine: Our Commitment to Care," *JAMA* 262 (1989): 1228-30.

24) N. S. Jecker and W. T. Reich, "Contemporary Ethics of Care," in *Encyclopedia of Bioethics*, 3rd ed., ed. S. G. Post (New York: Macmillan Reference USA, 2004), p. 367

〔『生命倫理百科事典』第 3 版、2008 年、882 頁〕.

25) N. S. Jecker and J. D. Self, "Separating Care and Cure: An Analysis of Historical and Contemporary Images of Nursing and Medicine," *Journal of Medicine and Philosophy* 16 (1991): 285-306; S. A. Gadow, "Nurse and Patient: The Caring Relationship," in Caring, Curing, Coping: Nurse, Physician, Patient Relationships, ed. A. Bishop and J. Scudder (Birmingham: University of Alabama Press, 1985), pp. 31-43.

26) N. S. Jecker, "Justice and the Private Sphere," *Public Affairs Quarterly* 8 (1994): 255-66; L. Blum, "Care," in *The Encyclopedia of Ethics*, ed. L. C. Becker and C. B. Becker (New York: Garland Publishing, 1992), 1: 125.

27) Jecker and Self, "Separating Care and Cure."

28) Ibid., p. 292.

29) Ibid., p. 295.

30) N. Coyle, "Continuity of Care for the Cancer Patient with Chronic Pain," *Cancer* 63 (1989): 2289-93; T. D. Walsh, "Continuing Care in a Medical Center: The Cleveland Clinic Foundation Palliative Care Service," *Journal of Pain and Symptom Management* 5, no. 5 (1990): 273-78.

31) L. A. Printz, "Terminal Dehydration: A Compassionate Treatment," *Archives of Internal Medicine* 152 (1992): 697-700; P. Schmitz and M. O'Brien, "Observations on Nutrition and Hydration in Dying Cancer Patients,"in *By No Extraordinary Means*, ed. J. Lynn (Bloomington: Indiana University Press, 1986), pp. 29-38.

32) R. J. Sullivan, "Accepting Death without Artificial Nutrition or Hydration," *Journal of General Internal Medicine* 8 (1993): 220-24.

33) T. E. Quill, "Doctor, I Want to Die; Will You Help Me?" *JAMA* 270 (1993): 871.

34) S. Manning and L. J. Schneiderman, "Miracles or Limits: What Message from the Medical Market Place?" *HEC Forum* 8, no. 2 (1996): 103-8.

35) K. Faber-Langendoen, "Medical Futility: Values, Goals, and Certainty," *Journal of Laboratory and Clinical Medicine* 120 (1992): 831-35.

36) Veatch and Spicer, "Medically Futile Care."

37) L. J. Schneiderman, T. Gilmer, H. D. Teetzel, et al., "Effect of Ethics Consultations on Nonbeneficial Life-Sustaining Treatments in the Intensive Care Setting: A Randomized Controlled Trial," *JAMA* 290, no. 9 (2004): 1166-72.

38) L. J. Schneiderman, *Embracing Our Mortality: Hard Choices in an Age of Medical Miracles* (New York: Oxford University Press, 2008).

39) M. Webb, *The Good Death: The New American Search to Reshape the End of Life* (New York: Bantam, 1997).

第5章

1）"Remaking America's Health-Care System,"*The Lancet* 374（2009）: 57.

2）E. Ginzberg, "A Hard Look at Cost Containment," *New England Journal of Medicine* 316（1987）: 1151–54.

3）T. Gilmer, L. J. Schneiderman, H. Teetzel, et al., "The Costs of Nonbeneficial Treatment in the Intensive Care Setting," *Health Affairs* 24（2005）: 961–71.

4）M. McGregor, "Technology and the Allocation of Resources," *New England Journal of Medicine* 320（1989）: 118–20.

5）L. J. Blackhall, "Must We Always Use CPR?" *New England Journal of Medicine* 17（1987）: 1281–84.

6）T. Tomlinson and H. Brody, "Ethics and Communication in Do-Not-Resuscitate Orders," *New England Journal of Medicine* 318（1988）: 43–46.

7）J. Risen, "Expert Panel Brews Bitter Tonic for U.S. Fiscal Malaise," *Los Angeles Times,* August 30, 1992, p. A10.

8）D. Callahan, *Setting Limits: Medical Goals in an Aging Society*（New York: Simon and Schuster, 1987）.

9）これらの主張をなすにあたって私たちは数多くの文献を参照している。いくつかのものを挙げれば以下。D. J. Murphy, A. M. Murray, B. E. Robinson, et al., "Outcomes of Cardiopulmonary Resuscitation in the Elderly," *Annals of Internal Medicine* 111（1989）: 199–205; B. J. Gersh, R. A. Kronmal, R. L. Frye, et al., "Coronary Arteriography and Coronary Artery Bypass Surgery: Morbidity and Mortality in Patients Ages 65 Years and Older," *Circulation* 67（1983）: 483–91; T. Randall, "Successful Liver Transplantation in Older Patients Raises New Hopes, Challenges, Ethics Questions," *JAMA* 264（1990）: 428–30; J. D. Pirsch, R. J. Stratta, M. J. Armbrust, et al., "Cadaveric Renal Transplantation with Cyclosporine in Patients More Than 60 Years of Age," *Transplantation* 47（1989）: 259–61; M. P. Hosking, M. A. Warner, C. M. Lobdell, et al., "Outcomes of Surgery in Patients 90 Years of Age or Older," *JAMA* 261（1989）: 1909–15; C. B. Begg, J. L. Cohen, J. Ellerton, "Are the Elderly Predisposed to Toxicity from Cancer Chemotherapy?" *Cancer Clinical Trials* 3（1980）: 369–74; L. Westlie, A. Umen, S. Nestrud, et al., "Mortality, Morbidity, and Life Satisfaction in the Very Old Dialysis Patient," *Transactions of the American Society of Artificial Internal Organs* 30（1984）: 21–30.

10）N. Daniels, *Am I My Parents' Keeper?*（New York: Oxford University Press, 1988）.

11）R. M. Veatch, *A Theory of Medical Ethics*（New York: Basic Books, 1981）.

12）A. S. Brett and L. B. McCullough, "When Patients Request Specific Interventions,"

New England Journal of Medicine 315 (1986): 1347-51.

13) J. Hammond and C. G. Ward, "Decisions Not to Treat: 'Do-Not-Resuscitate' Order for the Burn Patient in the Acute Setting," *Critical Care Medicine* 17 (1989): 136-38; J. D. Lantos, S. H. Miles, M. D. Silverstein, and C. B. Stocking, "Survival after Cardiopulmonary Resuscitation in Babies of Very Low Birthweight: Is CPR Futile Therapy?" *New England Journal of Medicine* 318 (1988): 91-95; G. E. Taffet, T. A. Teasdale, and R. J. Luchi, "In-Hospital Cardiopulmonary Resuscitation," *JAMA* 260 (1988): 2069-72; D. J. Murphy, "Do-Not-Resuscitate Orders: Time for Reappraisal in Long-Term Care Institutions," *JAMA* 260 (1988): 2098-2101; L. J. Schneiderman and R. G. Spragg, "Ethical Decisions in Discontinuing Mechanical Ventilation," *New England Journal of Medicine* 318 (1988): 984-88; J. J. Paris, R. K. Crone, and F. Reardon, "Physicians' Refusal of Requested Treatment: The Case of Baby L," *New England Journal of Medicine* 322 (1990): 1012-15; D. V. Schapira, J. Studnicki, D. D. Bradham, et al., "Intensive Care, Survival, and Expense of Treating Critically Ill Cancer Patients," *JAMA* 269 (1993): 783-86.

14) President's Commission for the Study of Ethical Problems in Medicine and Biomedical and Behavioral Research, *Securing Access to Health Care,* vol. 1 (Washington, DC: Government Printing Office, 1983), pp. 46-47.

15) C. Gilligan and S. Pollak, "The Vulnerable and the Invulnerable Physician," in *Mapping the Moral Domain,* ed. C. Gilligan, J. V. Ward, and J. M. Taylor (Cambridge: Harvard University Press, 1988), pp. 245-62.

16) Ibid.

17) N. Daniels, "Why Saying No to Patients in the United States Is So Hard," *New England Journal of Medicine* 314 (1986): 1380-83.

第 6 章

1) R. F. Weir and L. Gostin, "Decisions to Abate Life-Sustaining Treatment for Nonautonomous Patients," *JAMA* 264 (1990): 1846-53.

2) L. J. Nelson and R. E. Cranford, "Legal Advice, Moral Paralysis, and the Death of Samuel Linares," *Law, Medicine, and Health Care* 17 (1989): 316-24.

3) "America's Parasite Economy,"*Economist,* October 10, 1992, p. 21.

4) J. H. Birnbaum, "The Road to Riches Is Called K Street," *Washington Post,* June 22, 2005.

5) Quoted in D. D. Kirkpatrick, "Intended to Rein In Lobbyists, Law Sends Them Underground," *New York Times,* January 18, 2010, p. A1.

6) D. M. Studdert, M. M. Mello, W. M. Sage, et al., "Defensive Medicine among High-

Risk Specialist Physicians in a Volatile Malpractice Environment," *JAMA* 293 (2005) : 2609-17.

7) B. McCormick, "Study: Defensive Medicine Costs Nearly $ 10,000,000,000," *American Medical News,* February 15, 1993, p. 4.

8) D. MacCourt and J. Bernstein, "Medical Error Reduction and Tort Reform through Private, Contractually Based Quality Medicine Societies," *American Journal of Law & Medicine* 35 (2009) : 505-61.

9) D. Leonhardt, "Medical Malpractice System Breeds More Waste," *New York Times,* September 23, 2009.

10) A. M. Vintzileos, D. J. Nochimson, E. R. Guzman, R. A. Knuppel, M. Lake, and S. Schifrin, "Intrapartum Electronic Fetal Heart Rate Monitoring versus Intermittent Auscultation: A Meta-Analysis," *Obstetrics & Gynecology* 85 (1995) : 149-55; American College of Obstetricians and Gynecologists, ACOG Practice Bulletin No. 75, "Intrapartum Fetal Heart Rate Monitoring," *Obstetrics & Gynecology* 106 (2005) : 1453-61; S. B. Thacker, D. Stroup, and M. Chang, "Continuous Electronic Heart Rate Monitoring for Fetal Assessment during Labor," *Cochrane Database of Systematic Reviews* 2 (2001) : CD000063.

11) Committee to Study Medical Professional Liability and the Delivery of Obstetrical Care, Division of Health Promotion and Disease Prevention, Institute of Medicine, *Medical Professional Liability and the Delivery of Obstetrical Care* 1 (1989) : 81.

12) P. W. Huber, *Galileo's Revenge: Junk Science in the Courtroom* (New York: Basic Books, 1993), p. 87.

13) J. H. Ferguson, M. Dubinsky, and P. J. Kirsch, "Court-Ordered Reimbursement for Unproven Medical Technology," *JAMA* 269 (1993) : 2116-21.

14) *Daubert v. Merrell Dow Pharmaceuticals,* 113 S. Ct. 2786 (1993) ; G. J. Annas, "Scientific Evidence in the Courtroom: The Death of the Frye Rule," *New England Journal of Medicine* 330 (1994) : 1018-21; J. E. Bertin and M. S. Henifin, "Science, Law, and the Search for Truth in the Courtroom: Lesson from *Daubert v. Merrell Dow*," *Journal of Law, Medicine, and Ethics* 22 (1994) : 6-20.

15) *General Electric v. Joiner,* 522 U.S. 136 (1997) ; *Moore v. Ashland Chemical,* 151 F. 3d 269 (1998) ; *Canavan v. Brigham and Women's Hospital,* 48 Mass. App. Ct. 297 (1999).

16) A. R. Localio, A. G. Lothers, J, M. Bengtson, et al., "Relationship between Malpractice Claims and Caesarean Delivery," *JAMA* 269 (1993) : 366-73.

17) Huber, *Galileo's Revenge,* 179.

18) L. Esserman, Y. Shieh, and I. Thompson, "Rethinking Screening for Breast Cancer and Prostate Cancer," *JAMA* 302 (2009): 1685-92.

19) G. Kolata, "Patients' Lawyers Lead Insurers to Pay for Unproven Treatments," *New York Times*, March 28, 1994, p. A1; G. Harris, "Where Cancer Progress Is Rare, One Man Says No," *New York Times*, September 16, 2009, p. A28.

20) H. Meyer, "Breast Study Woes Preview Reform Barriers," *American Medical News*, March 8, 1993, p. 1.

21) Kolata, "Patients' Lawyers Lead Insurers to Pay for Unproven Treatments"; Harris, "Where Cancer Progress Is Rare, One Man Says No."

22) E. A. Stadtmauer, A. O'Neill, L. J. Goldstein, et al., "Conventional-Dose Chemotherapy Compared with High-Dose Chemotherapy plus Autologous Hematopoietic Stem-Cell Transplantation for Metastatic Breast Cancer," *New England Journal of Medicine* 342 (2000): 1069-76; C. Farquhar, J. Marjoribanks, R. Basser, S. Hetrick, and A. Lethaby, "High Dose Chemotherapy and Autologous Bone Marrow or Stem Cell Transplantation versus Conventional Chemotherapy for Women with Metastatic Breast Cancer," *Cochrane Database of Systematic Reviews* 3 (2005): CD003142.

23) L. K. Stell, "Stopping Treatment on Grounds of Futility: A Role for Institutional Policy," *St. Louis University Public Law Review* 11 (1992): 489.

24) *In re Quinlan*, 70 N. J. 10, 355 A. 2d 647 (1976).

25) A. Meisel, "Legal Myths about Terminating Life Support," *Archives of Internal Medicine* 151 (1991): 1498-1502.

26) M. B. Kapp, "'Cookbook' Medicine: A Legal Perspective," *Archives of Internal Medicine* 150 (1990): 497.

27) Nelson and Cranford, "Legal Advice," p. 321.

28) S. V. McCrary, J. W. Swanson, H. S. Perkins, and W. J. Winslade, "Treatment Decisions for Terminally Ill Patients: Physicians' Legal Defensiveness and Knowledge of Medical Law," *Law, Medicine, and Health Care* 20 (1992): 364-76.

29) *Barber v. Los Angeles County Superior Court*, 195 Cal. Rptr. 484, 147 Cal. App. 3d 1006 (1983).

30) P. Schmitz and M. O'Brien, "Observations on Nutrition and Hydration in Dying Cancer Patients," in *By No Extraordinary Means*, ed. J. Lynn (Bloomington: Indiana University Press, 1986), pp. 29-38.

31) I・バイアックとL・コーエンとの個人的な会話（2009年）から。

32) *In re Jobes*, 529 A. 2d 434 (NJ 1987).

33) A. Meisel, "The Role of Litigation in End of Life Care: A Reappraisal," in *Improv-*

ing End of Life Care: Why Has It Been So Difficult? Hastings Center Report Special Report 35, no. 6 (2005): S47-51.

34) Meisel, "Legal Myths about Terminating Life Support."

35) L. J. Schneiderman, R. A. Pearlman, R. M. Kaplan, et al., "Relationship of General Advance Direcvtive Instructions to Specific Life-Sustaining Treatment Preferences in Patients with Serious Illness," *Archives of Internal Medicine* 152 (1992): 2114-22.

36) *Conservatorship of Wendland*, 26 Cal. 4th 519 (2001), no. S087265.

37) L. J. Schneiderman, *Embracing Our Mortality: Hard Choices in an Age of Medical Miracles* (New York: Oxford University Press, 2008), pp. 32-42.

38) いくつかの州は、「医師への指示」を書き上げた人々に対し、利用可能なあらゆる治療を要求することを、それらがもはや役に立たないような状況においても、利益をもたらすか無益であるかにかかわらず、認める法律（カリフォルニア州の事前指示規定をモデルとして、それが廃止された後に作られた）を有している。それゆえに、ネバダ州のある患者は次のように指示することができるのである。「私は、自分の置かれた状況や、私が回復するか長期の生存を達成する見込み、あるいはその処置にかかるコストについて考慮することなしに、自分の命が可能な限り最大の長さまで延長されることを望む」（Durable Power of Attorney for Health Care, Nev. Rev. Sta. Ann 449, 800 [1993]）。これらの法律の実践上の影響はまだわからない。しかしながら、それらの州の医療従事者が、死にゆく患者に対して無益な延命治療を施すよりもむしろ責任に応える医療を（安楽を目的としたケアの提供も含めて）実施しようとするのを、思いとどまらせてしまう可能性はある。

また、本章で指摘したように、テリー・シャイボの事例は新しく悩ましい駆け引きを駆り立てることになった。保守派のカトリック教徒および政治家、福音派、および障害者の権利のための団体から分裂したいくつかのグループを含む、「〔胎児の〕生まれる権利」を主張する活動家たちが、裁判所や州議会において、あらゆる状況下で経口栄養の取りやめを禁止したり、薬剤師によるバースコントロール薬〔避妊薬〕の処方の拒否を認めたり、リビングウィルなどの事前指示書を無効化したりする法律を求める努力を合同で行っている。私たちはすでに第4章において、ヘルガ・ワングリーの事例において法廷に持ち込まれた問題について論じた。そこでは、奇跡が起きるかもしれないと主張する家族が、回復不能な意識不明状態の女性への積極的な生命維持治療を要求したのだった。またすでに第5章において言及したが、奇跡を追い求めることを医療に強制するよう法廷が要求された事例として最も悪名高いものが、ベビーK事件である。

ベビーKは1992年10月にヴァージニア州、フォールズチャーチ市にあるフェアファックス病院にて、無脳症として知られる、脳のほとんどの部分を先天的に欠いた状態で誕生した。無脳症の新生児の大多数が数日のうちに死亡する。そして、わずか

でも意識に似た何かを獲得する者は一人もいない。しかしながら医師たちは、その新生児を安らかに死なせるのではなく、人工呼吸器につなげた。彼ら自身がその治療は医学的に無益であると考えていたにもかかわらずそうしたのだ。母親は〔その治療が無益だということに〕同意せず、あらゆる生命維持治療の継続を強く要求した。その子は介護施設へと移されたが、呼吸困難が見られれば治療のために何度も病院へと連れ戻された。その子が17か月生存したのち、病院は最終的に法廷に行き、もしその子が再び病院へと戻ってきた場合には積極的な治療を拒否することの〔法的な〕許諾を求め、無脳症はその本質においてそのような治療を無益なものにするのだと主張した。病院は地方裁判所で敗訴し、また合衆国控訴裁判所でも票数2対1で同じ結果となった。控訴審の陪審員団が引き合いに出したのは「緊急医療処置及び分娩に関する法律」であった。これは深刻な疾病を抱える患者が経済的な理由のゆえに救命施設から危険な状態で放り出されないよう保護することを目的とした、投げ捨て防止の法律である。このやり方は、この事例においては不適切であった。というのもその病院の請求書はすべて、母親が加入していたカイザーパーマネンテ〔アメリカ合衆国最大の民間保険会社〕から支払われることになっているからである。

　下級裁判所もまた、法律家マーシャル・カップが法的「ワイルド・カード」と呼ぶところのもの、すなわち障害を持つアメリカ人法（ADA）に言及した。この市民権法の下では、医療従事者は他の公共団体および民間企業と同様に、サービスの提供においてただ受取人の有する障害だけを理由に差別することを禁じられ、そして障害を持つ受取人の利益のために「合理的な調整」を行うことを求められる。しかしカップが指摘するように、「もし特定の医療的介入が本当に無益なものであるならば、その提供者がなしうるいかなる調整も、患者を当の介入から利益を受けられるようにすることはないのであり、障害を持つアメリカ人法は無関係なものとなるだろう。しかしながら、この新しい法律のうちにある多くの、しばしば意図的に残された曖昧さを解釈するための手引きは、まだほとんど存在していない。患者あるいはその代理人が障害を持つアメリカ人法をたよりに、威嚇あるいは訴訟を用いて、障害者に対する差別のゆえに治療を無益だとして縮小しようとしている〔医療〕提供者の意図をくじくことができるようになるのかどうかは、まだわからない」。M. B. Kapp, "Futile Medical Treatment: A Review of the Ethical Arguments and Legal Holdings," *Journal of General Internal Medicine* 9 (1994): 170-77.

　医学的な無益性の法的側面をめぐるまた別の優れた議論として、次のものを参照。F. H. Marsh and A. Staver, "Physician Authority for Unilateral DNR Orders," *Journal of Legal Medicine* 12 (1993): 115-65.

第7章

1) *Superintendent of Belcherton State School v. Saikewicz*, 370 N. E. 2d. 417 (1977);

Patricia E. Brophy v. New England Sinai Hospital, Inc., N-4152 S. J. C. (1985); *Cruzan v. Director, Missouri Department of Health*, 497 U.S. 261 (1990).

2) G. Kolata, "Court Ruling Limits Rights of Patients: Care Deemed Futile May Be Withheld," *New York Times*, April 22, 1995, p. 6; J. J. Paris, E. H. Cassem, G. W. Dec, and F. E. Reardon, "Use of a DNR Order over Family Objections: The Case of *Gilgunn v. MCH*," *Journal of Intensive Care Medicine* 14 (1999): 41-45.

3) C. Sasson, A. L. Kellermann, and B. F. McNally, "Prehospital Termination of Resuscitation in Cases of Refractory Out-of-Hospital Cardiac Arrest," *JAMA* 300 (2008): 1432-38.

4) K. Faber-Langendoen, "Resuscitation of Patients with Metastatic Cancer: Is Transient Benefit Still Futile?" *Archives of Internal Medicine* 151 (1991): 235-39.

5) President's Commission for the Study of Ethical Problems in Medicine and Biomedical and Behavioral Research, *Deciding to Forego Life-Sustaining Treatment* (Washington, DC: Government Printing Office, 1983), p. 44; American Thoracic Society, Bioethics Task Force, "Withholding and Withdrawing Life-Sustaining Therapy," *Annals of Internal Medicine* 115 (1991): 478-85; Task Force on Ethics of the Society of Critical Care Medicine, "Consensus Report on the Ethics of Forgoing Life-Sustaining Treatments in the Critically Ill," *Critical Care Medicine* 18 (1990): 1436.

6) H. T. Engelhardt Jr., *The Foundations of Bioethics*, 2nd ed. (New York: Oxford University Press, 1996) 〔H・T・エンゲルハート『バイオエシックスの基礎づけ』加藤尚武・飯田亘之監訳、朝日出版社、1989 年〕.

7) R. Veatch, "The Impossibility of a Morality Internal to Medicine," *Journal of Medicine and Philosophy* 26 (2001): 621-42.

8) N. S. Jecker, "Health Care Reform: What History Doesn't Teach," *Theoretical Medicine and Bioethics* 26 (2005): 277-305.

9) Hippocratic Oath, in *Ethics in Medicine: Historical Perspective and Contemporary Concerns*, ed. J. S. Reiser, A. J. Dyck, and W. J. Curran (Cambridge: MIT Press, 1977), p. 5 〔訳文は小川鼎三訳を参照した〕.

10) Plato, *Gorgias*, in *Plato: The Collected Dialogues*, ed. E. Hamilton and H. Cairns (Princeton: Princeton University Press, 1964), p. 262 〔プラトン『ゴルギアス』加来彰俊訳、岩波文庫、1967 年ほか、119 頁〕.

11) Plato, *Charmides*, in Hamilton and Cairns, ed., *Plato*, p. 103 〔プラトン『プラトン全集 7 テアゲス・カルミデス・ラケス・リュシス』山野耕治訳、岩波書店、2005 年所収、46-47 頁〕.

12) E. Pellegrino, "The Goals and Ends of Medicine: How Are They to Be Defined?"

in *The Goals of Medicine: The Forgotten Issue in Health Care Reform*, ed. M. Hanson and D. Callahan (Washington, DC: Georgetown University Press, 1999), pp. 55–68. また E. Pellegrino and D. C. Thomasma, *For the Patient's Good: The Restoration of Beneficence in Health Care* (New York: Oxford University Press, 1988) を参照。

13) H. Brody and F. G. Miller, "The Internal Morality of Medicine," *Journal of Medicine and Philosophy* 23 (1998): 386–87.

14) C. Holzer and M. Holzer, "Brain Function after Resuscitation from Cardiac Arrest," *Current Opinion in Critical Care* 10 (2004): 213–17; R. G. Geocadin and S. M. Eleff, schneiderman12notes. 195_220. indd 208 11/8/10 7: 22 AM Notes to Pages 000–000 209 "Cardiac Arrest Resuscitation: Neurologic Prognostication and Brain Death," *Current Opinion in Critical Care* 14 (2008): 261–68.

15) C. van Walraven, A. J. Forster, and I. G. Stiell, "Derivation of a Clinical Decision Rule for the Discontinuation of In-Hospital Cardiac Arrest Resuscitations," *Archives of Internal Medicine* 159 (1999): 129–34; C. van Walraven, A. J. Forster, D. C. Parish, et al., "Validation of a Clinical Decision Aid to Discontinue In-Hospital Cardiac Arrest Resuscitations," *JAMA* 285 (2001): 1602–6; M. A. Peberdy, J. P. Ornato, G. L. Larkin, et al., "Survival from In-Hospital Cardiac Arrest during Nights and Weekends," *JAMA* 299 (2008): 785–92; P. S. Chan, G. Nichol, H. M. Krumholz, et al., "Racial Differences in Survival after In-Hospital Cardiac Arrest," *JAMA* 302 (2009): 1195–1201; G. B. Young, "Clinical Practice. Neurologic Prognosis after Cardiac Arrest," *New England Journal of Medicine* 361 (2009): 605–11; N. K. Choudry, S. Choudry, and P. A. Singer, "CPR for Patients Labeled DNR: The Role of the Limited Aggressive Therapy Order," *Annals of Internal Medicine* 138 (2003): 654–68; S. A. Bernard, T. W. Gray, M. D. Buist, et al., "Treatment of Comatose Survivors of Out-of-Hospital Cardiac Arrest with Induced Hypothermia," *New England Journal of Medicine* 346 (2002): 557–63.

16) President's Commission, *Deciding to Forego*, p. 44.

17) D. Humphrey, *Final Exit* (Eugene, OR: Hemlock Society, 1991).

18) President's Commission, *Deciding to Forego*, p. 44.

19) Hastings Center, *Guidelines on the Termination of Life-Sustaining Treatment and the Care of the Dying* (Indianapolis: Indiana University Press, 1987), p. 19.

20) American Medical Association, Council on Ethical and Judicial Affairs, "Guidelines for the Appropriate Use of Do-Not-Resuscitate Orders," *JAMA* 265 (1991): 1870; American Thoracic Society, "Life-Sustaining Therapy," p. 481; Task Force on Ethics, "Consensus Report"; Society of Critical Care Medicine Ethics Committee, "Consensus Statement on the Triage of Critically Ill Patients" (1993), *JAMA* 271

(1994): 1200-1203; AMA-YPS Handbook Review: HOD Reference Committee on Amendments to Constitution and Bylaws, www.ama-assn.org/ama1/pub/upload/mm/17/gridcandb.pdf.

21) L. J. Schneiderman, N. S. Jecker, and A. R. Jonsen, "Medical Futility: Response to Critiques," *Annals of Internal Medicine* 125 (1996): 669-74.

22) T. E. Finucane, "Life-Prolonging Treatments Late in Life," *Journal of General Internal Medicine* 8 (1993): 399-400.

23) H. K. Beecher, "The Powerful Placebo," *JAMA* 159 (1955): 1602-6; H. Brody and A. Yates, "The Placebo Response," in *Behavior and Medicine*, ed. D. Wedding (St. Louis: Mosby Yearbook, 1990).

24) J. Katz, *The Silent World of Doctor and Patient* (New York: Free Press, 1984).

25) L. J. Schneiderman and J. E. Fein, "The Limits of Dispute Resolution," *Hastings Center Report* 31, no. 6 (2001): 10-11.

26) M. Battin, "Voluntary Euthanasia and the Risk of Abuse: Can We Learn Anything from the Netherlands?" *Law, Medicine, and Health Care* 20 (1992): 137.

27) Ibid.

28) J. W. Walters, *What Is a Person? An Ethical Exploration* (Urbana: University of Illinois Press, 1997).

29) J. T. Noonan Jr., "Development in Moral Doctrine," *Theological Studies* 54 (1993): 669.

30) C. Curran, *Catholic Moral Theology in Dialogue* (Notre Dame: Fides Publishers, 1972), p. 168.

31) McBrien on the *McNeil/Lehrer News Hour*, August 12, 1993.

32) J・ライトマンとの個人的な会話から。

33) Ibid.

34) B. F. Herring, *Jewish Ethics and Halakhah for Our Time* (New York: Yeshiva University Press, 1984), p. 71. オリジナルのハラーハーの原典は Yoma 85a を参照。ミシュナー：もしある人が倒れた家の下で生存しているのを［安息日に］発見された場合、泥は取り除かれるだろう。ゲマーラー：それは明らかだろうか？　その答えは、このことによってたとえ彼をほんの少しの間しか生かしてやることができなくても、このことはやってもよいことだと私たちに教えているということだ。メイリ：もし彼らが泥を取り除くときに、彼の息を確認してまだ生きていることがわかったなら、たとえ彼が一時間以上生きることができないとしても、泥を完全に取り除くことができる。その時間に彼は悔い改めて告白することができるかもしれない。

35) I. Jakobovitz, "The Dying and Their Treatment in Jewish Law: Preparation for Death and Euthanasia, *Hebrew Medical Journal* 2 (1961): 251.

36) F. Rosner, J. D. Bleich, and M. M. Brayer, *Jewish Bioethics* (New York: Hebrew Publishing, 1979), pp. 263, 264.

37) A. Steinberg, "A Jewish Perspective on the Four Principles," in *Principles of Health Care Ethics*, ed. R. Gillon (New York: John Wiley, 1994).

38) Noonan, "Moral Doctrine," p. 677.

39) Herring, *Jewish Ethics*, p. 71; Steinberg, "A Jewish Perspective."

40) J. Warren, *Facing Death: Epicurus and His Critics* (Oxford: Oxford University Press, 2004).

第8章

1) *In the Matter of Westchester County Medical Center, on Behalf of Mary O'Connor*, 72 N.Y. 2d 517, 531 N.E. 2d 607, 534 N.Y.S. 2d 886 (1988).

2) L. Ganzini, E. R. Goy, L. L. Miller, et al., "Nurses' Experiences with Hospice Patients Who Refuse Food and Fluids to Hasten Death," *New England Journal of Medicine* 349 (2003): 359-65; L. A. Printz, "Terminal Dehydration: A Compassionate Treatment," *Archives of Internal Medicine* 152 (1992): 697-700; S. H. Wanzer, D. D. Federman, S. J. Adelstein, et al., "The Physician's Responsibility toward Hopelessly Ill Patients: A Second Look," *New England Journal of Medicine* 320 (1989): 844-49; L. J. Schneiderman and R. G. Spragg, "Ethical Decisions in Discontinuing Mechanical Ventilation," *New England Journal of Medicine* 318 (1988): 984-88; M. Angell, "The Quality of Mercy," *New England Journal of Medicine* 306 (1982): 98-99; R. J. Sullivan, "Accepting Death without Artificial Nutrition or Hydration," *Journal of General Internal Medicine* 8 (1993): 220-24; R. M. Mc-Cann, W. J. Hall, and A. Groth-Juncker, "Comfort Care for Terminally Ill Patients: The Appropriate Use of Nutrition and Hydration," *JAMA* 272 (1994): 1263-66; J. D. McCue, "The Naturalness of Dying," *JAMA* 273 (1995): 1039-43.

3) *In re O'Conner*, 72 N.Y. 2d at 533, 531 N.E. 2d at 615, 534 N.Y.S. 2d at 894.

4) Ibid., 72 N.Y. 2d at 544, 531 N.E. 2d at 622, 534 N.Y.S. 2d at 901.

5) R. M. Dworkin, *Life's Dominion* (New York: Alfred A. Knopf, 1993).〔ロナルド・ドゥオーキン『ライフズ・ドミニオン——中絶と尊厳死そして個人の自由』水谷英夫・小島妙子訳、信山社、1998 年〕.

6) R. J. Blendon, U. S. Szalay, and R. A. Knox, "Should Physicians Aid Their Patients in Dying?" *JAMA* 267 (1992): 2658-62; M. DiCamillo and M. Field, "Continued Support for Doctor-Assisted Suicide: Most Would Want Their Physician to Assist Them If They Were Incurably Ill and Wanted to Die," The Field Poll, Release 2188, Field Research Corporation, March 15, 2006.

7) *In re O'Connor*, 72 N.Y. 2d at 551, 531 N.E. 2d at 626, 534 N.Y.S. 2d at 905.

8) D. Callahan, "Medical Futility, Medical Necessity: The Problem-without-a-Name," *Hastings Center Report* 21, no. 4 (1991): 34.

9) D. Yankelovich, *Coming to Public Judgment: Making Democracy Work in a Complex World* (Syracuse, NY: Syracuse University Press, 1991), p. 5.

10) L. Saad, "Public Opinion about Abortion: An In-Depth Review," at www.gallup.com/poll/9904/public-opinion-about-abortion-indepth-review.aspx, accessed October 12, 2009.

11) Yankelovich, *Coming to Public Judgment*, pp. 5, 28.

12) B. Jennings, "Possibilities of Consensus: Toward Democratic Moral Discourse," *Journal of Medicine and Philosophy* 16 (1991): 462.

13) Yankelovich, *Coming to Public Judgment*, p. 75.

14) Ibid., p. 65.

15) D. M. Mirvis, "Physicians' Autonomy: The Relation between Public and Professional Expectations," *New England Journal of Medicine* 328 (1993): 1346–49.

16) K. Johnson, "Ruling by Montana Supreme Court Bolsters Physician-Assisted Suicide," *New York Times*, January 1, 2010, p. A16; Baxter v. Montana, No. 2009 MT 449 (Mont. 2009).

17) N. S. Jecker and L. J. Schneiderman, "An Ethical Analysis of the Use of 'Futility' in the 1992 AHA Guidelines for CPR and ECC," *Archives of Internal Medicine* 153 (1993): 2195–98.

18) M. Z. Solomon, L. O'Donnell, and B. Jennings, "Decisions near the End of Life: Professional Views on Life-Sustaining Treatments," *American Journal of Public Health* 83 (1993): 14–23.

19) L. Edelstein, "The Hippocratic Physician," in *Ancient Medicine: Selected Papers of Ludwig Edelstein*, ed. O. Temkin and C. L. Temkin (Baltimore: Johns Hopkins Press, 1967), p. 106.

20) L. J. Schneiderman, *Embracing Our Mortality: Hard Choices in an Age of Medical Miracles* (New York: Oxford University Press, 2008).

21) Yankelovich, *Coming to Public Judgment*, p. 240.

第9章

1) F. L. Ferreira, D. P. Bota, A. Bross, C. Mélot, and J. L. Vincent, "Serial Evaluation of the SOFA Score to Predict Outcome in Critically Ill Patients," *JAMA* 286 (2001): 1754–58; J. E. Zimmerman, A. A. Kramer, D. S. McNair, and F. M. Malila, "Acute Physiology and Chronic Health Evaluation (APA CHE) IV: Hospital Mortality As-

sessment for Today's Critically Ill Patient," *Critical Care Medicine* 34 (2006): 1297–1310.

2) R. Macklin, *Enemies of Patients* (New York: Oxford University Press, 1993).

3) Perhaps the most outrageous example of this attitude was the boast of the chief executive of the Ronald Reagan U.C.L.A. Medical Center: "If you come into this hospital, we're not going to let you die." Reported in R. Abelson, "Weighing Medical Costs of End-of-Life Care," *New York Times*, December 23, 2009.

4) J. B. McKinlay, "From Promising Report to Standard Procedure: Seven Stages in the Career of a Medical Innovation," *Milbank Memorial Fund Quarterly / Health and Society* 59 (1981): 383.

5) *Grace Plaza of Great Neck, Inc. v. Elbaum*, 183 A.D. 2d 10, 588 N.Y.S. 2d 853 (1992).

6) D. M. Eddy, "Medicine, Money, and Mathematics," *American College of Surgery Bulletin* 77 (1992): 41, 43.

7) D. A. Grimes, "Technology Follies," *JAMA* 269 (1993): 3030.

8) S. C. Schoenbaum, "Towards Fewer Procedures and Better Outcomes," *JAMA* 269 (1993): 795.

9) S. Miles, "Medical Futility," *Law, Medicine, and Health Care* 20 (1992): 312.

10) L. K. Altman, "Drug Mixture Curbs HIV in Lab, Doctors Report, but Urge Caution," *New York Times*, February 18, 1993, p. Al.

11) K. E. Lasser, P. D. Allen, S. J. Woolhandler, D. U. Himmelstein, S. M. Wolfe, and D. H. Bor, "Timing of New Black Box Warnings and Withdrawals for Prescription Medications," *JAMA* 287 (2002): 2215–20; T. J. Moore, M. R. Cohen, and C. D. Furberg, "Serious Adverse Drug Events Reported to the Food and Drug Administration, 1998–2005," *Archives of Internal Medicine* 167 (2007): 1752–59.

12) T. C. Chalmers, "Ethical Aspects of Clinical Trials," *American Journal of Ophthalmology* 79 (1975): 753–58.

13) Ibid.

14) M. Z. Solomon, L. O'Donnell, B. Jennings, et al., "Decisions near the End of Life: Professional Views of Life-Sustaining Treatments," *American Journal of Public Health* 82 (1993): 14–25.

15) J. M. Wilkinson, "Moral Distress in Nursing Practice: Experience and Effect," *Nursing Forum* 23 (1987–88): 20–21.

16) Chalmers, "Ethical Aspects of Clinical Trials."

17) "University Group Diabetes Program: A Study of the Effects of Hypoglycemic Agents on Vascular Complications in Patients with Adult-Onset Diabetes," *Diabetes*

19, suppl. 2 (1970): 747; P. H. Wang, J. Lau, and T. C. Chalmers, "Meta-Analysis of Effects of Intensive Blood-Glucose Control on Late Complications of Type I Diabetes," *Lancet* 341 (1993): 1306-9; Diabetes Control and Complications Trial Research Group, "The Effect of Intensive Treatment of Diabetes on the Development and Progression of Long-Term Complications in Insulin-Dependent Diabetes Mellitus," *New England Journal of Medicine* 329 (1993): 977-86; P. Reichard, B. Nilsson, and U. Rosenquist, "The Effect of Long-Term Intensified Insulin Treatment on the Development of Microvascular Complications of Diabetes Mellitus," ibid. 329 (1993): 304-9; H. C. Gerstein, M. E. Miller, R. P. Byington, et al. (Action to Control Cardiovascular Risk in Diabetes Study Group), "Effects of Intensive Glucose Lowering in Type 2 Diabetes," ibid. 358 (2008): 2545-59; W. Duckworth, C. Abraira, T. Moritz, et al. (VADT Investigators), "Glucose Control and Vascular Complications in Veterans with Type 2 Diabetes," ibid. 360 (2009): 129-39; A. Patel, S. MacMahon, J. Chalmers, et al. (ADVANCE Collaborative Group), "Intensive Blood Glucose Control and Vascular Outcomes in Patients with Type 2 Diabetes," ibid. 358 (2008): 2560-72; T. N. Kelly, L. A. Bazzano, V. A. Fonseca, T. K. Theti, K. Reynolds, and J. He, "Systematic Review: Glucose Control and Cardiovascular Disease in Type 2 Diabetes," *Annals of Internal Medicine* 151 (2009): 394-403; R. S. Wiener, D. C. Wiener, and R. J. Larson, "Benefits and Risks of Tight Glucose Control in Critically Ill Adults: A Meta-Analysis," *JAMA* 300 (2008): 933-44.

18) E. F. Unger, A. M. Thompson, M. J. K. Blank, and R. Temple, "Erythropoiesis-Stimulating Agents: Time for a Reevaluation," *New England Journal of Medicine* 362 (2010): 189-92.

19) Schoenbaum, "Towards Fewer Procedures and Better Outcomes."

20) Ibid.

21) G. Kolata, "Mammogram Debate Took Group Off Guard," *New York Times*, November 20, 2009, p. A22; R. Aronowitz, "Addicted to Mammograms," *New York Times*, November 20, 2009, p. A31.

22) G. A. Diamond and T. A. Denton, "Alternative Perspectives on the Biased Foundations of Medical Technology Assessment," *Annals of Internal Medicine* 118 (1993): 455-64.

23) D. Gesensway, "Building a Better Clinical Practice Guideline: Conquering Bias Remains a Key Challenge," *ACP Observer* 13, no. 6 (1993): 1.

24) B. G. Charlton, "Public Health Medicine: A Different Kind of Ethics?" *Journal of the Royal Society of Medicine* 86 (1993): 194.

25) Kolata, "Mammogram Debate Took Group Off Guard"; Aronowitz, "Addicted to

Mammograms."

26) L. J. Schneiderman, R. M. Kaplan, R. A. Pearlman, and H. Teetzel, "Do Physicians' Own Preferences for Life-Sustaining Treatment Influence Their Perceptions of Patients' Preferences?" *Journal of Clinical Ethics* 4 (1993): 28-33.

27) R. F. Uhlmann, R. A. Pearlman, and K. C. Cain, "Physicians' and Spouses' Predictions of Elderly Patients' Resuscitation Preferences," *Journal of Gerontology* 43, no. 5 (1988): 115-21.

28) Schneiderman et al., "Do Physicians' Own Preferences for Life-Sustaining Treatment Influence Their Perceptions of Patients' Preferences?"

29) M. J. Barry, quoted in J. F. Kasper, A. G. Mulley, and J. E. Wennberg, "Developing Shared Decision-Making Programs to Improve the Quality of Health Care," *Quality Review Bulletin* 18 (1992): 183-90.

30) G. Kolata, "Though Results are Unproved, Robotic Surgery Wins Converts," *New York Times*, February 14, 2010, pp. 1, 19.

31) D. Leonhardt, "Finding the Nerve to Cut Costs," *New York Times*, December 9, 2009, p. B1.

32) D. Leonhardt, "Where Cuts Haven't Hurt Patients," *New York Times*, December 30, 2009, p. B1.

33) A. Langer, quoted in G. Kolata, "Mammogram Debate Moving from Test's Merits to Its Cost," *New York Times*, December 27, 1993, p. A1.

34) D. Grady, "Study Questions Safety of Mammograms for Young Women at High Risk of Cancer," *New York Times*, December 1, 2009.

35) A. Meisel, "Legal Consensus about Forgoing Life-Sustaining Treatment: Its Status and Its Prospects," *Kennedy Institute of Ethics Journal* 2 (1992): 333.

36) E. Eckholm, "Those Who Pay Health Costs Think about Drawing Lines," *New York Times*, March 28, 1993, sec. 4, p. 1.

37) Ibid.

38) J. E. Brody, "Personal Health: The Rights of a Dying Patient Are Often Misunderstood, Even by Medical Professionals," *New York Times*, January 27, 1993, p. B7.

39) D. M. Mirvis, "Physicians' Autonomy: The Relation between Public and Professional Expectations," *New England Journal of Medicine* 328 (1993): 1347.

40) J. D. Lantos, P. A. Singer, R. M. Walker, et al., "The Illusion of Futility in Clinical Practice," *American Journal of Medicine* 87 (1989): 81-84; T. Brennan, "Right-to-Die Dilemma: Are Ethics Committees Equipped to Fill Their Roles?" *American Medical News*, November 11 (1991): 28; A. M. Capron, "In re Helga Wanglie," *Hastings Center Report* 21, no. 5 (1991): 26-28; D. Callahan, "Medical Futility, Medical Necessity:

The Problemwithout-a-Name," *Hastings Center Report* 21, no. 4 (1991): 30–35, respectively.

41) President's Commission for the Study of Ethical Problems in Medicine and Biomedical and Behavioral Research, *Deciding to Forgo Life-Sustaining Treatment: Ethical, Medical, and Legal Issues in Treatment Decisions* (Washington, DC: Government Printing Office, 1983); *Guidelines on the Termination of Life-Sustaining Treatment and the Care of the Dying* (Briarcliff Manor, NY: Hastings Center, 1987); Council on Ethical and Judicial Affairs, *Current Opinions* (Chicago: Council on Ethical and Judicial Affairs of the American Medical Association, 1989); Task Force on Ethics of the Society of Critical Care Medicine, "Consensus Report on the Ethics of Forgoing Life-Sustaining Treatments in the Critically Ill," *Critical Care Medicine* 18 (1990): 1435–39; American Thoracic Society, "Withholding and Withdrawing Life-Sustaining Therapy," *Annals of Internal Medicine* 115 (1991): 478–85; AMA-YPS Handbook Review: HOD Reference Committee on Amendments to Constitution and Bylaws, www.amaassn.org/ama1/pub/upload/mm/17/gridcandb.pdf.

42) N. S. Jecker and L. J. Schneiderman, "Futility and Rationing," *American Journal of Medicine* 92 (1992): 189–96.

43) President's Commission for the Study of Ethical Problems in Medicine and Biomedical and Behavioral Research, *Defining Death* (Washington, DC: Government Printing Office, 1981); "Guidelines for the Determination of Death," *JAMA* 246 (1981): 2184–86.

44) D. Rennie and A. Flanagin, "Publication Bias: The Triumph of Hope over Experience," *JAMA* 267 (1992): 411–12.

45) F. L. Ferreira, et al., "Serial Evaluation of the SOFA Score to Predict Outcome in Critically Ill Patients," *JAMA* 286 (2001): 1754–58; Zimmerman et al. "Acute Physiology and Chronic Health Evaluation (APA CHE) IV"; M. M. Pollack, U. E. Ruttimann, and P. R. Getson, "The Pediatric Risk of Mortality (PRISM) Score," *Critical Care Medicine* 16 (1988): 1110–16; R. W. S. Chang, "Individual Outcome Prediction Models for Intensive Care Units," Lancet 2, no. 8655 (1989): 143–46; U. E. Ruttimann and M. M. Pollack, "Objective Assessment of Changing Mortality Risks in Pediatric Intensive Care Unit Patients," *Critical Care Medicine* 19 (1991): 474–83; U. E. Ruttimann and M. M. Pollack, "A Time-Series Approach to Outcome Prediction," *Computers and Biomedical Research* 26 (1993): 353–72; Task Force of the American College of Critical Care Medicine, "Guidelines for Intensive Care Unit Admission, Discharge, and Triage," *Critical Care Medicine* 27 (1999): 633–38.

46) C. Sasson, A. L. Kellermann, and B. F. McNally, "Prehospital Termination of Re-

suscitation in Cases of Refractory Out-of-Hospital Cardiac Arrest," *JAMA* 300 (2008): 1432–38.

47) L. J. Schneiderman, N. S. Jecker, and A. R. Jonsen, "Medical Futility: Its Meaning and Ethical Implications," *Annals of Internal Medicine* 112 (1990): 949–54.

48) Emergency Cardiac Care Committee and Subcommittees, American Heart Association, "Guidelines for Cardiopulmonary Resuscitation and Emergency Cardiac Care, VII: Ethical Considerations in Resuscitation," *JAMA* 268 (1992): 2282–88; N. S. Jecker and L. J. Schneiderman, "Ceasing Futile Resuscitation in the Field: Ethical Considerations," *Archives of Internal Medicine* 152 (1992): 2392–97; N. S. Jecker and L. J. Schneiderman, "An Ethical Analysis of the Use of 'Futility' in the 1992 American Heart Association Guidelines for Cardiopulmonary Resuscitation and Emergency Cardiac Care," *Archives of Internal Medicine* 153 (1993): 2195–98; K. M. McIntyre, "Loosening Criteria for Withholding Prehospital Cardiopulmonary Resuscitation," *Archives of Internal Medicine* 153 (1993): 2189–92.

49) Emergency Cardiac Care Committee and Subcommittees, "Guidelines for Cardiopulmonary Resuscitation."

50) Sasson, Kellermann, and McNally, "Prehospital Termination of Resuscitation."

51) J. H. King, *The Law of Medical Malpractice in a Nutshell* (St. Paul: West Publishing, 1977), pp. 42–49; J. H. King, "In Search of a Standard of Care for the Medical Profession: The 'Accepted Practice' Formula," *Vanderbilt Law Review* 28 (1975): 1213–76.

52) M. B. Kapp, " 'Cookbook' Medicine: A Legal Perspective," *Archives of Internal Medicine* 150 (1990): 496–500.

53) L. K. Stell, "Stopping Treatment on Grounds of Futility: A Role for Institutional Policy," *St. Louis University Public Law Review* 11 (1992): 481–97.

54) Schneiderman, Jecker, and Jonsen, "Medical Futility."

55) A. L. Kellermann D. R. Staves, and B. B. Hackman, "In-Hospital Resuscitation Following Unsuccessful Prehospital Advanced Cardiac Life Support: 'Heroic Efforts' or an Exercise in Futility?" *Annals of Emergency Medicine* 17 (1988): 589–94; J. D. Lantos, S. H. Miles, M. D. Silverstein, and C. B. Stocking, "Survival after Cardiopulmonary Resuscitation in Babies of Very Low Birthweight: Is CPR Futile?" *New England Journal of Medicine* 318 (1988): 91–95; G. E. Taffet, T. A. Teasdale, and R. J. Luchi, "In-Hospital Cardiopulmonary Resuscitation," *JAMA* 260 (1988): 2069–72; D. J. Murphy, A. M. Murray, B. E. Robinson, and E. W. Campion, "Outcomes of Cardiopulmonary Resuscitation in the Elderly," *Annals of Internal Medicine* 111 (1989): 199–205; M. J. Bonnin and R. A. Swor, "Outcomes in Unsuccessful Field Resuscita-

tion Attempts," *Annals of Emergency Medicine* 18 (1989): 507-12; K. Faber-Langen-doen, "Resuscitation of Patients with Metastatic Cancer: Is Transient Benefit Still Futile?" *Archives of Internal Medicine* 151 (1991): 235-39; W. A. Gray, R. J. Capone, and A. S. Most, "Unsuccessful Emergency Medical Resuscitation: Are Continued Efforts in the Emergency Department Justified?" *New England Journal of Medicine* 329 (1991): 1393-98.

56) M. Rosenberg, C. Wang, S. Hoffman-Wilde, and D. Hickham, "Results of Cardiopulmonary Resuscitation: Failure to Predict Survival in Two Community Hospitals," *Archives of Internal Medicine* 153 (1993): 1370-75.

57) AMA-YPS Handbook Review: HOD Reference Committee on Amendments to Constitution and Bylaws.

58) "Uniform Health-Care Decisions Act,"Drafted by the National Conference of Commissioners on Uniform State Laws, Approved and Recommended for Enactment in All the States, Charleston, SC, July 30-August 6, 1993, Prefatory Note 5. Available from National Conference of Commissioners on Uniform State Laws, 676 North St. Clair Street, Suite 1700, Chicago, IL 60611.

59) Ibid., section 7: Obligations of Health-Care Provider, subsection f.

60) L. J. Schneiderman and N. S. Jecker, "Futility in Practice," *Archives of Internal Medicine* 153 (1993): 437-41.

61) "At Odds with Family, Hospital Seeks to End Life," *Chicago Tribune*, January 10, 1991; "Atlanta Court Bars Efforts to End Life Support for Stricken Girl, 13," *New York Times*, October 18, 1991; D. Gianelli, "Hospital Seeks to Override Family's Objections, Stop Respirator," *American Medical News*, Jan. 28, 1992, sec. 2; L. Belkin, "As Family Protests, Hospital Seeks an End to Woman's Life Support," *New York Times*, January 10, 1991, p. A1.

62) *In the Matter of Baby "K,"* 16 F. 3d F. Supp. 590 (E. D. Va. 1993); WL 38674 (4th Cir. 1994).

63) L. J. Schneiderman and A. M. Capron, "How Can Hospital Futility Policies Contribute to Establishing Standards of Practice?" *Cambridge Quarterly of Healthcare Ethics* 9 (2000): 524-31.

第 10 章

1) *In the Matter of Baby "K"* (The Baby K Case), 832 F. Supp. 1022 (E. D. Va. 1993): WL343557.

2) *In the Matter of Baby "K,"* 16 F. 3d F. Supp. 590 (E. D. VA 1993). WL 38674 (4th Cir. 1994).

3) Emergency Medical Treatment and Active Labor Act (EMTA LA), 42 U.S.C.A. #139dd (West 1992).

4) Americans with Disabilities Act, Public Law No. 101-336 (July 26, 1990).

5) L. J. Schneiderman and S. Manning, "The Baby K Case: A Search for the Elusive Standard of Medical Care," *Cambridge Quarterly of Healthcare Ethics* 6 (1997): 9-18.

6) *Bryan v. Rectors and Visitors of the University of Virginia,* 95 F. 3d 349 (4th Cir. 1996).

7) L. J. Schneiderman, N. S. Jecker, and A. R. Jonsen, "Medical Futility: Its Meaning and Ethical Implications," *Annals of Internal Medicine* 112 (1990): 949-54.

8) J. D. Lantos, P. A. Singer, R. M. Walter, et al., "The Illusion of Futility in Clinical Practice," *American Journal of Medicine* 87 (1989): 81-84; S. J. Youngner, "Who Defines Futility?" *JAMA* 260 (1988): 2094-95.

9) J. J. Paris, M. D. Schreiber, M. Statter, R. Arensman, and M. Siegler, "Beyond Autonomy: Physicians' Refusal to Use Life-Prolonging Extracorporeal Membrane Oxygenation," *New England Journal of Medicine* 329 (1993): 356.

10) D. W. Amundsen, "The Physician's Obligation to Prolong Life: A Medical Duty without Classical Roots," *Hastings Center Report* 8, no. 4 (1978): 23-30.

11) B. Jennett and F. Plum, "Persistent Vegetative State after Brain Damage: A Syndrome in Search of a Name," *Lancet* 1 (1972): 734-37.

12) R. D. Truog, A. S. Brett, and J. Frader, "The Problem with Futility," *New England Journal of Medicine* 326 (1992): 1560-64.

13) President's Commission for the Study for Ethical Problems in Medicine and Biomedical and Behavioral Research, *Deciding to Forgo Life-Sustaining Treatment: Ethical, Medical, and Legal Issues in Treatment Decisions* (Washington, DC: Government Printing Office, 1983); *Guidelines on the Termination of Life-Sustaining Treatment and the Care of the Dying* (Briarcliff Manor, NY: Hastings Center, 1987); Council on Ethical and Judicial Affairs, *Current Opinions* (Chicago: Council on Ethical and Judicial Affairs, American Medical Association, 1989); Task Force on Ethics of the Society of Critical Care Medicine, "Consensus Report on the Ethics of Forgoing Life-Sustaining Treatments in the Critically Ill," *Critical Care Medicine* 18 (1990): 1435-39; American Thoracic Society, "Withholding and Withdrawing Life-Sustaining Therapy," *Annals of Internal Medicine* 115 (1991): 478-85.

14) Truog, Brett, and Frader, "The Problem with Futility."

15) D・ポステマとの個人的な会話から。

16) Hippocratic Corpus, "The Art," in *Ethics in Medicine: Historical Perspectives and*

Contemporary Concerns, ed. S. J. Reiser, A. J. Dyck, and W. J. Curran (Cambridge: MIT Press, 1977), pp. 6-7.

17) Plato, *Republic*, trans. G. M. A. Grube (Indianapolis: Hackett Publishing, 1981), pp. 76-77〔プラトン『国家』上・下、藤沢令夫訳、岩波文庫、1979 年、258 頁。訳文は変更した〕.

18) Schneiderman, Jecker, and Jonsen, "Medical Futility: Its Meaning."

19) A. L. Kellermann, D. R. Staves, and B. B. Hackman, "In-Hospital Resuscitation Following Unsuccessful Prehospital Advanced Cardiac Life-Support: 'Heroic Efforts' or an Exercise in Futility?" *Annals of Emergency Medicine* 17 (1988): 589-94; J. D. Lantos, S. H. Miles, M. D. Silverstein, and C. B. Stocking, "Survival after Cardiopulmonary Resuscitation in Babies of Very Low Birth Weight: Is CPR Futile?" *New England Journal of Medicine* 318 (1988): 91-95; G. E. Taffet, T. A. Teasdale, and R. J. Luchi, "In-Hospital Cardiopulmonary Resuscitation," *JAMA* 260 (1988): 2069-72; D. J. Murphy, A. M. Murray, B. E. Robinson, et al., "Outcomes of Cardiopulmonary Resuscitation in the Elderly," *Annals of Internal Medicine* 111 (1989): 199-205; M. J. Bonnin and R. A. Swor, "Outcomes in Unsuccessful Field Resuscitation Attempts," *Annals of Emergency Medicine* 18 (1989): 507-12; K. Faber-Langendoen, "Resuscitation of Patients with Metastatic Cancer: Is Transient Benefit Still Futile?" *Archives of Internal Medicine* 151 (1991): 235-39; W. A. Gray, R. J. Capone, and A. S. Most, "Unsuccessful Emergency Medical Resuscitation: Are Continued Efforts in the Emergency Department Justified?" *New England Journal of Medicine* 329 (1991): 1393-98.

20) N. S. Jecker and L. J. Schneiderman, "Medical Futility: The Duty Not to Treat," *Cambridge Quarterly of Healthcare Ethics* 2 (1993): 151-57.

21) L. J. Schneiderman and A. M. Capron, "How Can Hospital Futility Policies Contribute to Establishing Standards of Practice?" *Cambridge Quarterly of Healthcare Ethics* 9 (2000): 524-31.

22) Ibid.

23) T. Tomlinson and H. Brody, "Futility and the Ethics of Resuscitation," *JAMA* 264 (1990): 1276-80.

24) Truog, Brett, and Frader, "The Problem with Futility."

25) L. J. Schneiderman and N. S. Jecker, "Futility in Practice," *Archives of Internal Medicine* 153 (1993): 437-41.

26) N. S. Jecker and L. J. Schneiderman, "Futility and Rationing," *American Journal of Medicine* 92 (1992): 189-96.

27) L. J. Schneiderman, K. Faber-Langendoen, and N. S. Jecker, "Beyond Futility to an

Ethic of Care," *American Journal of Medicine* 96 (1994): 110-14.

28) H. Brody, M. L. Campbell, K. Faber-Langendoen, and K. S. Ogle, "Withdrawing Intensive Life-Sustaining Treatment: Recommendations for Compassionate Clinical Management," *New England Journal of Medicine* 336 (1997): 652-57; D. E. Weissman, "Decision Making at a Time of Crisis near the End of Life," *JAMA* 292 (2004): 1738-43; R. A. Mularski, J. R. Curtis, J. A. Billings, et al., "Proposed Quality Measures for Palliative Care in the Critically Ill: A Consensus from the Robert Wood Johnson Foundation Critical Care Workgroup," *Critical Care Medicine* 34, no. 11, Suppl. (2006): S404-11.

29) M. K. Tamura, K. E. Covinsky, G. M. Chertow, K. Yaffe, S. Landefeld, and C. E. McCulloch, "Functional Status of Elderly Adults before and after Initiation of Dialysis," *New England Journal of Medicine* 361 (2009): 1539-47.

30) S. L. Mitchell, J. M. Teno, D. K. Kiely, et al., "The Clinical Course of Advanced Dementia," *New England Journal of Medicine* 361 (2009): 1529-38.

第11章

1) L. J. Schneiderman, N. S. Jecker, and A. R. Jonsen, "Medical Futility: Its Meaning and Ethical Implications," *Annals of Internal Medicine* 112 (1990): 949-54.

2) L. J. Schneiderman, N. S. Jecker, and A. R. Jonsen, "Medical Futility: Response to Critiques," *Annals of Internal Medicine* 125 (1996): 669-774.

3) S. M. Wolf, "Conflict between Doctor and Patient," *Law, Medicine and Health Care* 16 (1988): 197-203.

4) G. R. Scofield, "Medical Futility: Can We Talk?" *Generations* 18, no. 4 (1994): 66-70; R. M. Veatch and C. M. Spicer, "Medically Futile Care: The Role of the Physician in Setting Limits," *American Journal of Law and Medicine* 18 (1992): 15-36; T. A. Brennan, "Silent Decisions: Limits of Consent and the Terminally Ill Patient," *Law Medicine and Health Care* 16 (1988): 204-9; G. R. Scofield, "Is Consent Useful When Resuscitation Isn't?" *Hastings Center Report* 21, no. 6 (1991): 28-36.

5) T. J. Prendergast, "Futility and the Common Cold: How Requests for Antibiotics Can Illuminate Care at the End of Life," *Chest* 107 (1995): 836-44; Scofield, "Medical Futility."

6) D. J. Murphy, "Do-Not-Resuscitate Orders: Time for Reappraisal in Long-Term-Care Institutions," *JAMA* 260 (1988): 2098-2101; H. Brody, "Medical Futility: A Useful Concept?" in *Medical Futility*, ed. M. Zucker and H. Zucker (New York: Cambridge University Press, 1996); J. J. Paris, R. K. Crone, and F. Reardon, "Physician's Refusal of Requested Treatment: The Case of Baby L," *New England Journal*

of Medicine 322 (1990): 1012-15; H. Brody, "The Power to Determine Futility," chap. 11 in *The Healer's Power* (New Haven, CT: Yale University Press, 1992).

7) Brody, "The Power to Determine Futility" ; N. S. Jecker, "Medical Futility and Care of the Dying Patient," *Western Journal of Medicine* 163 (1995): 287-91; N. S. Jecker and R. A. Pearlman, "Medical Futility: Who Decides?" *Archives of Internal Medicine* 152 (1992): 1140-44; N. S. Jecker, "Is Refusal of Futile Treatment Unjustified Paternalism?" *Journal of Clinical Ethics* 6 (1995): 130-44.

8) Veatch and Spicer, "Medically Futile Care."

9) N. S. Jecker and L. J. Schneiderman, "When Families Request That Everything Possible Be Done," *Journal of Medicine and Philosophy* 20 (1995): 145-63; L. J. Schneiderman, K. Faber-Langendoen, and N. S. Jecker, "Beyond Futility to an Ethic of Care," *American Journal of Medicine* 96 (1994): 110-14.

10) R. D. Truog, A. S. Brett, and J. Frader, "The Problem with Futility," *New England Journal of Medicine* 326 (1992): 1560-64; E. H. Morreim, "Profoundly Diminished Life: The Casualties of Coercion," *Hastings Center Report* 24, no. 1 (1994): 33-42; S. J. Youngner, "Medical Futility and the social contract (Who Are the Real Doctors on Howard Brody's Island?)," *Seton Hall Law Review* 25 (1995): 1015-26; R. A. Gatter and J. C. Moskop, "From Futility to Triage," *Journal of Medicine and Philosophy* 20 (1995): 191-205.

11) J. R. Curtis, D. R. Park, M. R. Krone, and R. A. Pearlman, "The Use of the Medical Futility Rationale in Do Not Attempt Resuscitation Orders," *JAMA* 273 (1995): 124-28; S. V. Van McCrary, J. W. Swanson, S. J. Youngner, H. S. Perkins, and W. J. Winslade, "Physicians' Quantitative Assessments of Medical Futility," *Journal of Clinical Ethics* 5 (1994): 100-105.

12) D. Yankelovich, *Coming to Public Judgment: Making Democracy Work in a Complex World* (Syracuse, NY: Syracuse University Press, 1991).

13) Wolf, "Conflict between Doctor and Patient" ; Brennan, "Silent Decisions" ; Truog, Brett, and Frader, "The Problem with Futility" ; F. Ackerman, "The Significance of a Wish," *Hastings Center Report* 21, no. 4 (1991): 27-29; A. M. Capron, "In re Helga Wanglie," ibid. 21, no. 5 (1991): 26-28.

14) G. Kolata, "Court Ruling Limits Rights of Patients: Care Deemed Futile May Be Withheld," *New York Times*, April 22, 1995, p. 6; N. S. Jecker, "Calling It Quits: Stopping Futile Treatment and Caring for Patients," *Journal of Clinical Ethics* 5 (1994): 138-42; L. J. Schneiderman and N. S. Jecker, "Futility in Practice," *Archives of Internal Medicine* 153 (1993): 437-41.

15) *Texas Health and Safety Code, Annotated*, sec. 166.046.

16) "Uniform Health-Care Decisions Act,"Drafted by the National Conference of Commissioners on Uniform State Laws, Approved and Recommended for Enactment in All the States, Charleston, SC, July 30-August 6, 1993, Prefatory Note 5. Available from National Conference of Commissioners on Uniform State Laws, 676 North St. Clair Street, Suite 1700, Chicago, IL 60611.

17) Ibid., section 7: Obligations of Health-Care Provider, subsection f.

18) Truog, Brett, and Frader, "The Problem with Futility."

19) Emergency Cardiac Care Committee and Subcommittees, American Heart Association, "Guidelines for Cardiopulmonary Resuscitation and Emergency Cardiac Care, VII: Ethical Consideration in Resuscitation," *JAMA* 268 (1992): 2283; N. S. Jecker and L. J. Schneiderman, "An Ethical Analysis of the Use of Futility in the 1992 American Heart Association Guidelines for CPR and EC," *Archives of Internal Medicine* 153 (1993): 2195-98; N. S. Jecker and L. J. Schneiderman, "Ceasing Futile Resuscitation in the Field: Ethical Considerations," *Archives of Internal Medicine* 152 (1992): 2392-97.

20) L. J. Schneiderman, "The Futility Debate: Effective versus Beneficial Intervention," *Journal of the American Geriatric Society* 42 (1994): 883-86.

21) Scofield, "Is Consent Useful When Resuscitation Isn't?"

22) K. R. Popper, *The Logic of Scientific Discovery* (New York: Basic Books, 1961), p. 280〔カール・R・ポパー『科学的発見の論理』下、大内義一・森博訳、恒星社厚生閣、1972年、347-348頁〕.

23) T. Tomlinson and D. Czlonka, "Futility and Hospital Policy," *Hastings Center Report* 25, no. 3 (1995): 28-35.

24) Schneiderman, Jecker, and Jonsen, "Medical Futility."

25) L. J. Schneiderman and N. S. Jecker, "Is the Treatment Beneficial, Experimental or Futile?" *Cambridge Quarterly of Healthcare Ethics* 5 (1996): 248-56.

26) Prendergast, "Futility and the Common Cold."

27) Schneiderman, Jecker, and Jonsen, "Medical Futility."

28) Prendergast, "Futility and the Common Cold."

29) Emergency Cardiac Care Committee and Subcommittees, American Heart Association, "Guidelines for Cardiopulmonary Resuscitation and Emergency Cardiac Care."

30) Jecker and Schneiderman, "The Use of Futility in the 1992 American Heart Association Guidelines for CPR and EC."

31) Prendergast, "Futility and the Common Cold."

32) J. D. Lantos, S. H. Miles, M. D. Silverstein, and C. B. Stocking, "Survival after Car-

diopulmonary Resuscitation in Babies of Very Low Birth Weight: Is CPR Futile?" *New England Journal of Medicine* 318 (1988): 91-95; A. L. Kellermann, D. R. Staves, and B. B. Hackman, "In-Hospital Resuscitation Following Unsuccessful Prehospital Advanced Cardiac Life Support: 'Heroic Efforts' or an Exercise in Futility?" *Annals of Emergency Medicine* 17 (1988): 589-94; M. J. Bonnin and R. A. Swor, "Outcomes in Unsuccessful Field Resuscitation Attempts," *Annals of Emergency Medicine* 18 (1989): 507-12; D. J. Murphy, A. M. Murray, B. E. Robinson, and E. W. Campion, "Outcomes of Cardiopulmonary Resuscitation in the Elderly," *Annals of Internal Medicine* 111 (1989): 199-105; K. Faber-Langendoen, "Resuscitation of Patients with Metastatic Cancer: Is Transient Benefit Still Futile?" *Archives of Internal Medicine* 151 (1991): 235-39; W. A. Gray, R. J. Capone, and A. S. Most, "Unsuccessful Emergency Medical Resuscitation: Are Continued Efforts in the Emergency Department Justified?" *New England Journal of Medicine* 325 (1991): 1393-98.

33) C. Sasson, A. L. Kellermann, and B. F. McNally, "Prehospital Termination of Resuscitation in Cases of Refractory Out-of-Hospital Cardiac Arrest," *JAMA* 300 (2008): 1432-38.

34) D. A. Grimes, "Technology Follies," *JAMA* 269 (1993): 3030-32.

35) For example, F. L. Ferreira, D. P. Bota, A. Bross, C. Mélot, and J. L. Vincent, "Serial Evaluation of the SOFA Score to Predict Outcome in Critically Ill Patients," *JAMA* 286 (2001): 1754-58; J. E. Zimmerman, A. A. Kramer, D. S. McNair, and F. M. Malila, "Acute Physiology and Chronic Health Evaluation (APA CHE) IV: Hospital Mortality Assessment for Today's Critically Ill Patient," *Critical Care Medicine* 34 (2006): 1297-1310.

36) B. A. Brody and A. Halevy, "Is Futility a Futile Concept?" *Journal of Medicine and Philosophy* 20 (1995): 123-44.

37) S. G. Post, "Baby K: Medical Futility and the Free Exercise of Religion," *Journal of Law, Medicine, and Ethics* 23 (1995): 20-26.

38) N. S. Jecker, J. A. Carrese, and R. A. Pearlman, "Caring for Patients in Cross-Cultural Settings," *Hastings Center Report* 25, no. 1 (1995): 6-14.

39) E. H. Morreim, *Balancing Act: The New Medical Ethics of Medicine's New Economics* (Boston: Kulwer Academic Publishers, 1991).

40) N. S. Jecker and L. J. Schneiderman, "Futility and Rationing," *American Journal of Medicine* 92 (1992): 189-96; L. J. Schneiderman and N. S. Jecker, "Should a Criminal Receive a Heart Transplant? Medical Justice vs. Societal Justice," *Theoretical Medicine*, June 1995.

41) H. Brody, "The Physician's Role in Determining Futility," *Journal of the American*

Geriatrics Society 42 (1994) : 875-78.

42) Truog, Brett, and Frader, "The Problem with Futility."

43) Hippocratic Corpus, "The Art," in *Ethics in Medicine : Historical Perspectives and Contemporary Concerns*, ed. S. J. Reiser, A. J. Dyck, and W. J. Curran (Cambridge : MIT Press, 1977), p. 6.

44) N. S. Jecker, "Knowing When to Stop : The Limits of Medicine," *Hastings Center Report* May-June (1991) : 5-8.

45) Schneiderman, Jecker, and Jonsen, "Medical Futility."

46) *Texas Health and Safety Code, Annotated*, sec. 166.046. この法令は無益な治療を差し控えるという決定をめぐる論争を解決するための明確なガイドラインを提供する。これには、患者の視点だけではなく、熟練した医療専門職と倫理委員会の視点からも、すべての利害関係者の参加を必要とする。これによって、延命治療の差し控えの理由が批判的に評価される。

47) L. J. Schneiderman, *Embracing Our Mortality : Hard Choices in an Age of Medical Miracles* (New York : Oxford University Press, 2008).

訳　注

第2版への序
＊1　1993年に保険業界がスポンサーとなって作成されたテレビコマーシャルで、クリントン政権の健康保険改革を妨害するために作られた。

第1章
＊1　多くの果物の種、生のナッツや植物に含まれる化学物質で、別名アミクダリンと呼ばれる。抗がん作用があるとされてきたが、現在は臨床研究によって効果がないことが示されており、むしろ青酸中毒を引き起こすという健康問題が指摘されている。

第2章
＊1　オデュッセウスはギリシャ神話の登場人物（英語ではユリシーズ）で、ホメーロスの叙事詩『オデュッセイア』の主人公である。

＊2　旧約聖書詩篇84に出てくる、苦難と嘆きの多い現世を示す表現。

＊3　2009年にアメリカ合衆国で、患者保護並びに医療費負担適正化法（Patient Protection and Affordable Care Act）、通称オバマケアが審議された際に、共和党支持者がこれを批判するために用いた用語。法案には、メディケア（高齢者、障害者および末期腎不全患者向けの公的医療保険制度）支払率の調整勧告を行う独立支払諮問機関（Independent Payment Advisory Board）の設立と終末期患者のアドバンスケアプランニング（ACP）相談に対する報酬が盛り込まれていたため、高齢者や障害者が医療を受けるに値するかどうかを、官僚と医療者が審議し、それらの人々の死を早める制度であるとして非難が起こった。

＊4　医療過誤による訴訟リスクを回避するために医療者がとる行為を指す。訴訟リスクの高い患者集団や合併症のリスクがある治療法を回避する消極的なものもあれば、過剰な検査・治療・書類作成を行う積極的なものもある。本書では、患者にとって害を上回る利益がないにもかかわらず、民事あるいは刑事的責任を問われることを恐れて、生命維持のための介入を継続してしまう積極的な防衛行動が焦点となっている。本書第6章も参照。

＊5　1968年からアメリカCBSテレビで放送されている人気のテレビニュースショー。

＊6　この患者たちの運動によって、2009年に拡大アクセスプログラム（Expanded

Access Program；EAP）が制定され、終末期あるいは重篤な疾患の患者に、個別であれグループであれ、専門機関に承認される前の研究新薬へのアクセスが許可された。さらに 2018 年には、米国食品医薬品局（FDA）を通すことなしに、終末期疾患の患者が、国内で承認されていない開発段階の薬（少なくとも第Ⅰ相試験が終了している薬）にアクセスする権利を認める Right To Try 法が制定されている。

第 3 章

＊1　英語表記は President's Commission for the Study of Ethical Problems in Medicine and Biomedical and Behavioral Research である。1978 年から 1983 年まで活動した。この委員会によって作成された報告書は、ジョージタウン大学の以下のウェブサイトで閲覧可能である。https://bioethicsarchive.georgetown.edu/pcbe/reports/past_commissions/（2021 年 2 月最終アクセス）

＊2　メディケアとは、アメリカ合衆国の連邦政府によって管理・運営される医療保険制度である。被保険者は、65 歳以上の高齢者、障害者、および慢性腎臓病患者である。医療扶助としては、一定の条件を満たす低所得者に対するメディケイドがある。ここで述べられているのは、オバマケアにおいては、メディケアにおける償還可否などの決定に、高齢者・障害者・不治の患者の命をより低く見積もるような指標を用いた比較有効性研究から得られたエビデンスや知見を、利用することが禁じられた経緯である。一方、民間の保険会社でのこの種の研究結果の利用は禁じられていない。

＊3　グローバル・ギャグ・ルール（Global Gag Rule, GGR；口封じの世界ルール）とはアメリカ合衆国の大統領が署名する行政命令の通称で、合衆国の資金援助と技術支援を受ける NGO などの組織・団体に適用される開発協力政策のことである。たとえ活動を行っているその国では合法であったとしても、レイプ、近親姦、妊娠の継続が致命的である場合以外の人工妊娠中絶手術の実施、中絶が行える施設への紹介、患者に中絶に関するカウンセリングを行うこと、および中絶を求める啓発活動を行うことを禁じるものである。共和党のレーガン大統領が初めて導入し、共和党と民主党の政権交代に伴い導入と廃止が繰り返されてきた。

第 4 章

＊1　一般に、医師や弁護士、研究者、経営者などの責任ある地位にある個人が立場上追求すべき利益と、その人の個人的な利益とが互いに相反している状態を言う。ここでは、本来は治療すべきだが、所属する病院にとって金銭的な利益にならないために治療を停止しようとしている、という形での利益相反の疑いが持たれることを指している。

＊2　メディケアの説明は第 3 章の訳注 2 も参照。メディケアは高齢者および障害者に対する公的医療保険制度であり、現役世代の医療保障は民間医療保険を中心に行われ

ていて、企業の福利厚生の一環として事業主の負担を得て団体加入する場合も多い。

第5章

*1　この記述は、分配的正義論の古典であるジョン・ロールズの『正義論』（1971年）の議論をふまえている。ロールズは、社会には利害の衝突が存在することから社会正義の諸原理が必要となり、そうした原理が社会における「権利と義務との割り当て方」や「便益と負担との適切な分配」を定めると論じている（ジョン・ロールズ『正義論（改訂版）』川本隆史・福間聡・神島裕子訳、紀伊國屋書店、2010年、7頁を参照）。

*2　かつて冠動脈造影は侵襲性の高い検査であり、高齢者では合併症や死亡のリスクが高くなると考えられていたが、現在ではその相関を否定するエビデンスがあることを指摘している。

*3　シーシュポスはギリシャ神話の登場人物。神々を騙した罰として、巨大な岩を山頂まで運ぶように命じられ、彼はその仕事に打ち込むのだが、その岩はやっと山頂に届くという瞬間、麓まで転がり落ちてしまう。シーシュポスに課せられた労働は永遠に終わることがない（そういう罰である）。この神話を題材にして人間の不条理を論じたアルベール・カミュの随筆『シーシュポスの神話』によって広く知られている。

*4　オデュッセウスについては第2章の訳注1を参照。オデュッセウスは船旅の途中で、その美しい歌声で船乗りを惑わし遭難させてしまうセイレーンという怪物のいる海域に差し掛かる。その際、自らを船のマストにくくりつけ、船員たちの耳には（歌声が聴こえないように）耳栓をすることで、自身は歌声を聴きながらも無事に遭難することなく海域を通過する。マックス・ホルクハイマーとテオドール・アドルノが著した哲学書『啓蒙の弁証法』で取り上げられたこともあり、広く知られたエピソードである。

第6章

*1　第1章の訳注1を参照。

*2　医療に関する決定を行う権限を他の個人に与えることを明記した法的書類のこと。

*3　アメリカにおけるプライベート・クリニックはパブリック・クリニックと対比されるもので、そこでの医療は原則として保険診療の対象とならない。日本における個人開業医とは意味合いが異なるものである。

第7章

*1　旧約聖書に含まれる文献の一つで、『伝道の書』とも呼ばれる。旧約聖書の中でも価値の高い名言が多いとされている。引用された部分は『新共同訳聖書——旧約聖書続編つき』（日本聖書協会、2009年）1044-1045頁を参照。

第8章

＊1　*Ethics in America* は 1988 年から 1989 年にかけて放送された 10 部作のテレビシリーズ。さまざまな職業の著名な知識人が、政治やメディア、医療、企業、軍、法律などで身近に起こりうる倫理的ジレンマについて、ソクラテス式問答法を用いて議論する番組。現在もオンラインで視聴可能。https://www.learner.org/series/ethics-in-america/（2021 年 4 月最終アクセス）

第9章

＊1　食品医薬品局の指示によって特定の処方箋医薬品のラベルに記載される、リスクの可能性を示す警告文の 1 つ。警告の文面が黒枠で囲まれることからこう呼ばれており、命を脅かすような深刻な副作用を引き起こすリスクがあることを示す。

監訳者あとがき

　本書は医師のローレンス・J・シュナイダーマンと哲学者のナンシー・S・ジェッカーによる著作、*Wrong Medicine: Doctors, Patients, And Futile Treatment,* Second edition, The Johns Hopkins University Press, 2011（第1版は1995年）の全訳である。シュナイダーマンはカリフォルニア大学サンディエゴ校医学部の家庭医療ならびに公衆衛生学の名誉教授であり、医療倫理分野においてさまざまな著書を残し、同大学病院の臨床倫理コンサルテーションメンバーとしても活躍した（2018年逝去）。また、ジェッカーは米国ワシントン大学医学部生命倫理・人文学科教授、同法科大学院グローバルヘルス科、哲学科兼任教授であり、哲学・生命倫理学的見地から、高齢化社会、正義、尊厳、医学的無益性などの問題について多数の論文、著書を公刊している。

　二人は本書において、実際の裁判事例や臨床倫理コンサルテーションで扱われた事例を扱いながら、医学的無益性に関する問題を米国の医療、司法、行政がどのように扱ってきたかを、当時の社会的な背景とともに分析し、医療そして社会全体が医学的無益性にどのように向き合うべきかを提案した。第2版が出版された頃というのは、それまで放置されてきた「たいそう気の狂った怠慢なアメリカの医療制度」（第2版への序）が、バラク・オバマ大統領の下でついに再点検されることになり、「アメリカ人が病気に立ち向かう際に強いられてきた、不合理で、最悪の、不当なその場しのぎの方法を政府が良くしてくれるだろう」（第2版への序）という希望の光が見えてきたところであった。しかし2017年トランプ政権の発足によって、この光は消えかけた。オバマ政権によって導入された全国民の保険加入を目指した医療保険制度（オバマケア）について、トランプ大統領は就任直後から撤廃を訴えていた。トランプ大統領がオバマケアは違憲であると連邦最高裁判所に提訴したのは、2020年10月であ

り、これは大統領選挙の開始と同時期であったため、医療保険制度を巡る問題は第 46 代大統領選挙の大きな争点となった。アメリカ国民だけでなく世界の注目を集めたこの選挙戦は、最終的に民主党が政権を奪還、バイデン第 46 代米国大統領が誕生した。そして、バイデン大統領は、2021 年 1 月、トランプ政権下で確実に締め付けられてきた医療保険制度の拡充に関する大統領令に署名。アメリカの医療制度は時代の波に翻弄されながらも、再び希望の光が差してきたと言えるかもしれない。

＊＊＊

　日本語で「無益性」と訳される英語の futility は、本書の説明では、古代の *futtilis*（ラテン語）に由来するとされる。これは、古代の宗教的なセレモニーの中で使われていた、上部が広く下部が狭い器のことである。その逆三角形の形のゆえに、*futtilis* は、何か液体を注いでしまえばひっくり返ってしまうのであり、日常生活においては役に立たないのだが、それにもかかわらず、神話劇の中では、宗教的な器として力強い役割を担う。

　医学においても「無益である」治療というのは、儀式的意味を持つことがあるかもしれないが、あくまで医学的には役に立たない治療である、と著者らは述べる。このように futility の語源を考えることによって、その意味に思いをはせることを本書では勧めており、ここは極めて興味深い部分なのだが、残念ながら一度「無益性」と日本語に訳してしまうことによって、この語源からくるイメージは失われてしまう（言うまでもなく日本語の「無益」には儀式的な意味はまったくない）。本書の翻訳においては、医学領域においてすでに訳語として使われている「医学的無益性」を採用したが、「無益性」の元の意味の広がりもイメージしながら読んでいただければ嬉しく思う。

　本書は、米国の現状について述べたものであり、いくつかの点においては、法律、文化的背景、医療体制などの違いから、我が国の状況にそのままあてはめるには注意が必要である。読者の理解の助けになるよう、以下にいくつか指摘しておきたい。またそれに加えて、哲学的な議論について監訳者として補足

しておきたい部分についても簡単に述べさせていただきたいと思う。

　まず、本書は延命治療の「差し控え」と「中止」について倫理的等価説の立場をとっている。米国および英国の医療専門職団体の指針、または立法府の報告書および、大多数の生命倫理学者の見解によれば、生命維持治療の差し控えと中止の間に道徳的に重要な違いはなく、その差し控えが許容される状況では、その中止も同様に許容されるものと見なされる。日本の有力な法学者や生命倫理学者も、生命維持治療の差し控えと中止の間に道徳的に重要な違いはないという考えを指示している。他方で、日本の医療現場では、生命維持治療の中止はその差し控えより倫理的に一層困難であるという考え方がいまだ根強い（水野・横野 2006）。時代の流れとともに、医療者の中にも、少しずつ倫理的等価説の立場をとるものも増えてきているが、他方でこのルールを導入するにあたっては、患者、患者家族、医療スタッフにおける心理的負担が増える、法的な訴追を受ける可能性があるなどの懸念も指摘されている。医学的無益性を日本社会としてどのように取り扱っていくかを含め、国民的なコンセンサスが必要になる問題と思われる。

　次に、米国と日本の医療保険制度の違いである。米国の公的医療保険制度には、65 歳以上の高齢者及び障害者等を対象とするメディケアと、一定の条件を充たす低所得者を対象とするメディケイドがある。そして 2014 年からは医療保険の加入が原則義務化され、2015 年より企業に対し医療保険の提供をすることが原則義務化されている（現在罰則規定は廃止されている）。一方、日本は周知の通り、国民皆保険制度を有しており、一定の自己負担額以外は保険でまかなわれ、また一定以上の自己負担金が発生した場合であっても、高額医療制度によって上限無制限の支払いが請求されることもない。加えて生活保護受給者に対しては医療費が全額免除される。最近では、日本においてもジェネリック医薬品などの普及に伴い、医療費に対する意識も高まってきているが、皆保険という制度の影響が、無益な医療に対して何らかの影響を及ぼしている可能性は考慮すべきであろう。

　さらに、米国は州によって法律が異なる場合があること、また宗教上の理由から認められていない処置（中絶など）が存在することにも注意が必要だろう。病院の経営母体も特定の宗教団体がベースになっていることもあり、その中に

は病院の治療ポリシーを提示して、信念上実施できない治療について提示している病院もある。また、米国においては、医療者の「良心に従った治療拒否」が法律によって保証されている。一方、日本においては、エホバの証人による輸血拒否などは宗教的な治療拒否の例として存在するものの、病院に適応される法律は一律であり、病院によって宗教上の理由から治療が拒否されることはほぼないと言ってよい。また、医療者個々人の信条・価値観などにより対応できない事例等については、対応できる病院に紹介するなどを行う必要性が日本医師会の倫理綱領で定められている。日本においては（少なくとも原則的・理念的には）国内のどこであっても同様の医療アクセスが保証されているのに対し、アメリカではそうではなくむしろ地域ごと病院ごとの相違が許容されている、という点は押さえておく必要があるだろう。

　本書では、ギリシャ時代の医業と比較し、医療の伝統がその時代から変わらず続いていることが繰り返し述べられる。著者らは、プラトンの『国家』の中で、プラトンがアスクレピオスを引きつつ、医業はその当初から、治療以外に何もできない（いわゆる寝たきりのような）状態での延命治療を否定しているとする。しかしこの解釈には注意が必要である。プラトンの著作の中で、治療以外に何もできない状態での延命治療が否定されていたのは確かであるが、その理由は、自分の仕事をなすことができない状態では生きている価値がない、ということにあった。つまりは社会全体の利益という観点から、延命治療を否定したわけである。それゆえ、医療は伝統的に無制限の延命を目的としてはいなかった、ということを論証する上でプラトンを引き合いに出すのは不適切ではないが、プラトン自身の態度は著者らの立場、すなわち患者の利益にならない延命治療は無益であるとする立場とはかなり異なるものである。
　また、著者らは、延命治療を絶対的に肯定する立場（より実践に則した形で言えば「延命治療の差し控えや中止を無条件に否定する立場」）を批判するわけだが、延命治療の価値そのものを否定しているわけではない。もし患者本人の利益になるのであれば、延命治療は医学の目的に適うのである。それゆえ、たとえば高齢者について一律に（たとえば一定の年齢を境にして）一切の延命治療を否定するような見解とは明確に異なる。この点で、延命治療に賛成か反対かという

二分法で考えれば、著者らの主張を誤解することになるかもしれない。著者らの見解は、延命を一律に否定するものでも肯定するものでもなく、それが何のためになされるのかを見るべきだというものである。この点を論じることは、現代日本においても非常に重要なことなのではないだろうか。

＊＊＊

　2018年の夏、著者の一人であるナンシー・ジェッカー先生が研究のため来日された際、監訳者二人の所属する教室へ3か月ほど滞在されたことが、本書の翻訳のきっかけであった。私（林）の研究関心が終末期医療における治療の意思決定プロセス、特に医学的無益性等であったことから、監訳のお話をいただき、ジェッカー先生と古くからの友人である赤林先生にも共同監訳者となっていただいて、翻訳がスタートした。無事に仕上げることができたのは、6名の共訳者の方々、三羽恵梨子さん（第2・3章）、今長谷尚史さん（第4章）、玉手慎太郎さん（第5・6・10章）、門岡康弘先生（第7章）、及川正範さん（第8・9章）、森朋有さん（第11章）のお力添えのおかげである。私自身は哲学の専門家ではないため、哲学的内容については特に玉手氏にアドバイスをいただいた。至らない点があると思われるが、これらはすべて監訳者の責任として甘受する。最後に、勁草書房の土井さんには翻訳の初期段階からさまざまなアドバイスをいただいたことを感謝している。

　さて、この翻訳の最中に、くしくも新型コロナウイルスが発生し、今もなおその脅威に全世界が苦しんでいるという状況となった。世界中で人工呼吸器等の医療資源が枯渇する可能性が想定され、一斉に資源配分に関するガイドラインを作成する必要性に迫られた。おりしも、日本の医療現場の友人から施設における資源配分ガイドラインの倫理的な面についてアドバイスを求められ、その内容を精査すると、本書の中に記載されている「医学的無益性」と「医療資源配分」の混同が見られる文言があり、その論点を指摘し、ガイドラインの内容の改善に貢献することができた。改めて本書が現場で働く医療従事者にとっても大いに有益なものになるであろうことを確信したエピソードであった。本書によって医学的無益性についての理解が進み、また日本における医学的無益

性をめぐる国民的議論が進む契機となることを心から願っている。

　　　　2021 年 2 月

　　　　　　　　　　　　　　監訳者を代表して　　　林　令奈

参考文献

水野俊誠・横野恵「日本における生命維持治療の中止と差控え」『生命倫理』16
　　（2006）：84-90

人名索引

事項索引

原著者略歴

ローレンス・J・シュナイダーマン（Lawrence J. Schneiderman）

　1932 年生まれ。カリフォルニア大学サンディエゴ校医学部名誉教授。ハーバード大学医学部で医学博士（M. D.）を取得。カリフォルニア大学サンディエゴ校医学部で家庭医学・予防医学の教鞭をとりながら、同医療センター倫理委員会の創設共同委員長を務める。医療倫理の権威として広く認知されており、170 以上の医学・科学論文を発表している。小説家、劇作家としても活躍（主な著作に *Sea Nymphs by the Hour*（1972 年））。2018 年歿。

ナンシー・S・ジェッカー（Nancy S. Jecker）

　1960 年生まれ。ワシントン大学医学部生命倫理・人文科学科教授。ワシントン大学医学部哲学科、法学部非常勤教授。ワシントン大学とスタンフォード大学で哲学の修士号を取得後、1986 年、ワシントン大学で博士号を取得（Ph. D.）。専門は生命倫理学。他の編著に *Bioethics: An Introduction to the History, Methods, and Practice*, 3rd Edition（Jones and Bartlett Publishers, 2011）ほか。数多くの生命・医療倫理学に関する実績を有している。

監訳者略歴

林令奈（はやし　れいな、第 1 章）

　東京大学大学院医学系研究科医療倫理学分野特別研究員。

赤林朗（あかばやし　あきら）

　東京大学大学院医学系研究科医療倫理学分野教授。

訳者略歴（担当順）

三羽恵梨子（みわ　えりこ、第 2 章・第 3 章）

　東京大学大学院医学系研究科博士後期課程在籍、日本学術振興会特別研究員 DC。

今長谷尚史（いまはせ　ひさし、第 4 章）

　自治医科大学集中治療医学部門助教、東京大学大学院医学系研究科医学博士課程在籍。

玉手慎太郎（たまて　しんたろう、第 5 章・第 6 章・第 10 章）

　学習院大学法学部政治学科教授。

門岡康弘（かどおか　やすひろ、第 7 章）

　熊本大学大学院生命科学研究部教授。

及川正範（おいかわ　まさのり、第 8 章・第 9 章）

　京都大学 iPS 細胞研究所上廣倫理研究部門特定研究員。

森朋有（もり　ともあり、第 11 章）

　産業医科大学病院総合診療科医師。

間違った医療　医学的無益性とは何か

2021 年 5 月 20 日　第 1 版第 1 刷発行
2022 年 3 月 20 日　第 1 版第 3 刷発行

著　者　　ローレンス・J・シュナイダーマン
　　　　　ナンシー・S・ジェッカー

監訳者　　林　　　令　奈
　　　　　赤　林　　　朗

発行者　　井　村　寿　人

発行所　株式会社　勁　草　書　房
112-0005　東京都文京区水道2-1-1　振替　00150-2-175253
（編集）電話 03-3815-5277／FAX 03-3814-6968
（営業）電話 03-3814-6861／FAX 03-3814-6854
大日本法令印刷・中永製本

https://www.keisoshobo.co.jp

＊表示価格は 2022 年 3 月現在。消費税 10％ が含まれております。